LA MÉDECINE

ET L'HYGIÈNE

A l'Exposition Maritime Internationale du Havre

LA

MÉDECINE

ET

L'HYGIÈNE

A L'EXPOSITION MARITIME INTERNATIONALE

du Havre

PAR

AUGUSTIN DURAND

Docteur en Médecine

HAVRE

T. LECLERC, IMPRIMEUR-ÉDITEUR

Rond-Point du Cours-Napoléon, 174.

1868

La Médecine et l'Hygiène

A L'EXPOSITION MARITIME INTERNATIONALE

DU HAVRE.

Je me propose de passer en revue tous ceux des produits exposés qui intéressent la vie et la santé. Je m'occuperai donc aussi bien des appareils de sauvetage que des appareils d'orthopédie et de gymnastique, et j'étudierai, avec une égale attention, les médicaments et les denrées alimentaires, la parfumerie et les cuisines distillatoires, les vêtements et les boissons ; en un mot, tout ce qui me fournira matière à donner une indication ou à remuer des idées.

J'avais d'abord pensé à suivre, pour ces études, les indications du catalogue officiel, à parcourir chaque classe, l'une après l'autre, et, dans chaque classe, les diverses sections d'après les numéros d'ordre. J'ai préféré ne m'astreindre à aucune marche régulière, et en voici les motifs : Certaines expositions particulières me demanderont beaucoup de temps pour être sérieusement examinées ; les renseignements dont j'aurai besoin ne m'arriveront pas tous au même moment, etc. ; de là des retards forcés qui entraveraient la publication. J'irai donc d'un sujet à un autre, obéissant à toutes autres lois qu'à celles d'une pure méthode. — Seulement, mon ouvrage sera terminé par une table analytique disposée de telle sorte que le lecteur puisse y trouver, sans aucune difficulté, tout ce dont il aura besoin pour ses recherches. Dans cette table régnera l'ordre le plus parfait. Ceci posé, je commence et prie tous ceux et toutes celles qui pourraient m'aider à rendre mon œuvre moins défectueuse, de m'envoyer leurs critiques, leurs découvertes et leurs appréciations.

On n'a rien omis dans l'aménagement des bateaux destinés au transport de nombreux passagers, de ce qui peut rendre l'installation plus commode et faire paraître moins sensibles les désagréments inséparables d'une longue traversée.

Les cabines sont meublées avec luxe et comfort, les salons ont des décorations splendides, la table est servie avec une recherche exquise ; un personnel, plus que suffisant, de maîtres-d'hôtel, de valets et de femmes de chambre répond au premier appel, et le visiteur sort émerveillé du *Pereire* ou du *Napoléon-III*.

Il lui semble même qu'on devrait en vouloir aux honorables commandants des paquebots de parvenir, à force de veilles studieuses et d'infatigable dévouement, à abréger de plus en plus la durée des voyages. On doit être si bien à bord ! Et, en effet, on y est bien.

Mais, — il y a toujours un *mais* qui se glisse au milieu des éloges, — le premier moment d'enthousiasme passé, on s'étonne de voir réunis tous les moyens de rester dans le navire, d'une façon aussi agréable que possible, et de n'en pas trouver pour en sortir lorsque, par suite d'incendie, de voie d'eau, etc., le séjour de ce palais flottant ne présente plus autant de charmes.

Il y a des embarcations, je le sais. Ces embarcations peuvent, suivant les cas, porter cent, cent-cinquante personnes au plus ; or nous voyons quelquefois nos grands steamers partir avec mille et davantage. Et quand un désastre se produit, non-seulement les engins de sauvetage sont insuffisants, mais, par leur insuffisance même, ils deviennent complètement inutiles. Tout le monde veut profiter de ce qui pourrait servir seulement à un petit nombre, et, finalement, tout le monde est perdu. Surtout quand le danger presse, lorsque le temps manque pour construire un radeau. D'ailleurs, entre nous soit dit, ce n'est pas un séjour fort désirable qu'un radeau, en plein océan, à cinq ou six cents lieues des côtes.

Je n'ai donc pas compris, pour ma part, — et ce qui me fait assez plaisir, c'est que je ne suis pas le seul atteint de ce défaut d'intelligence, — je n'ai jamais compris que les Compagnies administrées par des hommes dont les capacités égalent le désintéressement, aient, jusqu'à présent, négligé ce petit point. Aussi ai-je saisi avec empressement l'occasion de parler d'un nouveau système de *life-boat* exposé par M. Vié, capitaine au long-cours, officier très distingué de la Compagnie Générale Transatlantique.

Prêt à prendre la mer, ce *life-boat* possède, à peu de chose près, la forme des canots de sauvetage ordinaires ; il est muni d'un mât, d'une voile, d'avirons, d'une ceinture en corde et, en général, de tout ce qui constitue l'armement d'une embarcation de ce genre.

Avec les dimensions suivantes : 9 mètres de long sur 2 mètres 80 centimètres de large et 1 mètre 25 centimètres de creux, il pourrait porter quarante personnes.

Il se compose de courbes de fer plat disposées de façon à former une double membrure depuis les barrots jusqu'aux préceintes. Un revêtement en toile imperméable, appliqué sur la membrure extérieure, remplace les bordages ; un revêtement semblable, appliqué sur la membrure intérieure, fait fonction de vaigrage et remplace le double fond du canot de sauvetage. Ces deux enveloppes laissent entre elles un intervalle destiné à recevoir de l'air. En outre, des bandes de toile imperméable, appliquées transversalement et allant d'une courbe intérieure à son opposée extérieure, forment des cloisons étanches qui divisent l'espace compris entre les deux revêtements en autant de compartiments à air, indépendants les uns des autres.

Enfin, comme dans les *life-boats* ordinaires, deux réservoirs à air sont encore ménagés : l'un à l'avant et l'autre à l'arrière.

Trois espars maintiennent l'appareil et en relient toutes les parties. L'un, fixé à la partie inférieure, sert de quille ; les deux autres, placés tribord et babord, à la partie supérieure du canot, en consolident les hauts en même temps qu'ils servent à border les avirons et à saisir ou amarrer les divers accessoires composant l'armement. Ces espars se fixent au moyen de hanets et de cosses, le tout disposé d'avance sur les revêtements.

Un aviron de queue, se bordant sur l'extrémité arrière de l'un des espars, sert de gouvernail.

Deux poches en caoutchouc reçoivent la provision d'eau potable et pourraient, au besoin, être remplies d'air et remplacer des flotteurs.

En temps ordinaire, on tient cette embarcation pliée. Les couples sont rapprochés les uns des autres, l'avant et l'arrière se rabattent dans le sens des couples. Le volume étant ainsi réduit au dixième n'occasionne pas d'encombrement.

Lorsqu'on veut mettre l'appareil en usage, on déplie, on allonge le tout, et on introduit successivement, dans chaque compartiment, de l'air qu'on refoule au moyen d'un soufflet et par des nables à bouchon hermétique placés de chaque côté, à la partie supérieure du canot. Il ne reste plus alors qu'à disposer les espars et à mettre à la mer.

Il est facile de voir, par cette description, que le *life-boat* de M. Vié est insubmersible, et qu'en outre il faudrait une succession peu probable d'avaries pour que, tous les compartiments à air étant crevés l'un après l'autre, cette qualité précieuse fût perdue. D'un autre côté, et c'est là son immense avantage, le peu d'espace qu'il occuperait à bord permet d'en embarquer un nombre suffisant pour sauver tous les passagers. Or, dussé-je être accusé de me répéter, je trouve que tout ne sera pas pour le mieux sur nos grands navires, tant qu'on n'aura pas sérieusement avisé à ce que des désastres que je ne veux point rappeler ne puissent se reproduire. J'aurai, dans le courant de cet ouvrage, à examiner d'autres systèmes recommandables sous divers rapports. Celui qui vient de m'occuper m'a tout d'abord frappé par son extrême simplicité, et je crois qu'il est appelé à un excellent avenir.

Ce sont, d'ailleurs, des essais qu'il faut faire, essais nombreux, souvent répétés. En pareille matière, parler économie serait odieux et ridicule ; avoir des idées préconçues n'aboutirait qu'à des retards ou à des avortements :

Expérimentez, vous jugerez après.

Il appartient aux grandes Compagnies de montrer qu'elles ne craignent pas d'ouvrir leur caisse, lorsqu'il s'agit de prévenir un danger et d'augmenter les chances heureuses de ceux qui leur confient leur existence.

Je suis certain qu'elles regagneraient vite leurs déboursés, non seulement en considération, mais encore en profits métalliques, par suite de l'impulsion qu'une sécurité plus grande donnerait aux voyages transatlantiques.

Chacun sait que tout navire armé, soit pour les voyages de long-cours, soit pour la pêche de la morue et de la baleine, doit être muni d'une caisse renfermant les médicaments les plus usuels et divers appareils nécessaires en cas de maladie ou d'accident.

La forme du contenant et la disposition du contenu, d'une importance dont les marins apprécient la valeur, ont été plus ou moins heureusement modifiées par des pharmaciens de différents ports, dont j'aurai occasion de parler.

M. le docteur Légal, de Dieppe, envisageant particulièrement les nécessités de l'armement des bateaux de pêche, dont le faible tonnage exige le moins d'encombrement possible, s'est appliqué à construire un coffre d'un volume relativement restreint.

De petits compartiments fixés à la partie supérieure des quatre parois intérieures de ce meuble reçoivent toute la série des drogues qu'on doit embarquer. Dans une boîte mobile et close, occupant l'intervalle qui sépare les compartiments, est renfermée une quantité considérable de menus objets. Au-dessous de cette boîte et occupant tout le fond du coffre se trouve un emplacement destiné à contenir une foule de substances et d'instruments. Si l'ordre est très bien établi à la surface, en revanche, il me paraît difficile, pour ne pas dire impossible, de le maintenir dans ce trou, et l'on doit avoir quelque peine, par un gros temps ou dans un moment de presse, à y trouver ce dont on a besoin, surtout après un premicr dérangement. J'engagerais vivement M. Légal à modifier cette partie de son agencement.

J'aurais aussi une critique à lui adresser au sujet de sa nomenclature. Les numéros qui correspondent aux différents flacons ne se suivent pas. Ainsi le 32 vient après le 17, le 3 avant le 1. Il en résulte que lorsqu'après avoir regardé le numéro d'un flacon on veut savoir ce qu'il contient, il faut une recherche assez longue pour s'en instruire. Ce sont là, du reste, des imperfections légères qu'il serait très aisé d'effacer.

Avec quelques modifications, le coffre de M. Légal, qui a 0 m. 39 de haut sur 0 m. 51 de long et 0 m. 39 de large, et dont la construction est très solide, mériterait plus encore la faveur dont il jouit auprès des pêcheurs de Dieppe, et qu'il mérite sous tous autres rapports.

Je remarque, à côté de cette caisse, une bassine en gutta-percha, destinée au salage du hareng.

Autrefois, on se servait exclusivement, à Dieppe, de baquets de bois. Mais le poids de ces ustensiles en rendait l'emploi très pénible et, bientôt, on songea à les remplacer par des bassines de cuivre. Le changement n'était pas heureux car, au contact du sel marin, des composés toxiques se formaient sur les parois et, se mélangeant avec les premiers harengs préparés, déterminaient de graves accidents.

L'opération du salage se faisait, en effet, de la façon la plus déplorable et avec une insouciance qu'on ne saurait trop condamner. On ne prenait jamais la peine de nettoyer les bassines recouvertes de sels de cuivre ; le décapage s'effectuait seul pendant le travail, et, quand on songe que quelques jours de repos suffisaient pour que de nouveaux sels se reproduisissent, on reste effrayé à la pensée des empoisonnements qui ont dû se produire. Le danger était d'autant plus grand que le mal s'effectuait, pour ainsi dire, dans l'ombre, sans que personne, à sa vue, en pût soupçonner la cause.

En 1852, M. Légal signala à l'attention du Conseil d'hygiène de l'arrondissement de Dieppe, dont il est secrétaire, cette pratique désastreuse. Il proposa de remplacer les bassines de cuivre par des bassines en gutta-percha.

M. le préfet de la Seine-Inférieure donna les fonds nécessaires pour faire des essais qui eurent le résultat le plus satisfaisant. La bassine exposée aujourd'hui est précisément un des deux instruments qui servirent à l'expérience. Elle a treize ans de service et est encore comme au premier jour.

Comme prix de revient, en tenant compte de la durée des instruments, les bassines en gutta-percha sont meilleur marché que les bassines de cuivre. Ces dernières ont été définitivement interdites par un arrêté préfectoral, en date du 18 mars 1857, dans tout le département de la Seine-Inférieure.

M. Légal s'est occupé aussi de la façon dont le sulfate de cuivre est employé pour le tannage des filets.

Il paraît que les pêcheurs Dieppois, convaincus que la bonne conservation de ces engins dépend de la quantité de matière employée, préparent des solutions de sulfate de cuivre assez concentrée pour que le sel reste, en partie, déposé entre les brins du fil, sous forme de poussière, et devienne, contrairement à leurs espérances, une cause de destruction.

L'inconvénient ne serait pas encore trop sérieux si quelques-unes des ouvrières, chargées de préparer ces filets pour la mer, n'éprouvaient des accidents du côté de la membrane muqueuse des yeux, du nez et des bronches exposée à la poussière de sulfate de cuivre. Des troubles du côté des voies digestives ont aussi été remarqués. Enfin, M. Légal a observé une affection particulière de l'extrémité des doigts et de la matrice des ongles, sous l'influence de la même cause.

Pour prévenir ces inconvénients, il suffirait, d'après M. Légal, de n'employer, pour le tannage des filets, que des solutions très étendues, $2\ ^o/_0$ par exemple. Il ajoute que la conservation du fil n'en serait que plus assurée. Je suis de son avis.

A propos de ce dont il vient d'être question, je rappellerai l'enquête qui eut lieu à Dieppe en 1862, à l'occasion d'accidents attribués à l'usage du poisson et rapportés au mode de tannage des filets.

Dans les écrits publiés par M. le docteur Légal, écrits que l'on peut consulter à l'Exposition, se trouvent plusieurs documents d'où il résulte que cette opinion était erronée. Suivant lui, la cause principale résidait dans l'action brutale de certains instruments de pêche qui ne permettent de livrer à la consommation que des poissons meurtris et mutilés, s'altérant avec une grande rapidité et pouvant, par conséquent, donner lieu à de véritables accidents d'intoxication.

Une surveillance plus active et plus intelligente des marchés rendrait le mal plus rare ; la suppression des filets qui abiment le poisson en ferait disparaître la source.

Je trouve, au milieu des nombreux travaux de M. le docteur Légal, une comparaison très curieuse entre l'influence du fond sur la qualité du poisson et celle qu'exercent les différents pâturages sur la viande des animaux de boucherie.

Cette exposition du médecin de Dieppe est très intéressante. Je ne parle que de ce qui regarde l'objet de mon travail ; les amateurs de pêche y trouveront aussi de nombreux sujets d'intérêt.

Un des meilleurs procédés qu'on puisse employer pour donner longue vie à une coutume mauvaise est de tonner à outrance contre cette coutume.

Que n'a-t-on pas dit et, surtout, que n'a-t-on pas écrit sur les dangers d'un usage immodéré de la liqueur d'Absinthe ! On coulerait, certainement, une frégate cuirassée avec l'amas de brochures et de livres de tous formats publiés à ce sujet.

La question prit même un moment la gravité d'un péril social, et peu s'en fallut que le gouvernement ne fût mis en demeure d'édicter contre les buveurs d'absinthe les peines les plus sévères, et de fournir à ceux qui persisteraient à fabriquer ce poison un laboratoire à Cayenne.

Cependant, aussi bien sur les tables de marbre des cafés les plus somptueux que sur les comptoirs d'étain des plus infimes cabarets, la perfide composition remplissait, avec une égale abondance, les coupes de pur cristal et les verres à *canon*.

Jeunes et vieux, intelligents et crétins, bien portants et rachitiques, hommes du meilleur monde et gens de la pire espèce, recherchaient avec un empressement de plus en plus marqué les faveurs de la *muse verte*, qui ne les refusait à personne.

Les philosophes mal peignés, apôtres de l'égalité parfaite entre tous les exemplaires de la race humaine, allaient voir leurs aspirations réalisées:

Un abrutissement général était imminent et, la mode s'en mêlant, on ne rencontrait partout que visages d'une pâleur livide, aux yeux mornes, à l'expression stupide, que membres tremblottants, qu'échines courbées devant une mort prochaine.

Des ramollis préparaient une génération de scrofuleux et d'épileptiques.

Bicêtre et Charenton regorgeaient.

Par bonheur, si la femme est changeante, l'homme ne lui cède en rien sous le rapport de la mobilité des idées et des goûts, et ce serait chose très amusante et peu difficile de faire une autre *Histoire des Variations.*

Au moment où l'on s'empoisonnait, en masse et avec enthousiasme, en se sursaturant d'absinthe, apparut le *Bitter.*

Je ne suis pas d'une force extraordinaire en linguistique, je ne chercherai donc pas à décider si ce mot est d'origine allemande ou si, pour la première fois, il a charmé des oreilles anglaises. On le trouve dans le dictionnaire, chez les Allemands comme chez les Anglais, et il signifie *amer.*

Le Bitter est donc ou doit être une boisson amère et, si je m'en rapporte au vieux dicton : « Ce qui est amer à la bouche est doux au cœur, » le bitter est ou doit être une boisson salubre.

J'en examinerai tout-à-l'heure la composition, par à peu près s'entend, car chaque fabricant a sa recette particulière.

Je veux d'abord constater le succès de ce nouvel apéritif.

En thèse générale, je suis opposé à ces absorptions perpétuelles de liquides qui fatiguent, outre mesure, les organes digestifs. La sobriété est une indispensable condition de santé, et si l'homme n'oubliait jamais que la quantité d'aliments et de boissons nécessaires pendant une période donnée, doit être basée sur les pertes éprouvées pendant cette même période, en d'autres termes que la réparation est subordonnée à la déperdition, une foule de malaises, d'indispositions et de maladies disparaîtraient immédiatement.

Mais puisqu'il existe des cafés et des débits, puisque certaines personnes ne peuvent passer deux heures sans consommer et que d'autres croient fermement ne devoir déjeûner ou dîner qu'après avoir préparé les voies ; considérant aussi qu'autant vaudrait battre l'eau que d'en prêcher l'unique emploi, ainsi que l'a tenté fort spirituellement mais fort inutilement M. le docteur Maire, de deux maux je choisis le moindre, et, ne m'opposant pas à ce que je ne puis empêcher, je reconnais la vogue actuelle du bitter comme un fait accompli ; je vais plus loin et je déclare qu'il mérite une grande partie des louanges qu'on lui décerne.

Je m'explique :

Puisqu'il faut boire, à tout prix, tâchons de ne boire que des liquides dans la composition desquels n'entrent pas de substances nuisibles.

Eh bien ! voici quelques formules de bitters ; on verra que si cette préparation n'est, en réalité, qu'une macération pharmaceutique, de laquelle on devrait se passer quand on n'est pas malade, elle peut, au moins, ne contenir aucun poison si elle est fabriquée d'une façon intelligente et consciencieuse.

Je cite au hasard :

Ecorces d'orange amère, gentiane, bois de réglisse, eau-de-vie. — Ecorces d'orange amère, extrait de réglisse, eau-de-vie, caramel. — Ecorces d'orange, anis étoilé, gentiane, eau-de-vie, caramel. — Ecorces d'orange, cardamome, gentiane, coquelicot, caramel, eau-de-vie. — Camomille, cannelle, gingembre, écorces d'orange, gentiane, cochenille, eau-de-vie.

Je pourrais, facilement, continuer cette liste pendant une journée, car en mélangeant entre elles, en proportions différentes, et en faisant macérer dans telle ou telle quantité d'eau-de-vie, à tel ou tel degré, trois, quatre ou cinq des substances dont je vais donner les noms et qui, toutes, ont été employées, on arrive à un nombre insensé de formules.

On a fait entrer dans la fabrication du bitter : l'absinthe, l'agaric blanc, l'aloès, l'anis étoilé, l'angélique, le cachou, le calamus aromaticus, la camomille, la cannelle, le cardamome, grand et petit, la cascarille, la centaurée, le colombo, la coriandre, les galangas, les baies de genièvre, la gentiane, la germandrée, le gingembre, le girofle, l'herbe aux chats, la noix muscade, l'écorce d'orange amère, le quinquina, la réglisse verte et son extrait, le safran.

On l'a coloré avec des bois de Fernambouc, de Campêche, de Santal, de Surinam, du caramel, du coquelicot, de la cochenille et de l'orcanette.

Enfin, tout ce que l'imagination d'un pharmacien en délire pourrait ajouter aux conceptions d'un liquoriste enthousiaste, nous le trouvons réuni dans l'ensemble des produits qui ont été faits et qui se font encore.

Grâce à Dieu ! dans cette quantité prodigieuse de drogues il n'y a guère que l'aloès et l'absinthe dont les effets soient nuisibles.

Tout le reste appartient à la grande famille des excitants de l'appareil de la digestion ou à celle des astringents.

Quant aux matières colorantes, elles n'apportent aucun principe mauvais.

En somme, c'est toujours de l'alcoolat de Garus plus ou moins revu et corrigé.

Les bitters dans la composition desquels entre en proportion majeure l'écorce d'orange amère et, en quantité relativement petite, les substances excitantes, sont les meilleurs. Toutes choses égales, du reste, la qualité de l'eau-de-vie employée fait la qualité du bitter.

L'Exposition est riche en produits de ce genre. Celui que j'ai trouvé, offrant à un haut dégré les qualités d'une boisson vraiment agréable et, en même temps, hygiénique, est le bitter Senaillet.

J'ai voulu me rendre compte des procédés de M. L. Senaillet, et cet honorable fabricant a bien voulu me donner entrée dans son laboratoire de la rue des Carrières, à Charenton-Saint-Maurice.

J'ai examiné toutes les substances dont il se sert ; elles se recommandent par un choix intelligent et par une qualité supérieure. J'ai vu comment il les mélange et quels soins président à leur juste répartition dans les cuves où s'opère la macération. J'ai goûté aux eaux-de-vie employées et — me jetteront la pierre toutes les sociétés de tempérance et les confrères pudibonds ! — j'ai ordonné de son bitter à un grand nombre de mes amis, qui s'en sont trouvés bien, et à quelques malades, qui ne s'en sont pas trouvés plus mal.

Je le recommande ici, d'une façon spéciale, comme tonique et apéritif, en engageant, toutefois, ceux qui en feront usage à ne pas le mêler avec de l'eau-de-vie, ainsi qu'on en a généralement l'habitude, même en l'étendant ensuite avec de l'eau. La quantité d'alcool qu'il contient est déjà suffisamment grande, et il ne faut pas oublier que l'estomac répugne aux fonctions de distillateur, quoiqu'il les accomplisse merveilleusement.

Je conseillerai également de régler la consommation à deux petits verres, à prendre : le premier une heure avant le déjeûner, le second une heure avant le dîner, toujours noyés dans un grand verre d'eau fraîche.

Il serait mauvais, quoique ce bitter soit cent fois et mille fois préférable à la liqueur d'absinthe et ne risque pas, comme elle, d'être sophistiqué, soit par le sulfate de cuivre, soit par le chlorure d'antimoine ; il serait mauvais que la « *traîtreuse accoutumance* » engageât à en augmenter graduellement la dose afin de maintenir l'impression gustative au même degré.

Avec ces restrictions nécessaires, l'usage de la préparation amère de M. L. Senaillet ne sera suivi que d'excellents effets.

Je n'hésiterais pas, pour ma part, à l'introduire dans le régime hygiénique des marins, et je suis persuadé, car j'en ai tenté l'expérience, qu'ils aimeraient la voir substituée souvent, pour l'acidulage de l'eau du charnier, au mélange de tafia, de cassonade et de vinaigre qui leur est alloué et qui les dégoûte à la longue.

Elle rendrait pareillement service aux troupes en campagne, surtout lorsque les influences climatériques, les fatigues incessantes, l'alimentation mauvaise ou simplement insuffisante, exposent les soldats à l'anémie et à la débilitation.

Je sais M. Senaillet disposé à aider de tout son pouvoir les essais que le Gouvernement et les armateurs voudraient faire dans le sens que j'indique.

Il a foi dans son Bitter, et il n'a pas tort après tous les encouragements qu'il a déjà reçus et qu'il reçoit tous les jours.

Pour n'en citer qu'un, voici comment finissait un article de l'un des journaux spéciaux les plus autorisés, le *Moniteur Vinicole,* sur les boissons amères :

« Nous venons de goûter du bitter que M. Senaillet, de Charenton, près Paris, nous a fait remettre ; comparé avec ce qui est fabriqué un peu partout, nous n'hésitons pas à déclarer que nous n'en avons rencontré nulle part d'aussi bien fait : toutes les proportions sont parfaitement gardées ; pas de douceur fade, pas d'amertume désagréable.

» Chaque fabricant à sa recette, et M. Senaillet nous semble en avoir une excellente par dessus toutes ; on se sent fortifié quand on a bu son bitter. »

Un voyage, en chemin de fer, n'est pas trop désagréable lorsqu'on l'effectue dans un compartiment-salon de première classe, où les siéges, sans être d'un moëlleux extraordinaire, sont, à la rigueur, supportables. Mais quand il faut, pendant douze ou quinze heures, souvent davantage, être sequestré dans une *box* de troisième, en restant assis sur une banquette de bois assez mal disposée, il devient bientôt insupportable et finit par dégénérer en un véritable supplice.

Aussi suis-je persuadé qu'on me remerciera d'appeler l'attention sur une invention toute nouvelle, toute modeste, très utile et très excellente, due à M. Chevillard.

Cela s'appelle *sac-siége* et est exposé par la maison Kahenn et Cie, rue de Bruxelles, à Paris.

C'est, en somme, l'assemblage de deux boîtes réunies par un système ingénieux, dans le sens longitudinal, de façon que, selon le besoin ou la volonté, elles puissent s'accoler par leur face supérieure ou couvercle, et ne forment plus alors qu'un volume de quarante-deux centimètres de longueur sur trente-cinq de largeur et quinze de hauteur, facile à porter et d'un poids peu considérable.

Les faces inférieures des boites, qui deviennent, dans ce cas, les parois externes du volume, sont revêtues d'une toile-cuir sous laquelle est une garniture de crin.

Que je sois réduit à m'asseoir sur la terre, sur la pierre ou sur le bois, j'ouvre mon volume et je retourne les boites, la face supérieure en dessous : je puis me reposer sur les parois rembourrées.

Que si je veux avoir un dossier, j'appuie l'une des boîtes sur un objet quelconque qui la puisse soutenir ; l'autre me sert de siége.

Enfin, en ouvrant le volume, mais en laissant en dessus les couvercles des boîtes, j'ai une table toute disposée pour manger ou pour écrire.

Rien de plus commode que ce petit meuble, dans lequel il est facile de renfermer du linge, des chaussures, des papiers, des livres, en quantité relativement assez grande.

A l'aide de bretelles, il se porte aisément sur le dos et convient parfaitement au touriste qui voyage à pied.

Je le conseillerais fort aux émigrants exposés à passer de longues heures sur les planches d'un bateau et auxquels il pourrait également servir d'oreiller.

La loi exige que le pharmacien tienne renfermés dans une armoire, et sous clef, les médicaments qualifiés poisons. Le mal est qu'on ne s'entend pas beaucoup sur les qualités que doit offrir une drogue pour avoir droit à cette épithète qui lui donne un logis spécial et bien surveillé.

D'où il suit que l'armoire aux poisons renferme, à côté de substances réellement dangereuses, des solides et des liquides parfaitement incapables de causer le moindre bobo, et, conséquence plus sérieuse, que l'attention du pharmacien ou de l'élève peut quelquefois n'être pas éveillée comme elle le serait si on devait, en ouvrant la sinistre vitrine, n'y rencontrer que des produits réellement toxiques.

Des exemples malheureux prouvent que des erreurs ont été commises et ont pu être commises, erreurs suivies de mort.

Inutile de dire que depuis longtemps une réforme est désirée et qu'on la désirera jusqu'à la fin des siècles, si on l'attend doù elle devrait venir.

M. Lefort, pharmacien du Havre, n'a eu recours qu'à son initiative privée pour la provoquer, et je l'en félicite : d'abord parce qu'il a trouvé une bonne chose, ensuite parce qu'il n'a demandé à aucun Monsieur vêtu d'un habit brodé ou appartenant à un corps constitué, la permission d'avoir une idée, — ce qui est rare en France et ne saurait être trop applaudi.

M. Lefort, ne pouvant chasser de l'armoire officielle les médicaments intrus, protégés par une haute incurie, a divisé les substances qui y sont logées en deux catégories distinctes et a donné aux flacons qui les contiennent une apparence différente.

La première catégorie, étiquetée en jaune, comprend les produits qui ne sont pas ou qui sont peu dangereux ; la seconde, étiquetée en rouge orangé, renferme ceux qui sont de véritables toxiques. En outre, les flacons de cette dernière catégorie sont revêtus de capsules en caoutchouc disposées de manière à n'entraver en rien la facilité du service.

De sorte que, si l'attention n'a pas été suscitée d'abord, qu'ensuite la vue ne suffise pas, il devient matériellement impossible que le toucher ne rappelle pas sur-le-champ qu'on a entre les mains un poison redoutable.

La nature ne nous permettant de récolter les plantes médicinales que pendant un tiers de l'année, il a fallu trouver un moyen de les conserver pendant les deux autres tiers, car la chimie ne fabrique pas tous les remèdes, et si nous n'avons pas autant de foi que nos pères dans les vertus des simples, nous leur reconnaissons encore une utilité considérable.

La dessication est le seul mode employé dans ce but et il faut se presser de l'obtenir, car la plante sans vie se décompose rapidement, pour peu qu'elle conserve de l'humidité. Si donc on la veut garder, exempte d'altération, toute son eau doit être enlevée aussi promptement que possible, immédiatement après qu'elle a été cueillie.

Tout le monde connait le procédé vulgaire qui consiste à

répandre les plantes sur des planches, dans un grenier ou dans une chambre quelconque. Il peut n'avoir aucun inconvénient pour une ménagère qui surveillera sa précieuse provision d'un œil attentif, en retournera chaque brin afin de présenter toutes les faces à l'air, les séparera du bois par des linges d'une blancheur éblouissante ou des feuilles de papier immaculé ; mais pour une préparation en grand, il est excessivement défectueux.

Ni le pharmacien, ni l'herboriste n'auront le temps de se livrer à des soins, cependant nécessaires, qui, dans les circonstances les plus favorables, dureraient trois semaines ; il arrivera toujours que quelques-unes des parties de la plante seront déja décomposées avant d'arriver au degré voulu de siccité. Je ne parle pas des inconvénients de la poussière, des piétinements, de la réduction en fragments plus ou moins ténus, etc.

Nous avons vu aussi, très souvent, les plantes réunies en bouquet, et sous forme de guirlandes, suspendues le long d'un mur. De cette façon, si les jours se succèdent toujours beaux et si les bouquets ne sont pas trop épais, la dessication s'obtient assez bien. Si, au contraire, la pluie survient, les plantes soumises à un lavage qui leur enlèvera tous leurs principes actifs ne donneront plus qu'un médicament infidèle. On pourrait, il est vrai, obvier à ce grave inconvénient en plaçant les guirlandes sous un hangar.

Enfin, il y a le séchage au four, qui ne vaut rien du tout.

M. Violand, pharmacien à Colmar, profitant des richesses botaniques qui couvrent le sol des campagnes et des montagnes de sa magnifique province, a construit un séchoir modèle.

J'en décrirai un étage : dans le milieu, sur une longueur de soixante mètres, se présentent trois rangées de treillis séparées dans toute leur longueur par des allées qui permettent la circulation ; superposés l'un à l'autre, s'élèvent, entre ces treillis, à des intervalles de cinquante centimètres, dix ou quinze chassis.

Etendues sur ces chassis, les herbes sèchent en quarante-huit heures, leur surface étant, dans toutes ses parties, exposée

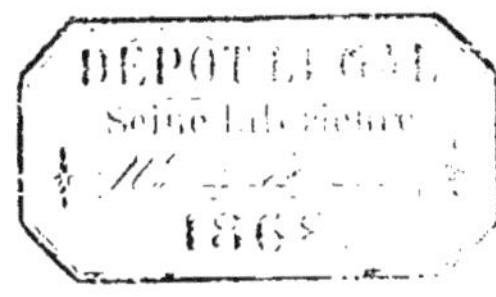

simultanément à l'air, et conservent leur forme. Les côtés du séchoir sont, eux aussi, garnis de chassis, qui sont recouverts en toile pour les plantes à folioles étroites.

Les parois, construites en bois, sont percées d'ouvertures abondantes, destinées au renouvellement de l'air, et que des panneaux mobiles permettent de clore hermétiquement si l'atmosphère est trop humide.

L'établissement de M. Violand renferme cinq mille chassis de deux mètres de long sur un mètre de large.

Les fleurs, destinées à l'usage médical, sont desséchées dans une étuve traversée par un courant d'air chaud, à température constante de quarante degrés.

Plantes et fleurs sont conservées, à l'abri de l'air et de la lumière, dans des caissons énormes.

L'exposition de M. Violand est une des plus agréables à voir.

Si parfaitement sèches qu'elles soient, les plantes et les fleurs ont conservé leurs caractères, leur forme et leurs couleurs. On n'a pas besoin d'un prospectus ou d'un indicateur pour être sûr qu'elles ont été entourées des soins les plus constants et les plus éclairés, depuis le moment où elles ont quitté le sol jusqu'à celui où elles sont entrées dans le commerce.

On comprend qu'elles ont gardé leur vertu et leur arôme, et que lorsqu'on s'en servira, on ne sera pas exposé à prendre une infusion de poussière et de détritus sans nom.

Par ce temps d'étroits logements et d'installations dispendieuses, M. Violand a rendu un grand service aux pharmaciens qui ne peuvent s'occuper eux-mêmes de préparer leurs matières premières et ne sont pas toujours placés dans des lieux favorables à la récolte. Ils seront garantis contre tout mauvais approvisionnement en lui demandant de ses produits, et les malades s'en ressentiront.

De plus, c'est une industrie nouvelle qui se montre. Il n'existe nulle part d'établissement pareil à celui de M. Violand. Il est donc bon d'encourager son initiative. C'est ce que la Société industrielle de Mulhouse a cru devoir faire en lui décernant une médaille de première classe.

Je ne parlerai pas d'autres récompenses reçues par cet ingénieux industriel : d'une médaille d'or à lui envoyée par l'Académie Nationale de Paris, en 1863 ; d'une médaille d'argent que lui a votée, la même année, la Société des sciences industrielles ; d'une mention très honorable du Congrès pharmaceutique de Strasbourg, en 1864 ; d'un rapport des plus élogieux du Congrès pharmaceutique de Rennes, en 1865, etc.

M. Violand n'expose pas que des plantes et des fleurs ; il a placé dans sa vitrine quelques flacons *d'Alcoolature d'Arnica des Vosges*.

L'arnica, que Stahl appelait le quinquina des pauvres, est doué de propriétés à la fois résolutives et stimulantes qui en font un médicament précieux, soit qu'on l'administre à l'intérieur, soit que l'on en fasse topiquement usage.

« Préparé par la méthode Violand, — dit M. le docteur » Rémo, — *l'arnica* est un vulnéraire d'une supériorité incon» testable. Dans le cas de blessure récente, il est aussi facile » que prudent d'en faire usage, en attendant les secours de » l'homme de l'art. On devrait le trouver dans la pharmacie » de réserve que se crée la mère de famille bien avisée, dans » les ateliers, dans les établissements industriels, dans les gares » de chemin de fer, partout où il y a particulièrement risques » d'accidents traumatiques.

» L'hygiène et les soins de la toilette empruntent aussi » à cette préparation une ressource utile et souvent bien pré» cieuse. »

Je m'associe franchement aux opinions du docteur Rémo et à la prédilection des médecins allemands pour l'emploi topique, en frictions ou en fomentation, du *fallkraut* (herbe aux chutes).

La gymnastique est une partie de l'hygiène, qui enseigne à régler l'usage des divers exercices du corps, soit pour conserver la santé, soit pour aider à son rétablissement lorsqu'elle est altérée.

Ce mot désignait, chez les anciens, un art qui apprenait

aux jeunes gens à exceller dans l'exercice de la lutte, du jave-
lot, du disque, de la course et du saut.

Toute l'influence de la gymnastique porte sur un seul des
appareils du corps, sur l'appareil de la locomotion. C'est à
fortifier, à développer les muscles, à les rendre plus dociles à
l'empire de la volonté, à donner à leurs contractions une plus
grande énergie, à habituer quelques-uns d'entre eux à exécuter, d'une manière bien précise, certains mouvements, qu'a-
boutissent les préceptes de cet art. La gymnastique établit
donc, pour le système locomoteur, une sorte d'éducation qui,
en ajoutant à sa vigueur matérielle, doit surtout faire acquérir aux mouvements qu'il exécute une précision, une régularité que la nature ne donne pas, et qui dépend de l'industrie
de l'homme.

On trouvait, chez les peuples anciens, tout ce que l'on
pouvait imaginer de plus propre à rendre honorable la force
musculaire et à en faciliter l'acquisition : une administration
publique dirigeant et formant un art qui a ses dogmes, ses
méthodes et ses produits ; des établissements élevés aux frais
de la nation ; des réglements sur l'usage des exercices ; des
distinctions décernées, avec une solennité sans exemple, à ceux
qui s'y montraient vainqueurs. Le moyen-âge avait, lui aussi,
un culte des plus grands pour la force physique, et les joutes
et les tournois n'étaient guère qu'une répétition des jeux qui
se célébraient chez les Grecs et chez les Romains. Mais peu à
peu, le soin de l'intelligence l'emporta sur celui du corps. Les
diverses inventions qui se succédèrent depuis l'apparition de
la poudre à canon donnèrent aux idées un autre courant ;
les antiques établissements de gymnastique furent délaissés
d'abord, puis complètement oubliés.

Cependant, alors même que dans les gymnases on ne s'occupait qu'à fortifier les membres, à faire acquérir aux muscles un grand volume et à obtenir par la répétition des mêmes
mouvements, une habileté singulière à les exécuter, il y avait
des observateurs qui voyaient les jeunes gens faibles d'abord
et d'une complexion délicate, devenir graduellement forts et
robustes, à mesure qu'ils continuaient de fréquenter les exercices.

Les médecins remarquaient que non-seulement les muscles

des membres, mais tous les autres organes, acquéraient alors plus d'énergie, et que tout le système animal revêtait bientôt les attributs d'une complexion vigoureuse. Ils étaient souvent témoins de la guérison d'indispositions, même d'affections pathologiques, par suite du mouvement, de l'agitation que les jeux, les combats imprimaient à toute la machine; ils avaient constaté que les convalescences étaient plus courtes, que les forces renaissaient plus tôt, lorsque les malades pouvaient prendre part à quelques-uns des travaux auxquels on se livrait dans les gymnases.

On fit entrer la gymnastique dans la thérapeutique, et c'est là qu'elle s'est conservée jusqu'au moment où les hygiénistes, effrayés de l'abâtardissement de la race humaine chez les nations réputées les plus civilisées, poussèrent un cri d'alarme et provoquèrent un retour vers les saines traditions.

Depuis 1850, l'étude de la gymnastique est devenue obligatoire dans les lycées impériaux, où elle est l'objet d'un enseignement régulier. On commence à comprendre qu'il ne suffit pas de bourrer de racines grecques et de mathématiques de petits phénomènes capables, à seize ans, d'exciter le ravissement d'un vieux pédant, mais impuissants à faire une étape de six lieues, et qu'un développement trop considérable donné aux facultés intellectuelles, lorsque les organes qui les servent sont entièrement négligés, amène infailliblement la désorganisation des centres nerveux et leur ramollissement.

Les hommes faits ont aussi commencé à tenir à honneur de réparer autant que possible les lacunes de leur éducation première; les gens du monde ont adopté la fréquentation des gymnases. On y va maintenant comme à la salle d'armes ou au manége. Cela fait partie de la haute vie et n'en est pas le côté le moins intéressant et le moins avantageux.

On rencontre, dans les grands centres, des établissements où sont réunis tous les moyens d'arriver promptement et sûrement au but proposé.

M. Caruc, fabricant à Paris, les approvisionne en grande partie, et s'est particulièrement distingué par les perfectionnements et les innovations qu'il a apportés aux divers appareils.

Il a fait mieux: il a mis la gymnastique à la portée de tous, avec des gymnases de chambre à 30 francs et au-dessous qui, sous le rapport du fini et de la solidité, ne laissent rien à désirer.

J'ai étudié avec intérêt son exposition, et j'ai vu les promeneurs s'arrêter longtemps, ainsi que je l'avais fait, devant un petit chef-d'œuvre représentant un gymnase avec tous ses appareils réduits au dixième.

M. Carue a publié un *Traité pratique de Gymnase de chambre hygiénique et médical, à l'usage des deux sexes,* qui lui a valu de nombreuses marques d'estime. Je n'ai pas compté toutes les médailles qu'il a obtenues. On m'assure que le chiffre en est formidable : quinze, je crois.

Si la vue des balançoires, des trapèzes, des cordes à anneaux, des échelles de corde, des perches vacillantes ou oscillantes, des cordes à nœuds ou lisses, des échelles de perroquet, à consoles ou à étriers, des pas de géant, des barres parallèles, des chevaux de bois, des tremplins, des haltères, des barres à sphères, des massues et des mils, en un mot de tout l'arsenal du gymnaste, y compris les grands appareils de tirage, peut amener de nouveaux adeptes au culte de la forme et de la force, je serai très heureux de recommander les appareils construits par M. Carue, et je citerai ces paroles du colonel Amoros :

« La gymnastique développe les facultés morales aussi bien que les facultés physiques. »

Du temps où une loi qui fait plus parler d'elle que toutes les Académies ensemble, n'était pas inventée, un journaliste, ayant pénétré les secrets de la vie privée de Mlle Minthe, fille du Cocyte, charmante brune, si l'on en croit la tradition, découvrit qu'elle avait su rendre Pluton infidèle à la fille de Cérès.

Ce gazetier sans vergogne — je ne parle pas de Pluton, mais du journaliste, — publia la chose dans sa chronique hebdomadaire, à laquelle était abonnée Proserpine, qui eût préféré tout autre entre-filet. La dame outragée ne fit point de scandale, guetta sa rivale et, l'ayant surprise, au lieu de lui jeter du vitriol aux yeux, la changea tout simplement en herbe.

Ce procédé de bon goût lui ramena instantanément le cœur de son volage époux.

Quant à la pauvre Minthe, elle prit fort bien racine et eut de nombreux rejetons, qui ont été estimés et chéris depuis les temps les plus reculés, sous le nom de *Menthes*.

Ce sont des plantes à fleurs blanches ou purpurines, qui se plaisent dans les lieux humides. Je ne rappellerai pas toutes les superstitions ridicules que leurs vertus avaient provoquées chez les anciens, et je ne chercherai pas, avec Aristote, si on doit n'en pas manger ni même en cultiver en temps de guerre ; je dirai seulement qu'il y a juste cent ans, en 1768, l'auteur anonyme du dictionnaire botanique et pharmaceutique s'exprimait ainsi : « Toutes les menthes sont chaudes, dessicatives, de parties ténues et un peu astringentes ; elles fortifient le cerveau, le cœur, l'estomac, elles chassent les vents, résistent au venin, excitent l'appétit, aident à la respiration et à la digestion, corrigent les aigreurs et les rapports, arrêtent le vomissement, tuent les vers, apaisent les tranchées des enfants et fournissent une huile très bonne pour toutes sortes de plaies et de contusions. »

Une expérience raisonnée confirme-t-elle tant de qualités ? Il est aujourd'hui reconnu que parmi les labiées, les menthes peuvent être considérées comme celles qui jouissent, au degré le plus éminent, des propriétés tonique, excitante, cordiale, communes au plus grand nombre de ces plantes ; ce sont surtout celles dont l'action est le plus prompte et le plus diffusive. L'impression fortifiante qu'elles portent sur l'estomac est bientôt transmise à tout l'organisme par le système nerveux, sur lequel l'arôme des menthes agit de la manière la plus marquée. C'est de cette excitation générale, diversement modifiée par l'état des organes et d'autres circonstances, que les médecins tirent parti pour de nombreuses applications thérapeutiques.

Ils emploient les préparations de menthe : comme anti-spasmodiques dans l'hypocondrie ; dans l'hystérie pour combattre les coliques accompagnées de météorisme ; dans les affections nerveuses atoniques de l'estomac et des intestins, dans les toux convulsives, dans la période de refroidissement du choléra asiatique, etc. Les individus anémiques, affaiblis, chez lesquels tous les ressorts sont ou paraissent être usés, se trouvent bien de leur usage.

Il y a plusieurs espèces de menthes : la menthe poivrée doit être préférée quand on désire un effet énergique. Ce sont les Anglais, chez qui elle croît, qui l'ont préconisée les premiers. On sait quelle consommation ils en font.

On peut s'en servir sous forme de poudre, de tisane, d'eau distillée, d'huile essentielle, de sirop, de conserve, de liqueur et d'alcoolat.

Avec l'alcoolat, il est facile de se passer de tous les autres modes.

M. H. de Ricqlès en expose un dont la réputation est universelle.

Ce n'est pas un médicament dans l'acception ordinaire de ce mot : c'est-à-dire que, possédant, réunies à un haut degré, toutes les propriétés de la menthe, il n'offre rien qui répugne au goût des plus délicats.

Il se prend étendu dans de l'eau sucrée à laquelle il communique un arôme délicieux. Deux ou trois gouttes sur un morceau de sucre font de ce morceau une pastille exquise. J'en fais l'expérience en ce moment même.

Appliqué à la toilette, *l'alcoolat de menthe de Ricqlès* peut soutenir avec avantage la comparaison avec les meilleurs et les plus hygiéniques produits.

Il faut lui conserver une petite place dans le bon coin des armoires, à la ville et aux champs, et ne pas l'oublier dans les voyages.

La première chose à faire, après avoir retiré de l'eau un submergé, est de lui débarrasser la bouche des mucosités et autres corps qui pourraient s'y être introduits. L'opération semble, au premier abord, être des plus faciles; elle est, au contraire, et très souvent, des plus laborieuses, car les sauveteurs ont remarqué, chez la plupart des noyés qui avaient quelque chance d'être rappelés à la vie, une violente contracture des mâchoires par suite de laquelle les dents restent fortement serrées.

Il faut donc se hâter de vaincre cette contracture que, du reste, M. A. de Labordette, chirurgien de l'hopital de Lisieux, regarde comme un signe à peu près certain de la persistance de la vie, opinion fondée sur de savantes recherches ; or, l'instrument qu'il expose me paraît devoir suppléer à l'insuffisance du levier de buis et des autres ustensiles imaginés dans ce but.

Le *speculum laryngien* est formé de deux valves métalliques qui s'ouvrent transversalement, la valve inférieure prenant son point d'appui en haut de la valve supérieure, d'où un mouvement excentrique et de bascule au moment de l'ouverture. La valve supérieure est disposée en courbe, de façon à suivre le voile du palais et à descendre plus ou moins profondément dans le pharynx ; la valve inférieure, plus courte, devant s'arrêter à la base de la langue, qu'elle déprime en avant par le mouvement de bascule dont j'ai parlé, fait faire saillie à l'épiglotte.

Introduit à l'aide du levier de buis, le speculum laryngien maintient aisément la langue abaissée et les voies respiratoires ouvertes.

Le Conseil d'hygiène publique et de salubrité de Paris a recommandé cette utile invention, qui a été adoptée pour les boîtes de secours par un arrêté du préfet de police.

Le speculum laryngien n'aurait pas mérité son nom s'il n'avait servi qu'à tenir les machoires écartées. Il permet aussi de voir le larynx et de constater les lésions de cet organe.

Pour ce faire, la partie inférieure de l'extrémité de la valve supérieure est munie d'un miroir. Le speculum, introduit dans la bouche, est poussé aussi avant que possible. La branche supérieure, descendue dans le pharynx, sert de point d'appui ; on fait manœuvrer la valve inférieure, et la langue s'abaisse. On aperçoit alors immédiatement l'orifice supérieur du larynx, qui se réfléchit dans le miroir, et, au-delà de cet orifice, la partie supérieure de l'épiglotte, les replis aryténoépiglottiques, le ventricule du larynx et les cordes vocales inférieures.

Il y a quelques précautions à prendre pour que la manœuvre ait son entier succès, et un peu d'habitude ne nuit pas. Ainsi je voyais mieux quand M. de Labordette faisait devant moi l'application de son speculum que lorsque je l'introduisais moi-même. Mais ce sont là des difficultés insignifiantes et qu'il est aisé de faire disparaître.

On voit que, l'instrument placé, on a un tube solide qui préserve les parties environnantes, et qu'à travers ce tube on peut porter dans le larynx même les topiques que l'on veut employer.

Il résout donc ces deux grands problèmes : voir dans le larynx ; opérer dans cet organe d'une façon aussi sûre que possible.

Des observations déjà nombreuses ont appelé l'attention des praticiens sur les avantages du speculum laryngien. Il est de plus en plus apprécié et le temps viendra où, non-seulement il se trouvera dans toutes les boîtes de secours, à terre, mais où il fera partie du coffre réglementaire embarqué sur les navires au long-cours.

Posséder un paletot qui vous garantit contre la pluie, vous préserve du froid et ne gêne pas vos mouvements, est déjà fort agréable; mais lorsque ce vêtement joint à ces éminentes propriétés le privilége de vous soutenir sur l'eau aussi facilement que le pourrait faire le terre-neuve le mieux exercé, et sans que vous risquiez de voir compromise par des crocs trop empressés l'intégrité de votre peau, comment assez complimenter celui qui l'a fabriqué ?

En engageant tous ceux qui, par goût ou par métier, montent sur un bateau et n'ont aucune envie de se noyer, à profiter de l'invention de M. Selingue père, du Havre.

Cet honorable commerçant s'est avisé de fabriquer des vêtements en superposant deux tissus de coton huilé entre lesquels il est, au besoin, facile d'insuffler de l'air. A cet effet, une embouchure à fermoir se trouve sur le devant du collet, à portée de la bouche ; l'opération ne demande que quelques secondes, et le paletot ainsi gonflé devient une excellente bouée. Je crois inutile d'avertir les voyageurs des trains de plaisir auxquels une administration pleine de sollicitude procure les jouissances d'une traversée entre le Havre et Honfleur, que s'ils se munissent du *paletot Selingue,* ils ne faut pas qu'ils attendent qu'ils soient tombés à la mer pour souffler dans l'embouchure sus-mentionnée.

Lors du naufrage du navire la *Bonne-Mère,* de Bordeaux, sur la Pointe-des-Neiges, quatre hommes du bateau de sauvetage du port du Havre, le brave Durécu à leur tête, vêtus du paletot en question, purent, seuls, travailler pendant huit heures, sous une pluie battante couverts par les lames qui déferlaient continuellement.

La Chambre de Commerce du Havre, appréciant tous les services que rendrait l'invention de M. Selingue père, a défendu à tout lamaneur d'embarquer dans un canot de sauvetage, sans avoir endossé l'appareil qui vient de m'occuper.

M. Selingue fils, suivant la voie paternelle, expose un *canot de sauvetage* très original.

C'est une baleinière pontée à hauteur de la ligne de flottaison. Sous le pont, sont une soute aux vivres, des caisses à air ou à lest dans l'intérieur desquelles une écoutille permet de pénétrer ; sur le pont, à bâbord et à tribord, règne un chapelet de petites caisses à air, mobiles à volonté.

Cette baleinière est construite de façon à entrer dans une seconde embarcation, qui l'enveloppe de l'étrave à l'étambot et de la quille au plat-bord et, lui servant de cuirasse, la préserve contre tout choc. D'ailleurs, un espace assez grand est réservé entre les deux coques pour que l'interne ne puisse être que très difficilement atteinte par le coup qui viendrait à enfoncer l'externe.

Le bateau protecteur est, intérieurement, garni de trente-deux brise-lames augmentant sa solidité. Lorsque le système est à flot, on laisse l'eau s'introduire entre ces brise-lames, par six nables à vis, et servir de lest.

Les deux coques sont reliées ensemble par le plat-bord, l'étrave et l'étambot, à l'aide de boulons à vis, lesquels sont retirés en deux minutes quand on veut dédoubler le système.

Dans ce cas, l'embarcation intérieure rentre dans les conditions des bateaux simplement insubmersibles et perd ses garanties de sécurité contre les chocs. Quant à la coque extérieure, elle devient un canot ordinaire.

Les deux coques sont bordées à franc-bord et sont dépourvues de quille de fer. Je passe sur les détails de construction.

Le but de M. Selingue fils me parait avoir été de chercher: premièrement, à perfectionner les canots de sauvetage en trouvant un moyen de les prémunir contre les dangers d'avaries résultant d'un choc contre un rocher ou d'un abordage ; secondement, à tirer parti de ce moyen pour faire deux embarcations d'une seule.

A-t-il réussi selon ses désirs ? C'est sur quoi l'expérience n'a pas encore prononcé, mais l'idée mérite que des hommes pratiques en étudient les applications possibles.

J'ai dit que les petites caisses à air rangées sur le bateau de M. Selingue sont mobiles. Cet inventeur leur assigne, en effet, pour rôle de soutenir, au besoin, les pièces d'un radeau supplémentaire.

L'ergot est une production végétale particulière et accidentelle, qui se développe entre les valves florales de plusieurs graminées, notamment du seigle, et dont l'usage, comme aliment, peut amener un état pathologique grave auquel on a donné le nom d'*ergotisme*.

Ce fut seulement à la fin du seizième siècle que l'on commença à reconnaître et à signaler les pernicieux effets de l'ergot, à l'occasion d'une épidémie qui régna dans la Hesse et dans les contrées voisines et qui, sans doute, n'était pas la première qu'on pût attribuer à la même cause. Depuis lors, les symptômes déterminés par la consommation du pain dans lequel entre une certaine proportion d'ergot ont été reconnus avec soin, et il a été facile de les rapporter à deux groupes, distingués dans ces derniers temps par les noms d'ergotisme convulsif et d'ergotisme gangréneux, suivant que les phénomènes les plus remarquables sont des vertiges, des douleurs et des contractions spasmodiques des muscles, ou bien la gangrène de quelques parties du corps.

Une substance dont l'introduction dans l'économie est suivie de semblables résultats devait fournir aux empiriques une arme précieuse. En effet, depuis longtemps on l'employait plus ou moins secrètement, tant en France qu'en Allemagne et en Italie, pour favoriser le travail de l'enfantement, lorsque Steam et Prescott, médecins américains, firent, par des essais suivis, connaître les propriétés de l'ergot et donnèrent les règles de son administration.

Ce n'est toutefois pas sans combats qu'il entra officiellement dans la matière médicale, car je vois, en 1815, Renauldin engager les accoucheurs à répéter les expériences des docteurs américains, et, cinq ans après, Legouais le rejeter entièrement de la pratique.

On le trouve aujourd'hui recommandé dans tous les formulaires, pour satisfaire à diverses indications.

Surtout depuis l'année 1840, où M. Bonjean, de Chambéry, prouva que l'ergot renferme deux principes essentiellement distincts, un poison énergique et un remède salutaire : le premier agissant sur les grands centres nerveux, le second sur le système vasculaire artériel. Ce dernier a reçu de son inventeur le nom d'*Ergotine* et l'a gardé.

La découverte de M. Bonjean, couronnée par la Société de Pharmacie de Paris, qui avait mis au concours la question du seigle ergoté, valut à ce savant pharmacien la grande médaille d'or.

Préparée par lui, l'ergotine pure est sous la forme d'un extrait solide, rouge brun foncé quand elle est en masse, et d'un beau rouge de sang vue en couches minces ; elle a une odeur agréable de viande rôtie ; sa saveur, un peu piquante et amère, rappelle celle du blé gâté. Elle se dissout facilement et promptement dans l'eau froide ; la dissolution est d'un beau rouge, limpide et transparente ; elle est insoluble dans l'alcool rectifié et dans l'éther.

L'ergotine présente cet immense avantage qu'étant isolée de l'élément toxique, on peut en élever à volonté la dose sans craindre qu'il en résulte aucun accident fâcheux.

Ce médicament est utile comme excitant spécial dans les accouchements, comme stimulant du système musculaire général, comme hémostatique, comme résolutif dans certains cas d'engorgement.

Quant au principe vénéneux qui réside dans une huile épaisse, fine, que l'éther seul peut dissoudre, et que M. Bonjean appelle *huile d'ergot*, il agit comme stimulant du système cérébro-spinal, mais ce savant chimiste conseille de ne s'en servir jamais à l'intérieur, attendu qu'il peut occasionner la gangrène par suite d'un usage prolongé, même à petites doses, et qu'on peut le remplacer avantageusement par d'autres substances ; cependant, à l'extérieur, l'huile d'ergot a été essayée sans inconvénient.

Un des grands succès de l'ergotine est son action dans les hémorragies externes. Sédillot, professeur à la Faculté de médecine de Strasbourg, place la dissolution d'ergotine au premier rang parmi les liquides hémostatiques qui ne coagulent pas le sang. Suivant Berzélius et Retzius, l'ergotine est le plus puissant remède que possède la médecine contre les hémorragies des vaisseaux tant artériels que veineux, et Flourens, secrétaire perpétuel de notre Académie des sciences, terminait son rapport sur ce sujet en disant : « Ce qui mérite de fixer l'attention sur l'action de l'ergotine dans les blessures artérielles, c'est l'effet de l'arrêt du sang dans les vaisseaux divisés, sans qu'il y ait oblitération de leur calibre. »

Tous les corps savants ont apprécié de la même manière le produit isolé par M. Bonjean.

Je ne rappellerai pas ici les formules données par lui pour faciliter et assurer l'emploi de l'ergotine et de l'huile d'ergot. Les médecins les connaissent et sont seuls aptes à indiquer l'opportunité du remède et sa dose.

Je crois devoir indiquer, par exception, la manière de se servir de l'ergotine dans le cas d'hémorragie externe, en attendant l'arrivée du docteur :

Une dissolution de dix grammes d'ergotine dans cent-cinquante ou deux cents grammes d'eau sert alors à imbiber de la charpie et des compresses que l'on applique sur la plaie, en appuyant quelque temps, d'une façon modérée. On arrosera souvent ce tampon avec la dissolution.

Dans les cas urgents et plus sérieux, on facilitera l'arrêt du sang en ajoutant à l'ergotine quelques gouttes de perchlorure de fer liquide.

L'ergotine a été préconisée, pendant la guerre de Crimée, dans le pansement des plaies, dont elle a hâté la cicatrisation, tandis qu'elle calmait la douleur. En se plaçant à ces deux derniers points de vue, on ne saurait trop désirer l'introduction de cette substance à bord des navires. Il faut se garder, je le sais, d'encombrer les pharmacies marines ; il faut aussi ne pas craindre de les garnir de remèdes certains et suivre, plus qu'on ne le fait, les progrès de la science.

M. Bonjean expose, en outre, un *Elixir de santé*, dont la base est le sucre éthéré associé à de légers excitants tels que l'écorce d'orange amère, le thé perlé, l'extrait de cachou, la menthe, l'anis, la mélisse, etc., mélangés dans de justes proportions.

L'inconvénient général des préparations éthérées, qui constituent une si grande ressource médicale pour combattre les affections nerveuses et, en particulier, les névroses de l'estomac, c'est d'avoir une action prompte à s'user, par suite de l'insolubilité de l'éther dans l'eau et de son excessive volatilité.

Le pharmacien de Chambéry est parvenu, au moyen d'un appareil et de procédés de son invention, à combiner l'éther au sucre de telle sorte que, dans son élixir, cet agent ne s'évapore plus, même quand le liquide est exposé à l'air.

L'*Elixir de santé* a donc toutes les vertus de l'éther et il a sur lui ceci de très agréable: c'est qu'il ne produit dans la bouche aucune sensation pénible.

Des attestations de savants consciencieux, entre autres celle du docteur Bô, directeur général du service de santé à Gênes, le donnent comme très utile et comme ayant rendu de véritables services en temps de choléra. Je l'ai vu, pour ma part, très souvent prescrire à Marseille pendant les dernières épidémies, et, nombre de fois, avec succès. Il est principalement efficace contre les dérangements des voies digestives, qui sont le signe avant-coureur de la terrible maladie.

Il y a soixante-quinze ans environ que Girtanner, médecin, chimiste, naturaliste et écrivain politique, un des premiers qui, en Allemagne, adoptèrent les principes de la chimie pneumatique, inventa une machine destinée à faciliter la respiration des gaz.

Elle était composée d'une plaque, de deux tubes, l'un horizontal et l'autre vertical, et d'un ballon. La plaque avait l'étendue convenable pour couvrir le nez et la bouche ; elle était élastique et entouré d'un bourrelet de cuir; son centre était percé et fixé à une des extrémités du tube horizontal. Celui-ci, long de vingt-sept centimètres, large de deux, était coupé obliquement à son autre extrémité et muni d'une soupape qui s'ouvrait en dedans et communiquait avec le ballon. Ce tube, qui servait à l'inspiration, communiquait, à un tiers environ de cette extrémité, avec le tube perpendiculaire, long de treize centimètres, large de deux et coupé obliquement à son extrémité libre terminée par une soupape s'ouvrant en dehors. Ce dernier tube servait à l'expiration.

Nysten remplaça les soupapes métalliques de l'appareil de Girtanner par des soupapes de baudruche huilée, et substitua à la plaque élastique un simple évasement de l'extrémité libre du tube horizontal. Cet évasement, aplati sur deux faces, présentait un peu plus d'étendue que la circonférence de la bouche, et la concavité de ses bords permettait de l'y adapter parfaitement à l'aide d'une légère pression, avantage que n'offrait pas la plaque élastique, par cela même qu'elle devait embrasser en même temps le nez et la bouche. Avec la machine de Girtanner, ainsi corrigée, il fallait se pincer le nez pour respirer le gaz pur.

J'aurais long à dire si je voulais décrire tous les appareils inhalateurs qui, depuis, ont été construits ; un des derniers parus est celui qui est placé dans la vitrine de M. Limousin, de Paris, et il est très réussi.

Il se compose d'un ballon en caoutchouc et d'un flacon laveur fonctionnant à la manière d'un narghilé.

Voici comment on opère : on introduit dans le ballon en caoutchouc la quantité de gaz qu'on veut faire respirer, et on adapte son robinet fermé au raccord en cuivre qui termine le bout extérieur du tube plongeant au fond du flacon. Le malade introduit dans sa bouche l'espèce de bout de pipe qui termine l'autre tube. On ouvre le robinet du ballon, le gaz s'échappe à travers l'eau dont on a eu soin de garnir le flacon, un peu au-dessous de la naissance du col, et se rend donc dans la bouche à chaque mouvement d'inspiration.

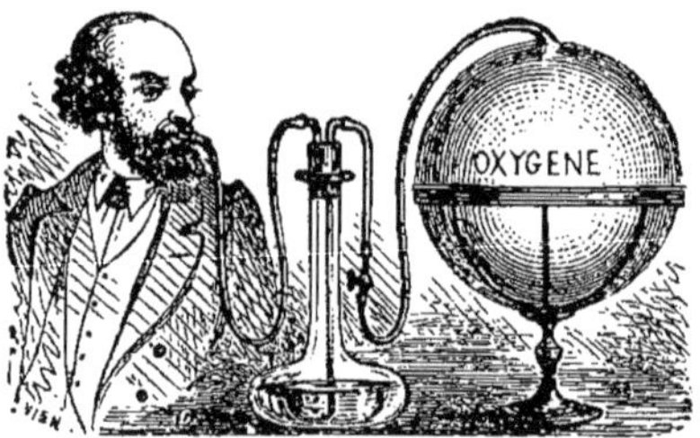

Ce mouvement arrivé à son terme, on comprime entre le pouce et l'index le tube en caoutchouc au-dessous de l'embouchure, pour empêcher le gaz de s'échapper et de se perdre. Le malade retient alors un instant dans l'intérieur de ses poumons le gaz inspiré et le rejette doucement quand le moment d'expiration vient à se produire, après avoir eu soin préalablement de retirer le tube de sa bouche.

Avec ce mode d'inhalation une certaine quantité d'air atmosphérique pénètre dans les fosses nasales ; dans la plupart des cas cela est indifférent. Si on voulait respirer le gaz parfaitement pur, il suffirait de boucher le nez.

L'eau du flacon épurateur enlève au gaz l'odeur que lui communique le caoutchouc, arrête la poussière de talc qui recouvre la surface des ballons, rafraîchit le fluide, et sert en outre de dissolvant aux agents médicamenteux que le médecin juge quelquefois convenable d'y ajouter.

A chaque mouvement d'inspiration, on puise environ un demi-litre de gaz dans l'appareil.

Le gaz le plus employé dans la pratique médicale est l'oxygène, et les travaux de MM. Demarquais et Leconte l'ont maintenant remis en faveur. Il avait déjà été recommandé par Chaptal et par Fourcroy dans l'asthme humide, dans la chlorose, les affections scrofuleuses, les empâtements du bas-ventre, si communs chez les enfants, certaines affections lentes des poumons et des viscères abdominaux, le rachitis, le scorbut, les asphyxies par défaut d'air, etc. D'autres médecins et chimistes en avaient étudié les effets, mais les avantages qu'on avait pu en retirer n'avaient point paru en proportion des difficultés attachées à son administration.

M. Limousin a puissamment aidé MM. Demarquais et Leconte à faire reprendre les anciennes recherches et à vulgariser une médication fort utile, par la commodité de son inhalateur et par la découverte de quelques moyens faciles pour préparer et doser l'oxygène pur.

Afin de permettre aux pharmaciens d'obtenir facilement, rapidement et sans danger une petite quantité de ce gaz, il a imaginé un système qui se compose d'une petite cornue en acier, fermée par deux calottes hémisphériques réunies par un rebord.

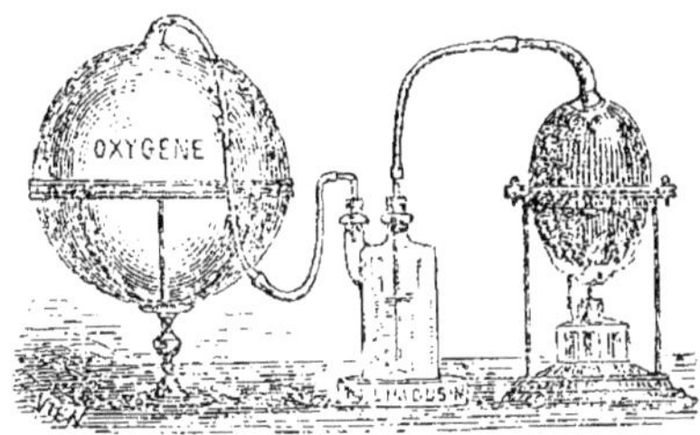

La fermeture est rendue hermétique par des vis et une lanière circulaire en caoutchouc pouvant résister à une très haute température. Une disposition particulière de la cornue empêche la saillie du caoutchouc dans l'intérieur et, par son interposition entre les deux calottes, cette lanière, en raison de sa mauvaise conductibilité, apporte un obstacle à l'échauffement trop considérable de la partie supérieure.

Pour le faire fonctionner, on met dans la cornue un mélange de chlorate de potasse très sec et de peroxyde de manganèse bien pur, dans les proportions ordinaires ; puis on visse solidement cette cornue, on la réunit à un flacon laveur contenant une solution de potasse caustique, et on allume la lampe à alcool disposée au-dessous.

Le gaz oxygène se dégage presque instantanément et se rend dans un réservoir en caoutchouc qu'on a, par un raccord disposé à cet effet, réuni au petit tube du laveur.

Pour éviter la rentrée de l'eau dans la cornue, quand l'opération est terminée, avant d'éteindre la lampe, on sépare l'appareil du flacon laveur, en enlevant le tube en caoutchouc qui les réunit.

Le pharmacien peut aussi remplir d'avance un certain nombre de ballons en caoutchouc et les tenir à la disposition des malades, qui les enverront chercher suivant leurs besoins.

A Paris, M. Limousin loue ses inhalateurs, — ce qui est très commode pour le malade et pour le médecin, — et remplace chaque jour les ballons vides par des ballons pleins, jusqu'à la fin des cures ou des expériences.

Je crois savoir que M. Poret, pharmacien au Havre, se dispose à suivre cet exemple. Je prédis à son initiative un succès certain, car en songeant à l'action physiologique du gaz oxygène sur les organes, il est aisé de prévoir qu'on doit trouver, dans son emploi en thérapeutique, des ressources précieuses que les médecins se garderont de négliger.

C'est surtout pour combattre l'asphyxie qu'il faudra essayer de ce moyen héroïque, qui, plusieurs fois, a réussi.

Lorsque, dans ce cas, le mouvement respiratoire existera encore, rien ne sera plus facile que d'insuffler le gaz, en comprimant la vessie qui le contient et en plaçant le tube inhalateur entre les lèvres du malade. Pour les occasions dans lesquelles on ne pourrait introduire l'oxygène qu'en faisant pénétrer une sonde dans le larynx, M. Limousin a fait fabriquer une canule à double courant s'adaptant à un insufflateur en caoutchouc, lequel se met lui-même en communication avec le réservoir de gaz. Par ce moyen, on peut, en quelque sorte, injecter l'oxygène dans la trachée.

MM. les docteurs Gibert et Lecadre neveu, à qui a été confiée l'organisation du service médical de l'Exposition Maritime, se sont souvenus qu'à l'Exposition Universelle de 1867, à Paris, l'appareil Limousin a été deux fois employé avec avantage, et ils l'ont compris au nombre des instruments qui garnissent leur salle de secours.

Que faut-il pour ramener devant nos yeux les images des objets vus autrefois, réveiller dans notre esprit des idées depuis longtemps endormies, apporter de nouveau à notre âme des sensations qui, déjà, l'ont fait tressaillir ? Que faut-il pour appeler le ressouvenir ? Un rien, quelquefois un mot, le regard frappé par une personne ou par une chose ; moins encore : une odeur, un son, une saveur.

Aussi n'ai-je pas été trop surpris d'entendre dire à l'un des plus spirituels écrivains d'aujourd'hui que, lorsqu'il boit de la *Liqueur des Bénédictins*, un parfum salin, dont l'âcreté est corrigée par un goût mielleux, évoque, quand même, devant ses yeux des tableaux oubliés depuis longtemps : l'Océan éclairé par la lune durant une belle nuit d'été ; la vague caressant de ses baisers le pied des falaises ; le phare de la côte voisine clignotant au loin et montrant le danger aux embarcations égarées, etc.

Cela, d'ailleurs, me rappelait des trouvailles, pour le moins fort originales, contenues dans un ouvrage du siècle dernier.

L'auteur, prétendant, avec juste raison : que l'agrément des liqueurs dépend du mélange des saveurs dans une proportion harmonique, arrivait à cette conclusion : que lesdites saveurs sont produites par des vibrations plus ou moins fortes de sels particuliers, lesquelles vibrations agissent sur le sens du goût comme les ondes sonores sur le sens de l'ouïe ; qu'il peut donc y avoir une musique pour la langue et le palais, comme il y en a une pour les oreilles.

Aussi avait-il créé la gamme suivante : l'acide, correspondant à l'*ut* ; le fade, au *ré* ; le doux, au *mi* ; l'amer, au *fa* ; l'aigre-doux, au *sol* ; l'austère, au *la* ; le piquant, au *si*.

Dans la musique sonore, les tierces, les quintes, les octaves, forment les plus belles consonnances ; mêmes effets précisément dans la *musique savoureuse :* mêlez l'acide avec l'aigre-doux, ce qui correspond à l'accord *ut-sol*, vous aurez une consonnance de citron et de sucre, par exemple, simple et charmante, en quinte majeure. Mêlez l'acide avec le doux, le suc de bigarrade avec le miel, vous aurez une saveur passable, analogue à l'accord de tierce majeure *ut-mi*. Mêlez l'aigre-doux avec le piquant, la consonnance sera moins agréable ; pour la rendre meilleure, haussez ou baissez d'un demi-ton l'une ou l'autre saveur, diésez ou bémolisez.

Quant aux dissonnances, elles ont des résultats analogues dans les deux musiques : frappez la quarte, vous produirez une cacophonie ; mêlez l'acide avec l'amer, du vinaigre avec de l'absinthe, le composé sera atroce.

Ainsi de suite ; c'est toute une théorie destinée à donner des règles à un art nouveau.

Et qui sait ? les compositeurs de l'avenir, dont la prétention est de représenter par des accords, non-seulement les pensées, les paroles, les actions et les omissions des personnages dramatiques, mais ces personnages eux-mêmes, leur taille, leur costume et la couleur de leurs cheveux, ainsi que les lieux dans lesquels se déroule le drame, seront peut-être heureux d'emprunter des secours à la musique savoureuse.

Représentez-vous un monsieur qui mange tranquillement des moules à la marinière en les arrosant de chablis ; — tout-à-coup l'idée lui vient que sa gourmandise peut avoir pour punition une urticaire pathogénétique ; il tremble, il pâlit, appelle le garçon et demande au plus vîte un petit verre de n'importe quoi, pour se réconforter et prévenir les dangers futurs. Le garçon se précipite à l'office, et le monsieur regarde ses moules d'un œil à la fois envieux et irrité.

Il s'agit de raconter tout cela dans une succession bien sentie d'accords passant, à l'aide de modulations variées, par des tonalités qui répondent aux diverses péripéties et se terminent par une cadence parfaite. Rien n'est plus facile. On vous dépeindra au besoin le restaurant et la demoiselle de comptoir. Seulement, à l'audition, vous n'aurez pas compris du tout, ou, si vous êtes excessivement intelligent, vous vous serez fabriqué un petit scenario dans lequel le monsieur aux moules sera remplacé par un sapeur, les mollusques seront transformés en bonnes d'enfant, la crainte sera devenue espérance, et le garçon aura pris les gracieuses allures d'un marchand de coco.

Que si, outre les accords ordinaires, le compositeur vous eût servi : premièrement, poivre, échalotte et citron; en second lieu, eau tiède et ipécacuanha, et, finalement, un peu de Bénédictine, vous eussiez immédiatement et admirablement été au courant de la situation.

J'abandonne la musique savoureuse, en regrettant, toutefois, de n'avoir pas trouvé, pour le mettre à la disposition de mes lecteurs, le grand air de *Lucie : O bel ange, dont les ailes....* noté savoureusement. O bel ange! fût sans doute devenu : austère, fade et amer dièze, représentés par alcool de Ricqlès, sirop de guimauve et bitter havrais ; c'eût été très joli ! — mais de quel estomac il faudrait être doué pour déguster de cette façon un opéra en cinq actes, avec ballets !

La liqueur des Bénédictins, qui m'a ainsi entraîné dans une digression un peu longue, est une fine Normande de Fécamp, nette de goût, d'aspect réjouissant, ayant un bouquet délicieux, et pas fière du tout de ses nombreux quartiers, ne se targuant pas davantage des certificats de bonnes vie et mœurs que lui envoient, tous les jours, les membres de la docte Faculté, cependant peu prodigues en semblables matières.

Elle a sur la Chartreuse, avec laquelle on ne peut s'empêcher de la comparer, cet agrément qu'avec un même degré de force elle ne produit pas dans la bouche, comme cette dernière, une sensation de brûlure qui saisit aussi la gorge. Cette différence d'action provient, je crois, de ce que la Bénédictine a pour base des eaux-de-vie d'excellents crûs, tandis que sa rivale, si je m'en rapporte à ceux qui se sont occupés spécialement de la composition des liqueurs, serait faite avec de l'alcool. Le parfum de la Bénédictine est aussi plus doux, saisissant moins et pénétrant mieux, rappelant les senteurs aimées des plantes balsamiques qui croissent sur nos falaises et non les odeurs des bocaux de droguerie.

Beaucoup d'entre les moines s'adonnaient autrefois aux sciences médicales, et des formules excellentes ont été longtemps conservées dans les cloîtres avant d'être rendues publiques. Il n'est donc pas surprenant que les Bénédictins de Fécamp aient, dans leur temps, imaginé et fabriqué une composition recommandable ; ce qui est plus curieux c'est qu'à notre époque cette composition soit livrée au commerce avec toutes ses qualités anciennes, que les nouveaux procédés de la science font encore mieux ressortir.

Suivant ma méthode de me rendre compte de tout ce dont je parle et de n'avancer que les choses dont je suis moralement sûr, j'ai été étudier sur place la confection de la Bénédictine. En fait de boisson, il faut toujours se défier ; si c'est une précaution nécessaire lorsqu'il s'agit de monter sa propre cave, c'est un devoir lorsqu'on se mêle de donner un avis à son prochain.

Certes, je m'en rapportais assez à mon palais, qui avait trouvé la liqueur des Bénédictins excellente, et à mon estomac, qui, doucement échauffé par elle, n'avait aucunement protesté. J'avais la plus grande confiance dans les recommandations d'Alexandre Dumas, d'Henri de Pène, de Thimothée Trimm, de P. Duplessis, et dans les adhésions motivées de plusieurs de mes confrères ; mais j'étais bien aise de voir, et j'ai vu.

L'usine de M. Legrand aîné est aménagée avec une entente qui dénote chez lui la connaissance profonde de l'art du distillateur, et comme elle n'est destinée qu'à la fabrication d'une seule liqueur, toutes les dispositions sont prises dans un but unique, qu'il est, par conséquent, plus aisé d'atteindre.

Les plantes, récoltées avec précaution, et à ce moment que Paracelse appelle le temps balsamique, n'entrent dans la confection de la liqueur qu'après avoir subi un minutieux examen. Chaque feuille est visitée, chaque pétale est regardé avec soin ; de même pour les racines, pour les baies, pour tout en un mot.

Quand la revue est passée, on divise en quatre parts les substances choisies, en réunissant ensemble celles dont les propriétés sont analogues. Chacune des parts est placée dans un alambic renfermant une certaine quantité de cette eau-de-vie qu'on appelle les *bons bois,* — c'est, du moins, ainsi que la désigne le cahier de la régie qui m'a été montré, — et l'on distille séparément en arrêtant l'opération à des temps différents pour les différentes parts, selon ce que l'expérience a démontré pour l'obtention des meilleurs produits.

Plus tard, les liquides parfumés, résultant de ces quatre

distillations séparées, sont réunis et forment un mélange qui, distillé de nouveau, donne la liqueur des Bénédictins.

Mais tout n'est pas terminé. Cette liqueur, mise en fûts, va reposer pendant huit mois, au moins, dans des caves d'une fraîcheur toujours égale et que nulle trépidation ne saurait atteindre. Elle est ensuite soutirée, mise en bouteilles hermétiquement bouchées, et transportée dans une chambre où elle est chauffée à 70 degrés centigrades, pendant quarante-huit heures. Après le refroidissement, elle sort des bouteilles pour rentrer dans les fûts, où elle reste deux mois. Enfin, elle est filtrée, remise en bouteilles, lesquelles sont fermées, cachetées et emballées.

Tant de précautions indiquent de la part de celui qui les prend un grand respect de lui-même et du public, et l'on peut signaler sa maison sans crainte de remords.

Il entre dans la formule de la Bénédictine plus de trente ingrédients que je pourrais nommer sans nuire en rien à M. Legrand, car le principal secret de ce producteur éminent réside dans les soins multipliés dont il entoure sa fabrication et dans un dosage judicieux. Aucun d'eux ne renferme un principe inutile. Je n'ai pas besoin d'ajouter qu'aucun d'eux n'est malsain. Les bons Pères savaient se soigner, ils connaissaient à merveille les propriétés des simples qu'ils employaient et qui, tous, comme la mélisse, l'arnica, l'angélique et certaines espèces de lichen, pour n'en citer que quelques-uns, ont une réputation méritée.

La première liqueur connue, à base d'alcool, fut inventée par Arnaud de Villeneuve et Raymond Lulle, qui la nommèrent Eau divine. Plus tard, on ajouta à l'eau divine du citron, de la rose, de la fleur d'oranger. Paracelse imagina le fameux *elixir de propriété*. Le médecin Brouaut conçut l'idée d'extraire les huiles essentielles des drogues par le moyen de l'eau-de-vie et d'obtenir, de cette façon, des composés aromatiques. Dans son *Anatomie du vin et de l'eau-de-vie*, on trouve cette phrase curieuse : « Voulez-vous donc orner ce ciel (l'eau-de-vie) de puissantes étoiles ? Faites-lui tirer toutes les choses qui seront propres pour la générale conservation de la vie longue, ou bien pour la spéciale guérison de chacune maladie. »

Pendant le moyen-âge, le secret de la préparation des liqueurs ne sortit pas des laboratoires des alchimistes cloîtrés ou non cloîtrés, des couvents de religieuses et des officines de quelques familles qui se transmettaient de génération en génération des recettes faisant leur fortune, quand elles ne leur attiraient pas des persécutions.

Vers l'époque de la Renaissance, les liqueurs, que l'on regardait avant plutôt comme des médicaments que comme des objets de sensualité, devinrent communes ; toutefois, les pharmaciens en conservèrent longtemps encore la fabrication, qui peu à peu leur est presque entièrement échappée pour passer aux mains des distillateurs.

Maintenant, tout le monde sait comment elles se font et qu'elles ont pour base l'alcool, le sucre et l'eau, auxquels on ajoute un ou plusieurs principes aromatiques. La bonté de la composition dépend d'une fusion plus ou moins intime des diverses substances employées, de façon à ce qu'aucune d'elles ne puisse dominer ; elle dépend aussi de leur qualité.

Les liqueurs sont utiles à certaines personnes dont les fonctions vitales ont peu d'énergie et réclament un stimulant qui excite les puissances digestives ; pour le plus grand nombre d'individus, elles ne servent qu'à flatter le goût et l'odorat.

En tous cas, elles sont entrées dans la consommation habituelle, et il est du devoir de l'hygiéniste d'indiquer celles dont l'usage, sans avoir jamais aucun inconvénient, — lorsqu'il ne dégénère pas en abus, — peut, en certaines occasions, rendre de vrais services.

C'est à ce titre que j'ai consacré une étude particulière à la Bénédictine et que je parlerai de quelques autres liqueurs également exposées.

M. Emile Bossière, armateur au Havre, expose une *pirogue baleinière*. Que les gens de mer ne s'effraient pas !

Je laisse aux hommes spéciaux le soin d'apprécier la construction et l'armement de cette embarcation, autour de laquelle passent et repassent de vieux pêcheurs la caressant du regard. Mais je ne puis oublier que c'est sur le navire baleinier *Gustave*, capitaine Gilles, appartenant à M. Emile Bossière, que le docteur Thiercelin a pu faire ses expériences, et en trouvant le *poison paralysant* au nombre des engins dont est munie la pirogue, je nomme avec bonheur, et je signale aux amis de la science et de l'humanité, l'honorable négociant qui, avec un désintéressement des plus louables, a pris une initiative inspirée par l'intelligence et par le cœur.

Les anciens procédés de pêche exposaient les matelots baleiniers aux accidents les plus graves. Le bris fréquent des pirogues n'avait pas lieu sans faire éprouver des contusions, des luxations et même des fractures ; le déroulement irrégulier des lignes amenait quelquefois des désordres de la pire espèce ; enfin les nageoires des baleines ne s'abattaient pas sur les embarcations sans risque d'écraser des hommes.

On avait donc essayé de tuer à distance les gros cétacés, soit à l'aide des bombes américaines, soit à l'aide des balles explosibles de Devisme ; mais l'emploi de ces moyens compromettait la capture de l'animal, qui coulait souvent après avoir été frappé.

Des tentatives avaient été faites aussi en cherchant à empoisonner la baleine ou le cachalot avec de l'acide cyanhydrique. Le difficile était de conserver à la mer ces toxiques, dont la décomposition est rapide.

Le docteur Thiercelin, combinant tous les moyens et les améliorant, a imaginé un poison paralysant qu'il place, à la dose de 40 grammes, dans une cartouche noyée au milieu de la poudre que renferme une balle explosible. L'influence se fait sentir six ou huit minutes après la blessure et paralyse la baleine avant la mort, qui survient douze ou quinze minutes après l'explosion.

Sa méthode est appelée à faire disparaître à peu près tous les dangers. On ne craindra plus le bris des pirogues quand on pourra tirer sûrement et atteindre de loin. Le harpon, la lance et le louchet ne pourront plus blesser les pêcheurs, quand ils ne seront employés que contre des masses à peu près inertes.

D'un autre côté, la paralysie prévient la fuite de la baleine et l'empêche de souffrir, ce qui mérite aussi quelque considération, vu les écueils de la loi Grammont.

L'idée de dépecer une baleine empoisonnée a pu inspirer d'abord quelque inquiétude, mais l'expérience a démontré que cela n'offre aucun inconvénient, et qu'on peut, en toute sécurité, en manger des grillades.

M. Thiercelin a publié en 1866 le *Journal d'un Baleinier*, deux volumes fort intéressants et très spirituellement écrits, dans lesquels sont relatés tous ses essais, et dont le succès a été complet.

Sans doute les grandes pêches verront leur poésie un peu amoindrie, et les faiseurs de romans maritimes perdront d'émouvantes descriptions quand ils n'auront plus à raconter ces luttes grandioses, ces pirogues lancées en l'air, ces hardis marins s'élançant sur le monstre pour le harponner d'abord, pour l'achever ensuite, à coups de lance. Mais les vieux parents, les jeunes femmes et les petits enfants, attendant anxieux, au logis, le retour du pêcheur, sauront gré à celui qui l'aura préservé.

Le docteur Thiercelin nous montre aussi des échantillons d'iode, compris dans l'exposition de la Chambre de Commerce.

L'iode, employé en médecine et dans les arts, était extrait des eaux-mères des soudes de varech : or, d'une part, la consommation augmentant tous les jours, d'autre part, les soudes artificielles remplaçant presque partout celles de varech, il devenait de plus en plus rare.

M. Gamboni, chimiste péruvien, étant parvenu à extraire industriellement ce précieux métalloïde des eaux-mères des nitrières de Tarapaca, au Pérou, M. Thiercelin se rendit auprès de lui et les deux chimistes, unissant leurs efforts, installèrent une fabrique dont le rendement devient, chaque jour, plus considérable.

Grâce à M. Gamboni et à notre savant compatriote, le commerce n'aura plus à subir des exigences chèrement payées, et les approvisionnements, qui commençaient à être assez difficiles, se feront désormais avec abondance et régularité.

Les médecins sont parfois bons à quelque chose.

Il est impossible d'établir une règle qui soit applicable à tous les enfants et indique l'époque à laquelle on doit leur donner d'autres aliments conjointement avec le lait de la mère ou de la nourrice. Il en est qui ont un si grand appétit qu'on est obligé, dès le troisième ou quatrième jour de leur naissance, de leur donner une autre nourriture, quoiqu'ils tettent souvent et que la nourrice ait beaucoup de lait. D'autres ne réclament des aliments autres que le lait que vers la fin du premier mois ou le milieu du second ; la généralité peut s'en passer pendant les cinq ou six premiers mois.

On est mieux fixé sur la nature des aliments qui, dans le cas où l'enfant paraît en avoir besoin, doivent mériter la préférence.

Tout le monde connait la panade et la bouillie. Une excellente manière de préparer la panade est celle-ci, qui date de loin : On commence d'abord par faire du bouillon avec un peu de veau et de bœuf, on prend ensuite de la croûte de pain que l'on fait mijoter dans ce bouillon en y mettant quelques aromates et du sucre, et, l'opération terminée, on a un produit réunissant toutes les propriétés voulues. La bouillie se prépare avec de l'eau ou du lait, de la farine et du sucre. Lorsqu'on a eu soin de faire sécher au four une bonne farine de froment et que pendant sa coction, dans le liquide choisi, on a pris garde de la faire gonfler plusieurs fois, la bouillie ne mérite pas la proscription dont on l'a enveloppée.

Mais panade et bouillie demandent des précautions que n'ont pas toujours les mères et qu'ont rarement les nourrices ou les domestiques ; il en résulte que les enfants ne sont que trop souvent soumis à une alimentation vicieuse, d'où proviennent des maladies auxquelles un grand nombre d'entre eux ne résiste pas.

Aussi a-t-on cherché mille moyens de faciliter la tâche, et

j'en trouve un qui, jusqu'à présent, n'a mérité que des éloges et qu'expose M. Letourneur, du Havre.

Les *Biscottes Letourneur* sont fabriquées avec la première qualité de farine de gruau de froment, soumise à une excellente fermentation et d'une légèreté de bon augure. Leur goût est parfait et, bien que cuites au point de craquer sous la dent, elles ne sont aucunement desséchées.

Voici la manière de s'en servir : Pour un enfant nouveauné, on met six ou sept biscottes dans un litre d'eau, sans beurre, ni lait, ni sucre ; on fait bouillir pendant dix minutes. Si l'enfant est faible, on passe plusieurs fois cette petite panade et on lui donne à boire le liquide. Avec l'âge, au contraire, on augmente la quantité de biscottes jusqu'à ce que le bouillon refroidi forme une gelée compacte.

Les biscottes Letourneur ont été expérimentées à l'hospice du Havre et, d'après les honorables médecins chargés de la crèche de cet établissement, ont rendu de véritables services.

Si l'on songe à l'effrayante mortalité des enfants, qui sont le plus fréquemment emportés par une maladie d'intestins causée par une alimentation excessive ou insuffisante, ou bien encore de mauvaise qualité, même dans les familles aisées, on saura gré aux modestes chercheurs qui apportent à ces petits êtres un secours dont ils ont si grand besoin.

Les biscottes sont aussi d'un emploi utile et commode dans la convalescence et principalement lorsque, après une longue maladie des organes de la digestion, il faut apporter une sollicitude incessante à l'alimentation et la diriger avec une extrême prudence.

Pour ces cas, du reste, et quand les forces commencent à se rétablir, on se sert encore avantageusement des *biscuits à potage* du même inventeur, biscuits fabriqués avec les premières marques de farine de gruau de froment, contenant, à poids égal, plus de gluten que tout autre pain et, par conséquent, plus nourrissants en même temps que d'une digestion plus facile.

Il y a tout un livre à faire, dont les éléments se trouveraient dans les recueils d'hygiène et les observations des praticiens qui ne croient pas abaisser la science en s'occupant de détails. Ce livre traiterait de l'alimentation, non pas seulement au point

de vue économique et gastronomique, mais encore à celui de
la conservation de la santé et de la réparation après une maladie. En général, on ne sait pas manger, on sait encore moins
boire, et à côté de gens à précautions puériles, qui ont peur
de mettre un grain de sel de trop dans un œuf à la coque, on
trouve des imprudents payant de leur vie leur insouciance ou
leur gourmandise. *Cura minimis:* faites attention aux petites
choses. On ne s'étonnera donc pas que j'aime à parler bouillie
et potage.

Appareil nouveau pour le redressement des dents. En
lisant ces mots, écrits sur un petit carton, dans l'intérieur de
la vitrine de M. Debray, dentiste à Paris, j'ai pensé à tous les
gros chagrins que peut occasionner à une jolie femme une
incisive ou une canine rebelle à l'alignement. Je me suis donc
mis en devoir d'examiner le procédé de M. Debray, et comme
il m'a paru d'une grande simplicité, d'une application facile et
d'une utilité réelle, je vais le décrire à mes lectrices.

Et d'abord l'irrégularité de la dent peut consister dans son
obliquité, laquelle est antérieure, postérieure ou latérale ; elle
peut aussi provenir d'un mouvement plus ou moins complet
de rotation sur son axe.

C'est en vue du redressement de l'obliquité antérieure que
M. Debray a remplacé les plaques et les ligatures qu'on appliquait alors, et qui n'avaient souvent d'autre effet que d'ébranler ou de déplacer les dents voisines, par une pièce en caoutchouc rose vulcanisé, recouvrant les dents régulières de chaque
côté de la dent déviée, qu'elle laisse libre.

A cette pièce sont fixés, l'un à droite, l'autre à gauche,
deux pitons auxquels s'adapte une bandelette en caoutchouc,
qui presse d'une façon continue sur la dent à redresser.

Le résultat désiré s'obtient doucement, naturellement,
pour ainsi dire, sans gêne aucune et sans crainte pour la solidité et l'intégrité des dents voisines, puisque rien ne porte sur
elles et ne peut les ébranler ou les irriter.

M. Debray a encore imaginé des dentiers à succion, complets ou partiels, aussi solides que légers ; conditions obtenues par l'emploi de différentes sortes de caoutchouc vulcanisé, les unes plus rigides, les autres plus molles, les premières destinées à noyer le squelette en or des pièces de prothèse, les autres à fournir à ces pièces une enveloppe qui ne puisse blesser et à déguiser leur présence dans la bouche dont elles viennent réparer les pertes.

Un perfectionnement notable apporté par M. Debray à ses dentiers consiste dans la facilité avec laquelle on peut combler une brèche arrivée aux dents. A cet effet, les dents sont mobiles, se fixent au dentier et s'en séparent à la volonté du propriétaire, qui, si l'une d'elles casse, la remplace immédiatement sans avoir besoin de recourir à personne et d'attendre une réparation.

Quelque répandues que soient les eaux minérales, sur le globe terrestre, il est des pays qui en sont totalement dépourvus ; d'ailleurs, même dans les contrées les plus favorisées sous ce rapport, il est souvent difficile de se déplacer pour essayer une cure d'une durée parfois assez longue. On est retenu par le soin de ses intérêts ou par des liens de famille ; la translation est pénible et douloureuse, les voyages sont dispendieux, la saison n'est point propice : bref, aller aux eaux est encore une grosse affaire pour beaucoup de personnes et le sera toujours quand on obtiendrait ce à quoi les administrations de chemin de fer ne paraissent pas très disposées, c'est-à-dire une diminution sensible dans les prix de transport et une augmentation notable dans le comfort des boîtes dites compartiments pour voyageurs.

Il résulte de tout ceci qu'un médecin est fort embarrassé lorsque, croyant devoir conseiller une station thermale à un malade, — non pour se débarrasser de celui-ci, comme on l'a dit et répété depuis le célèbre Stahl, qui prétendait que les eaux ne servent qu'à justifier l'ignorance des docteurs, mais pour le faire profiter de vertus aujourd'hui parfaitement étudiées et connues, — il se voit forcé de reculer devant des impossibilités matérielles ou morales.

Venir alors au secours du praticien et à celui du patient, pour le cas particulier où l'emploi de bains d'eaux minérales naturelles semble désigné et ne peut être obtenu, tel a été le but de M. Pennès, pharmacien à Paris, en offrant la préparation à laquelle il a donné son nom.

Le *Sel de Pennès* est un composé de substances qui se trouvent dans les eaux minérales naturelles et leur donnent des propriétés constantes et énergiques. Ces éléments très actifs sont : le bromure de potassium, le chlorure de baryum, le chlorure de sodium, le fluorure de calcium, le phosphate de soude, le sulfate d'alumine, le sulfate de fer, le sulfate de manganèse, les carbonates de soude, additionnés d'essences de lavande, de romarin et de thym et du principe actif du delphinium.

En faisant dissoudre dans l'eau d'un bain ordinaire une quantité suffisante de ce mélange, on peut, jusqu'à un certain point, obtenir les effets des eaux le plus richement minéralisées ; je dis : « jusqu'à un certain point » parce que l'art, si loin poussé qu'il soit, ne sera jamais qu'une imitation imparfaite de la nature, et qu'il est, en outre, évident que les eaux thermales n'agissent pas seulement par leur constitution chimique.

Mais, cette réserve faite, — et M. Pennès a été le premier à ne pas la dissimuler, — on ne saurait trop apprécier les services rendus par une invention de laquelle Aran, le très regretté professeur agrégé de l'École de Paris, disait que les résultats lui faisaient déplorer que son auteur ne fût pas venu plus tôt lui demander une expérimentation. J'ai eu occasion de lire un grand nombre d'observations signées de noms qui font autorité dans la science et qui attestent l'utilité du sel de Pennès dans le traitement du choléra, dans l'anémie, dans les scrofulides, dans les affections rhumatismales, dans celles où il importe de stimuler le système nerveux, etc.

Je me rappelle que mon vénéré professeur Bazin, médecin à l'hôpital Saint-Louis, préconisait aussi ce sel, lui trouvant une action fondante, résolutive, des plus manifestes dans les engorgements viscéraux qui dépendent d'une diathèse scrofuleuseuse, dartreuse ou arthritique, et si ma propre affirmation n'était pas inutile après celles des maîtres déjà cités, je dirais que je me suis, depuis une douzaine d'années, servi maintes fois du produit de M. Pennès et qu'il m'a réussi dans la grande majorité des applications.

Lorsqu'on fait dissoudre une dose de sel de Pennès dans un bain chaud, ceux qui y sont plongés sentent au bout de dix à douze minutes la peau s'échauffer et, quelquefois, être le siége d'une cuisson peu agréable ; le pouls se fait large, plein ; chez quelques-uns les oreilles bourdonnent. A la sortie du bain ces différents symptômes sont remplacés par un senti-ment de bien-être ; la peau devient fraîche, douce au toucher, l'appétit s'éveille, et la seule expression qui puisse rendre ce qu'on éprouve est, suivant le docteur Lecointe, « une sensation de jeunesse. »

La stimulation que l'on cherche à obtenir de l'emploi des bains ainsi préparés doit être obtenue plutôt par l'élévation des doses du sel que par la durée de l'immersion.

Pour ne perdre aucun des effets salutaires qui se produi-sent au moment où le mélange minéral se dissout, il est abso-lument nécessaire que les personnes qui se baignent ne ver-sent le sel dans l'eau que lorsqu'elles y sont entrées.

Afin de répondre à certaines indications pressantes en temps de choléra, on a enveloppé des malades dans un drap imbibé d'une dissolution de sel de Pennès ; sur ce drap on a placé une couverture de laine et on a frictionné pendant une vingtaine de minutes à l'aide de gants de crin ou de laine : chaque fois, on a obtenu une réaction salutaire.

J'ai été assez longtemps à découvrir l'exposition de M. Pen-nès, cachée qu'elle est, trop modestement, dans un petit coin de la galerie affectée à la classe à laquelle appartient son produit ; mais les étuis si connus qui le renferment ont fini par attirer mes regards, et je désire qu'ils en attirent beaucoup d'autres.

La vitrine de M. Dru, bandagiste au Havre, renferme un corset à l'usage des dames qui... ne devraient jamais en mettre, et surtout dans la position intéressante pour laquelle il est spécialement fabriqué.

On y voit aussi un corset de nourrice d'une facture ingénieuse, à laquelle je rendrai justice, bien que cet accouplement des mots *corset* et *nourrice* me semble presqu'aussi monstrueux que celui des mots *corset* et *femme enceinte*.

Quand viendra-t-il le temps où les jeunes mères comprendront que par l'emploi de ces engins, dont le meilleur ne vaut rien, elles compromettent la beauté qu'elles tiennent à conserver, s'exposent à des lésions internes, toujours longues à guérir, lorsqu'elles guérissent, et deviennent souvent la cause de la mort ou de l'état continuel de faiblesse et de maladie de leurs enfants ?

Je préfère de beaucoup à ces appareils la *ceinture-princesse*. Voilà qui est utile, qui ne fait jamais de mal et peut, dans un grand nombre de cas, faire du bien. Voilà qui est compris, qui est fondé sur une base logique, tandis que les corsets ont dû être inventés par un idiot et gardent quelque chose du vice originel, malgré les perfectionnements et les transformations.

Je remarque aussi un appareil pour remédier aux lésions et aux difformités succédant à la coxalgie ; un appareil pour redresser les genoux déviés ; un appareil à tension élastique du docteur Duchesne (de Boulogne), destiné à rétablir les mouvements composés dans le membre inférieur affecté de paralysie d'un ou de plusieurs muscles.

Ces diverses pièces sont exécutées avec une rare entente des moyens propres à faire atteindre le but poursuivi et avec une habileté de main-d'œuvre que personne ne contestera.

Elles sont très solides et très légères, dépourvues de tout ce qui en rendrait le mécanisme trop compliqué et la réparation difficile. En général, les orthopédistes ont une tendance à multiplier les engrainages, les vis de rappel, les mécaniques de toute espèce. M. Dru se garde avec raison de les imiter.

Je ne trouve pas mieux dans les expositions de nos grands fabricants de Paris, et je me plais d'autant plus à appuyer sur le mérite de M. Dru, qu'il ne fait pas exécuter, mais qu'il exécute lui-même, qu'il a créé au Havre une industrie qui n'existait pas avant lui, et que les médecins le trouvent toujours prêt à apporter à la réalisation de leurs idées, pour tout ce qui concerne sa spécialité, l'appui d'une haute intelligence et d'une expérience consommée.

Il y a bien une bonne douzaine de théories pour expliquer le mal de mer. L'infortuné qui ressent les atteintes de cette terrible indisposition préférerait qu'on eût dépensé moins de science et qu'on eût trouvé un remède. Ce n'est pas que les moyens proposés et dits « infaillibles » par les inventeurs manquent sur la place ; mais, jusqu'à présent, *le planchier des vaches* a seul produit l'effet après lequel soupirait Panurge. Pour MM. Forget et Fonssagrives, le vrai remède spécifique, et unique peut-être du mal de mer, c'est de mettre pied à terre.

En attendant cet heureux moment, ils conseillent l'exercice sur le pont, en plein air, aussi longtemps que les nausées ne forcent pas à l'interrompre ; l'aspiration de sels et de liquides spiritueux pour ranimer la vie du cerveau et combattre la tendance syncopale ; la précaution de ne regarder ni le sillage ni les objets mobiles ; les distractions, la causerie, l'ingestion de quelques aliments, tout en continuant de marcher ; l'usage des pastilles à la menthe ou au cachou ; le port d'une ceinture médiocrement serrée, comprimant un peu l'abdomen, mais laissant toute liberté à la poitrine.

Si, malgré l'ensemble de ces précautions, les vomissements surviennent et que le mal fasse des progrès, il faut se résigner à garder la position horizontale, qui soulage toujours et permet — point capital — de prendre et de conserver des aliments et des infusions aromatiques. On attend ainsi le terme de ses épreuves.

Pour ceux dont la profession exige une assuétude complète, le secret consiste à avoir le courage de continuer, quand même, à faire de l'exercice et à s'alimenter, dans l'intervalle des vomissements.

Mme Bordin (de Paris) en possède un autre, qu'elle ne demande pas mieux de donner à tout le monde. Pour cette dame, très convaincue, du reste, l'obscurité complète, qui

réussit souvent contre la migraine et autres affections névral-
giques, est le desideratum après lequel on court depuis si
longtemps sans jamais pouvoir l'atteindre.

Mme Bordin a donc imaginé un bandeau qui intercepte
entièrement les rayons lumineux et qui laisse cependant au
devant de chaque œil un espace assez grand pour que cet organe
puisse se mouvoir librement dans son orbite et ne soit pas
échauffé, l'air extérieur pénétrant dans ledit espace par un
opercule.

J'avoue ne pas avoir basé mon opinion personnelle, au sujet de cette invention, sur des expériences qui me soient propres. Je n'ai pas eu occasion d'avoir le mal de mer depuis
l'ouverture de l'Exposition. Mais comme rien ne choque la
science dans l'idée de Mme Bordin ; comme, cette idée une fois
admise, l'appareil est d'un usage commode et inoffensif; considérant enfin que beaucoup de personnes m'en ont dit du bien
et que je n'ai aucune raison pour ne pas les croire, je conseille
à tous et à toutes d'en essayer.

Ajoutez un peu de gluten à une solution de 20 grammes
de miel dans 80 grammes d'eau, et maintenez le liquide, ainsi
préparé dans un milieu d'une température de 20 degrés environ : au bout d'un certain temps, la matière sucrée contenue
dans ce mélange se sera dédoublée en alcool et en acide carbonique. C'est à cette réaction que l'on a donné le nom de *fermentation alcoolique ;* la matière azotée qui la détermine :
gluten, viande, fromage ou levure de bière, a été appelée
ferment.

L'acide carbonique et l'alcool ne préexistent pas dans le
sucre ; ils doivent leur fermentation à une action particulière,
qui ne s'assimile aucun des éléments du sucre et ne lui abandonne aucun des siens.

La fermentation alcoolique ne peut avoir lieu sans le concours de cinq agents, savoir : un principe sucré, l'eau, la
chaleur, l'air, un ferment. Les jus sucrés exprimés des végétaux sembleraient donner un démenti à cette règle, car on

n'aperçoit pas, au premier abord, le ferment ; mais ils contiennent tous des matières azotées qui se transforment en ferment sous l'influence de l'air.

Examinons sommairement le rôle de chacun des agents.

Le sucre est le seul élément constitutif de l'alcool. Il se transforme en ce produit par la séparation d'une partie du carbone et de l'oxygène qu'il contient, et perd, dans cette métamorphose, la moitié de son poids.

La proportion d'eau est d'une grande influence sur la durée et sur le produit de la fermentation : tandis que pour 300 kilogrammes de mélasse de raffinerie de sucre candi ajoutés à la quantité d'eau suffisante pour compléter 600 litres, marquant au pèse-sirop 15 degrés, la durée de la fermentation a été de huit jours, et la production d'alcool pur de 78 litres 75 centilitres, — pour le même poids de la même matière sucrée mise en solution dans un volume d'eau suffisant pour compléter 2,250 litres, marquant 4 degrés, la durée de la fermentation n'a été que d'un jour, et la production d'alcool s'est élevée à 93 litres 90 centilitres.

Ainsi que l'eau, la chaleur peut faire accélérer ou ralentir la fermentation alcoolique, qui languit au-dessous de 12 degrés centigrades et n'a plus lieu à une température très froide. Entre 15 et 20 degrés, la réaction se soutient ; au-dessus de ce point, jusqu'à 28 et 30 degrés, elle est très active. Il ne faut pas pousser la chaleur plus loin, car alors se développerait une autre fermentation, la fermentation acide, dont le résultat serait un rendement d'acide acétique au lieu d'alcool. Inutile d'ajouter que le pouvoir que possèdent les corps organiques de fermenter au contact de l'air et de la chaleur, puis, lorsqu'ils sont dans cet état, de produire les mêmes phénomènes dans d'autres matières, disparaît complètement quand on les soumet à la température de l'ébullition.

La présence de l'air est indispensable pour obtenir la fermentation : le moût de raisin, abrité contre cet agent, se conserve indéfiniment ; mais, lorsqu'il est exposé à son influence et que la température est convenable, il s'opère un vif dégagement de gaz, accompagné de mouvements dans le liquide ; le sucre disparaît pour faire place à l'alcool. Toutefois, il faut, dès que la fermentation alcoolique est commencée, soustraire les liquides à l'action de l'air, qui deviendrait alors un levain de fermentation acide.

On entend par *ferments* des matières azotées, en voie de putréfaction, qui provoquent la décomposition de certaines substances neutres non azotées avec lesquelles elles sont en contact, lorsque d'ailleurs se trouvent réunies certaines conditions. On ne sait pas à quoi est due l'action du ferment. Ce qu'il y a de certain, c'est qu'il ne prend aucune part aux altérations chimiques qu'il provoque. Le ferment le plus énergique est la levure de bière, matière qui provient de l'altération du gluten de l'orge pendant la fermentation de la bière.

Un liquide étant arrivé, soit naturellement, soit artificiellement, à la fermentation alcoolique, on peut vouloir isoler et recueillir l'alcool qu'il contient. L'opération par laquelle on est d'abord parvenu à ce résultat est fondée sur la différence qui existe entre le point d'ébullition de l'alcool et celui des liquides avec lesquels il est mélangé ; il est évident qu'en chauffant un mélange d'alcool et d'eau, on produit des vapeurs alcooliques en plus grande proportion que la vapeur d'eau, et qu'au moment où la température atteint le degré d'ébullition de l'eau, tout l'alcool est dégagé. En arrêtant alors l'opération et condensant les vapeurs ainsi formées, on obtient un liquide beaucoup plus riche en alcool que le précédent ; en recommençant à chauffer ce dernier, on arrive à en avoir un plus concentré, qu'on pourra encore enrichir par un nouveau chauffage.

On mettait donc les liquides alcooliques dans une chaudière, et l'on recevait la vapeur dans un tuyau placé dans un bain d'eau froide. Tout le monde connaît les alambics à col de cygne et à tête de maure.

Mais la distillation ainsi comprise demandait un temps énorme ; la production était excessivement limitée, et les alcools n'étaient pas purs.

La méthode par *fractionnement des liqueurs* est aujourd'hui remplacée par la DISTILLATION CONTINUE, qui repose sur les principes suivants :

1º Un mélange d'eau et d'alcool entre en ébullition à une température d'autant moins élevée qu'il renferme moins d'eau et plus d'alcool ;

2º Lorsqu'un mélange de vapeur d'eau et de vapeur d'alcool parcourt un serpentin-réfrigérent, les vapeurs qui se condensent les premières sont les plus aqueuses, et celles qui se condensent les dernières sont les plus alcooliques ; de sorte que si le réfrigérent a une longueur convenablement déterminée, les vapeurs échappées à cette condensation pourront renfermer une portion d'alcool ;

3º Lorsque de la vapeur d'eau un peu chargée d'alcool rencontre un liquide alcoolique à une plus basse température, une partie de la vapeur d'eau se condense et la chaleur provenant de la condensation forme des vapeurs alcooliques. Il résulte de là que si un courant de vapeur d'eau s'élève dans une colonne verticale dite *colonne d'analyse*, et si une liqueur alcoolique marche en sens contraire, de manière à présenter à la vapeur la plus grande surface possible, la liqueur alcoolique ira constamment en s'échauffant et en s'appauvrissant, tandis que les vapeurs seront de plus en plus chargées d'alcool.

Tout appareil à distillation continue doit, suivant ces principes, se composer : 1º d'une chaudière dans laquelle on met en ébullition le liquide à distiller ; 2º de deux serpentins, dont l'un est destiné à échauffer ce liquide par une condensation partielle des vapeurs, et l'autre à compléter cette condensation ; 3º d'une colonne d'analyse, disposée de manière à livrer au dernier serpentin les vapeurs suffisamment riches et à faire retourner à la chaudière les vapeurs condensées trop aqueuses.

Depuis Argand, inventeur de l'appareil chauffe-vin, et depuis Edouard Adam, qui, en 1800, imagina d'appliquer l'appareil de Wolff à la distillation des vins et obtint ainsi de l'alcool à tous les degrés de concentration exigés par le commerce, nombre de systèmes plus ou moins compliqués sont venus améliorer les appareils à distillation continue.

Les principaux sont ceux de Laugier, de Cellier-Blumenthal, perfectionnés par Ch. Derosne et Dubrunfaut ; ceux de la maison Egrot et celui de la Société Becquet, Champenois et Cail. Ils semblent aujourd'hui surpassés par celui de M. Savalle fils, auquel a été accordée la médaille d'or à l'Exposition de 1867 et qui figure aussi à l'Exposition du Havre.

L'appareil Savalle sert à la fois à la distillation et à la

rectification de l'alcool, car ce n'est pas tout que d'isoler ce liquide. Les flegmes ou liquides alcooliques soumis à une ébullition graduée laissent dégager d'abord une vapeur alcoolique mêlée de produits éthérés plus volatils, à odeur forte et désagréable ; l'alcool graduellement plus pur, doué d'une odeur plus suave, se dégage ensuite, entraînant de plus en plus des vapeurs d'eau ; bientôt il s'y joint des proportions croissantes d'alcool amylique à odeur mauvaise, à saveur âcre, caractérisant les alcools de mauvais goût de provenances diverses ; enfin, apparaissent des huiles essentielles spéciales, plus caractéristiques encore, contribuant à produire des aromes variables selon les origines : agréables, par exemple, dans les alcools des vins blancs, qui fournissent les meilleures eaux-de-vie, et dans ceux des jus de canne, qui donnent des rhums de bonne qualité ; très désagréables au contraire dans les alcools d'industrie, c'est-à-dire dans les alcools de betteraves, de mélasses, de grains, de pommes de terre, de garance, etc.

La rectification a pour but d'épurer l'alcool et de lui enlever les substances nuisibles qui se sont mélangées avec lui pendant la distillation. Sans cette opération, la consommation des alcools d'industrie et même celle des esprits de vin du Midi serait impossible ou dangereuse.

Il faut lire dans les anciens traités les vieilles recettes de rectification, si longues et si compliquées, pour se rendre compte des perfectionnements qui y ont été apportés. — Pour séparer l'alcool des corps étrangers qui lui donnent du goût et de l'odeur, on soumet ces vapeurs à des lavages multiples. Ces lavages s'opèrent sur les plateaux de la colonne, dans des liquides alcooliques provenant de la condensation des vapeurs spiritueuses. En traversant les plateaux, les vapeurs rencontrent des obstacles qui les forcent à barbotter dans le liquide, à s'y laver et à y abandonner les corps étrangers, et tandis que l'alcool, plus volatil, se dégage et s'épure successivement de plateau en plateau, les produits impurs sont ramenés dans la chaudière d'où ils étaient sortis.

L'appareil Savalle n'agit pas autrement ; seulement, il agit avec une précision qu'on n'avait pas encore obtenue. Son principe repose sur la différence de capacité calorifique de l'alcool et des corps qui lui sont associés, et sur la séparation continue et l'élimination des divers produits de la distillation. Ce principe reçoit une application facile et rationelle, l'appareil étant construit de manière à utiliser tout le calorique, en divisant à l'infini le liquide à désalcooliser et en le mettant en contact immédiat avec le calorique, molécule à molécule, de telle sorte qu'aucune n'échappe à la réaction.

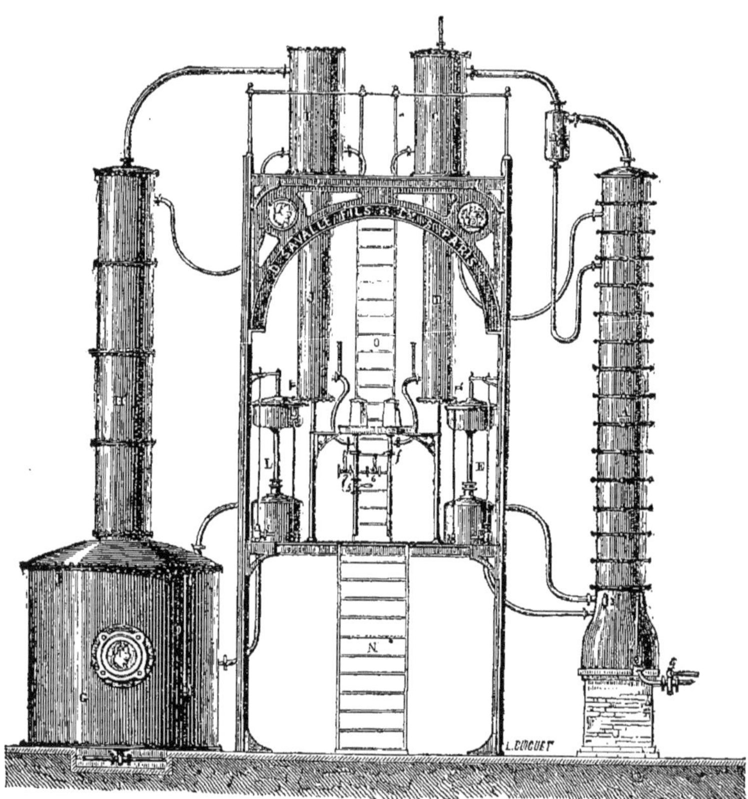

Par l'effet d'une ingénieuse combinaison, chaque mètre de surface produit cinq fois autant d'effet utile que les appareils ordinaires, et les vapeurs alcooliques, purifiées par de nombreux lavages, s'échappent d'un côté, tandis que les matières inertes et infectantes s'écoulent par des voies opposées.

Pour distiller, comme pour rectifier, l'appareil est toujours chauffé à la vapeur.

Il se compose d'une chaudière, d'une colonne de distillation, d'un condensateur analyseur, d'un réfrigérent, d'un
récipient spécial pour les huiles essentielles et d'un régulateur
de vapeur. Pour la distillation simple, on n'a pas besoin de
chaudière ; il n'en est·pas de même pour la rectification.

La colonne est un cylindre métallique (A dans l'appareil
distillateur, H dans l'appareil rectificateur), muni intérieurement de plusieurs diaphragmes superposés, combinés en
nombre et en dimensions de manière à produire l'extrême
division du liquide alcoolique et de la chaleur, et à présenter
aux vapeurs d'alcool de nombreux obstacles pour les forcer à
se laver et à se séparer des corps associés.

En sortant de la colonne, les vapeurs entrent dans le condensateur analyseur (C dans l'appareil distillateur, I dans l'appareil rectificateur) ; ces vapeurs mixtes, contenant de l'eau, de
l'alcool, des acides organiques, des éthers, des huiles essentielles et diverses espèces de carbures d'hydrogène, sont soumises à une température qui oblige chacun de ces corps à
obéir aux lois de son calorique spécifique et à subir une première analyse, rejetant les plus denses sur les plateaux de la
colonne et laissant échapper les plus volatils.

Le condensateur communique au réfrigérent (D dans l'appareil distillateur, I dans l'appareil rectificateur) et lui envoie
les vapeurs qui ont conservé leur état de fluide aériforme.
Ces vapeurs, introduites dans le réfrigérent avec une pression
calculée, se détendent et rencontrent dans l'appareil de nombreux points de contact qui les condensent rapidement et les
ramènent à l'état liquide, pour les transmettre à l'éprouvette
sous forme d'alcool.

Le condensateur et le réfrigérent sont tubulaires, afin de
continuer l'application du principe essentiel de l'appareil, c'est-
à-dire la division infinie du calorique, pour en permettre
l'échange·rapide et refroidir instantanément dans le condensateur et dans le réfrigérent.

Le régulateur (L, E) est une application des lois de l'hydraulique, introduite par M. Savalle dans les appareils de distillation. Il a pour but de maintenir les phénomènes qui s'accom-
plissent dans tous les organes de l'appareil, dans des conditions
de température et de pression constantes et indispensables à

l'homogénéité et à la bonté du produit, comme à la vitesse de son écoulement.

Le réservoir spécialement destiné à recevoir les huiles essentielles est placé au bas de la colonne ; il retient les produits lourds qui découlent des plateaux pendant la rectification, sans permettre leur mélange avec les flegmes qui s'épuisent de leur alcool dans la chaudière.

Avec ces données, il est facile de comprendre la marche des appareils Savalle.

Veut-on distiller : on met les produits de macération ou les jus sucrés dans le *pied* de la colonne A ; ils sont chauffés par la vapeur qu'amène dans un serpentin placé dans ce pied le tuyau qu'on voit, dans la figure, venir de l'extrémité inférieure du régulateur E.

Les vapeurs montent dans la colonne et arrivent au brise-mousse B, qui recueille déjà certaines impuretés et les renvoie dans la colonne par le tuyau partant de son extrémité inférieure ; le brise-mousse sert en même temps de trop-plein, en cas de besoin.

En sortant de ce récipient, les vapeurs se rendent dans le chauffe-vin C et rentrent dans la colonne, d'où elles repassent en C autant de fois qu'il est nécessaire. A un moment donné, elles sont condensées dans le réfrigérent D, et le produit passe dans l'éprouvette.

Veut-on rectifier : les opérations sont, à peu de chose près, les mêmes. L'alcool brut est mis dans la chaudière G, passe de là dans la colonne de rectification H, et directement ensuite dans le condensateur I, d'où il revient une seconde fois dans la colonne, repasse en I et est enfin condensé dans le réfrigérent J, lequel communique à une éprouvette munie de trois robinets, qui servent : l'un, à faire écouler les produits éthérés ; le second, à faire écouler les alcools bon goût ; le troisième, à goûter.

Divers appareils, thermomètre, manomètre, etc., servent à guider l'ouvrier dans les manœuvres de condensation et de réception des matières ; la moindre fluctuation qui aurait lieu dans l'alimentation d'eau de condensation s'apercevrait immédiatement, ne durât-elle qu'un moment.

Quant à l'introduction, dans les organes de l'appareil, de

la vapeur servant à chauffer, une fois la mise en train faite, l'ouvrier n'a pas à s'en occuper.

Grâce au régulateur, la vapeur qui pénètre dans la chaudière et dans la colonne du rectificateur, ou dans le pied de colonne et dans la colonne même, ne peut exercer une pression trop grande dans l'un ou l'autre de ces organes.

Les surfaces de chauffe, de lavage et d'analyse, multipliées dans la colonne, ont été calculées dans une proportion mathématique avec les surfaces de condensation et de réfrigération du condensateur et du réfrigérent. On a obtenu ainsi des quantités de travail inconnues jusqu'alors, avec un minimum de dépense de combustible, de force, de temps et d'eau.

La grande consommation d'alcool, consommation qui tous les jours augmente, et le prix élevé des eaux-de-vie de vin ont nécessité les mélanges qui se font de ces dernières avec les eaux-de-vie de betteraves et de grains.

L'eau-de-vie pure sortant d'une des grandes maisons de Cognac vaut, lorsqu'elle a un certain âge, de 5 à 10 francs le litre, tandis que l'eau-de-vie faite avec de l'alcool d'industrie revient à 40 centimes. Or, on obtient une eau-de-vie, façon Cognac, très passable, en ajoutant à 10 litres d'eau-de-vie de Cognac, du prix de 50 francs, 90 litres d'eau-de-vie rectifiée d'industrie, du prix de 36 francs, ce qui met le litre à 86 centimes, sauf les droits.

Qu'on ne se le dissimule pas : ce sont les eaux-de-vie ainsi obtenues qui se vendent comme ordinaires dans les cafés, et lorsque les alcools d'industrie sont convenablement raffinés, il n'y a pas, en somme, grand inconvénient.

La vraie question, au point de vue de l'hygiéniste, qui voudrait bien voir les estomacs refuser toute espèce d'alcools, dans l'état de santé, mais qui doit se borner à en guider et à en surveiller la préparation, la vraie question est dans la rectification la plus absolue des eaux-de-vie.

L'appareil Savalle présente à cet égard toutes les garanties désirables : il produit des alcools à 96 et 97 degrés, ce qui prouve leur pureté.

Je ne parlerai pas des avantages qu'on lui reconnaît sous le rapport du rendement, sur la facilité de sa mise en train, de la conduite du chauffage, du fractionnement des produits, etc., etc. Ceci regarde le fabricant et l'économiste. Mais je peux dire, sans sortir de ma compétence, que plus de 300 appareils Savalle fonctionnent en ce moment, ce qui prouverait que les fabricants et les économistes les regardent aussi comme excellents.

Un des plus honorables pharmaciens de Paris a entrepris une campagne dont le succès intéresse les médecins et les malades. Pour ma part, je ne craindrai pas de m'enrouer à crier *bravo!* s'il remporte la victoire.

Voici ce dont il s'agit :

On sait que les écorces de quinquina agissent par les alcaloïdes qu'elles contiennent et dont les principaux sont la quinine et la cinchonine ; que l'opium doit également sa *vertu dormitive* à la morphine ; que la scammonée purge en raison de sa résine; on sait... mais si je disais tout ce qu'on sait, on pourrait, pour me taquiner, me demander tout ce qu'on ne sait pas. Eh bien ! les pharmaciens sont exposés à trouver dans le commerce des quantités de quinquinas dans lesquels l'analyse la plus minutieuse ne saurait découvrir ni quinine, ni cinchonine, des opiums sans morphine, de la scammonée où la résine du *convolvulus scammonea* est remplacée par de la colophane et tiendrait parfaitement sa place dans une boîte à violon.

Il résulte de ces pratiques, un peu trop fantaisistes, qu'au lieu d'avoir à compter seulement avec les susceptibilités diverses de ses malades, le médecin doit surveiller constamment le remède, dont il n'est jamais entièrement sûr.

Figurez-vous être obligé de tirer un coup de fusil avec cette double crainte qu'il fasse long feu ou que l'arme éclate dans vos mains.....

Un exemple montrera la gravité de cet embarras.

Je suppose qu'ayant institué un traitement basé sur l'emploi de l'opium, j'aie prescrit d'abord cinq centigrammes d'extrait par jour, puis six, sept, huit, et qu'enfin je sois arrivé à vingt centigrammes, l'extrait ayant toujours, pendant ce temps, été préparé avec un opium d'Egypte renfermant 3 ou 4 pour 100 de morphine. J'ai étudié l'action du remède sur mon malade, et je ne vois aucun inconvénient à le continuer. Tout-à-coup, la dose qui, la veille, n'avait produit qu'un effet rationel et prévu, se trouve avoir une action des plus violentes et des plus inattendues. — L'arme a éclaté. Quelle en est la raison ? C'est qu'on s'est servi d'un extrait provenant d'un opium de Smyrne, lequel contient 10 à 14 p. 100 de morphine.

On s'explique maintenant qu'indépendamment des dispositions différentes dans lesquelles on peut se trouver, on n'arrive pas, un jour donné, à se purger avec deux grammes de scammonée, et qu'une autre fois, cinquante centigrammes vous donnent presque la cholérine.

Tout cela, me direz-vous, est su par les pharmaciens, et c'est pour eux un devoir étroit de s'enquérir du degré d'activité des matières premières qu'il emploient.

Je suis de votre avis, et MM. les pharmaciens le partagent aussi ; mais... les choses ne s'en passent pas moins, très souvent, ainsi que j'ai eu l'honneur de l'écrire.

On comprendra donc facilement avec quel intérêt le monde médical suit les efforts de M. Paton, qui demande à tous ses confrères de la Pharmacie de titrer leurs préparations de quinquina, d'opium, de scammonée, de jalap, etc., de façon à ce que le médecin sache toujours la qualité de ce qu'il prescrit.

Joignant l'exemple au précepte, cet habile chimiste expose des produits de son laboratoire et des matières premières, le tout exactement titré, c'est-à-dire portant l'indication de la quantité de principe actif que chaque substance contient, soit à l'état brut, soit travaillé selon l'art.

Sa vitrine offre une collection remarquable d'écorces de quinquinas. Il y en a de dix-huit espèces, depuis le *quinquina pitayo*, titrant, par kilogramme, 65 grammes de sulfate de quinine et de cinchonine, jusqu'au *quinquina nova*, ne titrant rien du tout.

Un simple coup-d'œil jeté sur ces différentes écorces montrera combien peu diffèrent entre elles, physiquement, celles qui sont riches en principes actifs et celles qui n'ont aucune valeur ; sur quel vaste champ, par conséquent, la fraude trouve l'occasion de s'exercer, lorsqu'une observation attentive, aidée par l'analyse, ne la démasque pas. Ainsi, par exemple, comparez le *quinquina calisaïa* avec le *quinquina huanuco jaune* : leur aspect est semblable, et le premier contient 40 grammes de sulfate de quinine et 4 grammes de sulfate de chinchonine, tandis que le second titre 4 grammes de sulfate de quinine et 32 grammes de sulfate de cinchonine, — juste le contraire.

Comment ne pas s'exposer à l'erreur, si l'on n'a recours aux *procédés chimiques ?*

Ce qu'on retire du quinquina pour l'usage médical est aussi largement représenté.

Sur d'autres rayons, on voit l'opium avec ses alcaloïdes, la noix vomique et la strychnine, l'ipécacuanha et ses divers extraits, le turbith et sa résine, le jalap et sa résine, la scammonée sous trois formes, les benjoins, les acides benzoïque et cignamique, etc., etc.

Enfin, M. Paton expose un produit qui lui est spécial et qu'il appelle *oloquina*.

Ce produit, sous forme de poudre, renferme tous les éléments que contiennent les quinquinas officinaux, sauf le ligneux, qui ne peut avoir aucune vertu : on y trouve donc du quinate de quinine et de cinchonine, du rouge cinchonique soluble, du rouge chinchonique insoluble, de la matière colorante jaune, de la matière grasse verte, et l'huile essentielle particulière à l'espèce du quinquina employée.

Or il est d'observation que le quinquina en substance ne saurait, dans beaucoup de cas, être remplacé par ses alcaloïdes, dont les effets physiologiques sont moins complexes. La poudre de quinquina est fréquemment prescrite, mais elle a un inconvénient c'est de contenir deux tiers de son poids de parties ligneuses, complètement indigestes. L'oloquina est donc une excellente préparation, qui vient faire disparaître un desideratum.

M. Paton prépare son oloquina, soit avec le quinquina rouge, le plus riche en quinine et en cinchonine, soit avec le jaune, le plus riche en quinine, soit encore avec le gris, qui ne contient que de la cinchonine et une matière résineuse très aromatique ; de telle sorte que, suivant l'indication du médecin, on peut se procurer un flacon contenant 30 grammes du meilleur quinquina gris, jaune où rouge.

L'oloquina se prend comme on veut : dans du pain azyme, du vin, de la tisane, ou en pilules. Je le recommande mélangé au vin.

> « Le moût surtout, lorsque le bon Silène,
> » Bouillant encor, le puise à tasse pleine,
> » Sait au remède ajouter quelque prix. »

Pour avoir instantanément une bonne préparation, il suffit de mettre dans un litre du vin qu'on préfère le contenu d'un flacon d'oloquina gris, jaune ou rouge, suivant l'indication, d'agiter quelques instants, et de filtrer ou laisser déposer. Le boire trouble vaut mieux.

La vitrine de M. Paton a été installée par M. Gellée, pharmacien au Havre, auteur d'un *Précis d'analyses pour la recherche des altérations et falsifications des produits chimiques et pharmaceutiques*, ouvrage fort utile, rédigé simplement, avec la plus grande clarté, et donnant immédiatement les moyens de s'assurer de la pureté de la substance que l'on désire analyser.

Rien que le titre de ce travail indique dans quel sens sont les idées de M. Gellée sur le commerce des drogues ; je ne surprendrai donc personne en disant qu'il est, en province, un des plus zélés lieutenants de M. Paton dans la lutte que j'ai signalée.

Je dois ajouter, d'ailleurs, que le camp des opposants diminue chaque jour, ce qui est tout à l'honneur du corps des pharmaciens.

Une réputation parisienne, l'auteur de l'*Encyclopédie du dentiste*, du *Manuel d'hygiène dentaire*, du *Dictionnaire des sciences dentaires*; l'inventeur des *dents osanores indestructibles*, attire les curieux par une splendide exhibition de pièces anatomiques et de mâchoires de tout sexe et de toute grandeur.

On y voit de véritables travaux d'art sculptés en ivoire

d'après nature ; des instruments nouveaux : un *hochet biberon*, destiné à empêcher les convulsions résultant de la dentition des enfants ; un *ciment* avec lequel on peut soi-même combler un vide causé par la carie ; une *eau anti-scorbutique* pour l'entretien des dents et des gencives ; une *eau Rogers* pour l'embaumement des dents douloureuses et la guérison de la carie.

M. William Rogers expose aussi le *caoutchouc dentaire*, substance à la fois douce, élastique et solide, qu'il recommande comme base de dentiers, dans les cas de pièces provisoires et de sensibilité des gencives, et pour faire les chambres des pièces à succion, c'est-à-dire des pièces qui tiennent seules dans la bouche en vertu de la pression atmosphérique, sans crochets ni ligatures.

Indépendamment de l'eau, de certains sels et de l'acide lactique, le liquide qui doit agir sur les aliments pendant leur séjour dans l'estomac et qui porte le nom de « suc gastrique, » renferme encore une substance organique. Cette substance joue un rôle capital dans les phénomènes de la digestion stomachale ; on l'a appelée *pepsine*.

Un médecin, — les gens de cette profession ne connaissent pas plus d'obstacles que n'en connaissait Guzman ! — le docteur Corvisart, remarquant le nombre toujours croissant des infortunés qui ne peuvent digérer à leur aise, en dépit de tout ce qu'ils absorbent dans ce but (voire même de la *douce Revalescière!*), a pensé que l'estomac de beaucoup d'entre eux ne renferme pas une provision suffisante de pepsine.

Leur en fournir était possible, non pas en l'empruntant à leurs voisins mieux pourvus, mais en l'extrayant du suc gastrique des chiens, des veaux ou des cochons.

M. Corvisart fit des essais qui réussirent au-delà de toute espérance ; un habile chimiste, M. Boudault, parvint à préparer la pepsine en assez grande quantité et à un prix assez modéré pour en doter la matière médicale, et, en 1854, le nouveau traitement put prendre un rang honorable, qu'il a gardé

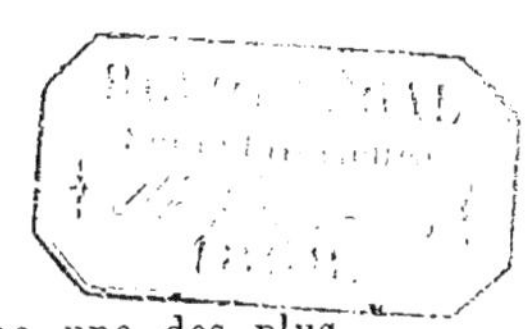

depuis. On le considère maintenant comme une des plus heureuses applications de la physiologie à la médecine.

En se rendant bien compte des circonstances qui, dans l'état normal, sont propres à mettre en jeu la nutrition dans toute son énergie, on aura mieux présentes à l'esprit les conditions pathologiques où la poudre de pepsine peut réussir.

L'entretien de la vie, dans l'état de santé comme dans l'état de maladie, exige : 1º qu'on prenne des aliments ; 2º que l'estomac les garde ; 3º que cet organe sécrète le ferment digestif propre à les convertir en principes nutritifs ; 4º qu'il remue assez les aliments avec ce ferment pour les mélanger intimement et les échauffer ; 5º que l'économie absorbe le produit de l'action du ferment sur les aliments, c'est-à-dire les principes nutritifs ; 6º qu'elle assimile ces derniers.

Pour le premier et pour le dernier cas, trop de retard peut rendre inutile la médication par la pepsine. De même que le défaut trop prolongé d'aliments fait perdre à l'estomac sa faculté digestive, en sorte que, bien qu'on rende des aliments à l'organe, il ne les digère plus ; de même le défaut trop prolongé de digestion fait perdre à l'économie sa faculté assimilatrice, en sorte qu'on a beau transformer les aliments en nutriments, soit à l'aide du principe digestif, sécrété naturellement par l'estomac, soit avec le concours de la poudre de pepsine, il n'y a plus d'assimilation.

Dans le cinquième cas, la méthode serait également impuissante ; mais, heureusement, les forces de l'absorption ne sont éteintes que dans les dernières heures de la vie.

C'est contre le défaut de séjour, deuxième cas ; le défaut de sécrétion, troisième cas ; le défaut de trituration, quatrième cas, que la poudre de pepsine, appelée par M. le docteur Corvisart « poudre nutrimentive » exerce une action efficace et prouvée par de nombreuses observations.

Encore faut-il ajouter : premièrement, que contre le défaut de séjour, M. Corvisart mêle à une dose de poudre acide de pepsine, contenant le ferment complet, un centigramme de chlorhydrate de morphine ou de codéine, et que si la pepsine était abondamment fournie par l'estomac dont l'irritabilité ne peut supporter le contact des aliments, le sel narcotique suffirait seul ; en second lieu, que, contre le défaut de trituration, le savant docteur joint à la même dose de poudre acide de pepsine 3 milligrammes de strychnine, et que, si le manque de digestion ne tenait qu'à l'immobilité des parois de l'estomac, cette substance héroïque n'aurait pas besoin d'aide.

Mais, comme il peut arriver que le vice de sécrétion existe en même temps que l'immobilité ou que l'irritabilité de l'estomac, l'addition de la pepsine aux agents particulièrement actifs, dans l'un ou l'autre cas, est souvent très utile et ne peut, d'ailleurs, avoir aucun inconvénient.

Il est évident que c'est dans le cas de défaut de sécrétion que la pepsine trouve son emploi le plus rationnel ; des faits concluants lui ont donné une réputation justement méritée.

Seulement, il est arrivé ce qui arrive toujours lorsqu'une invention a du succès : la pepsine étant admise par le corps médical, les hôpitaux de Paris lui donnant entrée, on voit surgir des fabricants de pepsine du troisième dessous de la pharmacie, et quand on veut se servir de leurs produits, on n'obtient plus aucun effet. Leur *pepsine* est faite sans pepsine.

Je ne plaisante pas : les membres de la commission académique chargés, à propos de la révision du Codex, du rapport sur le ferment digestif qui m'occupe, concluent ainsi : « On doit considérer la pepsine comme un excellent médicament lorsqu'elle est bien préparée; malheureusement, il existe dans le commerce des pepsines sans valeur digestive. »

Et, dans une thèse présentée et soutenue à l'Ecole supérieure de pharmacie de Montpellier par M. le docteur Crolas, je trouve que certains pharmaciens préparent la poudre de pepsine en enlevant la muqueuse stomacale d'une certaine quantité d'estomacs de porcs ou de moutons, la faisant dessécher et pulvérisant le produit de la dessication, sans songer (j'aime à le croire pour leurs connaissances scientifiques et pour leur probité) qu'ils ont détruit toute la pepsine en soumettant les estomacs à une chaleur capable de les rendre propres à la pulvérisation, et qu'ils ne livrent qu'un détritus renfermant des ferments putrides qui ne tardent pas à faire entrer la masse en putréfaction et à constituer un produit des plus nuisibles pour les personnes à qui on le fait prendre.

La *Pepsine de porc*, en Angleterre, est fabriquée à peu

près de la même manière. La pâte de Meidenhain se putréfie aussi très rapidement; la *Pepsine Simon*, en Prusse, a les mêmes inconvénients, et le danger est d'autant plus grand que ces diverses préparations mélangées à l'amidon simulent assez bien la bonne pepsine amylacée. Je leur préfère encore la simple poudre d'amidon torréfiée qui est fréquemment vendue, sous le nom de pepsine, par *d'honnêtes* marchands payant leurs contributions avec exactitude et leurs billets à échéance, ce qui leur vaut l'estime de M. le percepteur et la considération de leur concierge.

Il faut donc s'assurer de la qualité de la pepsine livrée par le commerce, et mieux vaut encore recourir à la maison qui, la première, a créé la nouvelle spécialité (je me sers de ce mot dans le sens le plus honorable), et demander les préparations contenant la *Pepsine Boudault*.

C'est ce précieux digestif, en nature et sous les formes variées qui rendent son administration plus commode, que M. Hottot, successeur de Boudault, a envoyé à l'Exposition. La pepsine Boudault a remporté, en 1867, la médaille unique réservée à ce produit par le jury international. J'appelle surtout l'attention sur la poudre neutre n° 4, qui convient aux enfants, lorsqu'il y a hypersécrétion d'acide dans l'estomac, et sur la poudre acide n° 1, plus usitée chez les grandes personnes. Une dissémination extrême à son arrivée dans l'estomac, une incorporation avec l'aliment, une dissolution successive, comme est successive l'arrivée du suc gastrique, sont des avantages qui font journellement employer l'une ou l'autre, et avec succès.

Voici les choses curieuses que raconte Nicolas Lefèvre, professeur royal de *chymie* et membre de la Société royale de Londres, dans la cinquième édition de son livre, revue, corrigée et augmentée par M. Dumonstier, *apoticaire* de la marine et des vaisseaux du roi :

« Après qu'un de mes amis eût préparé le premier être de

» *Mélisse*, et que tous les changements et toutes les altérations
» que Paracelse requiert eurent succédé selon son espérance
» et selon la vérité, il crut ne pouvoir être pleinement satis-
» fait en son esprit s'il ne faisait l'épreuve de ce grand
» arcane, afin d'être mieux persuadé de la vérité du renouvel-
» lement que son usage procure; et comme il connaissait que
» l'expérience est ordinairement trompeuse en autrui, il la fit
» sur lui-même, sur une vieille servante qui avait près de
» soixante-dix ans et sur une vieille poule.

» Il prit donc, près de quinze jours durant, tous les
» matins, à jeûn, un verre de vin blanc coloré de ce remède;
» et, dès les premiers jours, les ongles des pieds et des mains
» commencèrent à se séparer de la peau sans aucune douleur
» et finirent par tomber d'eux-mêmes. Suffisamment édifié
» quant à la puissance du premier être de la mélisse sur sa
» propre personne, il fit boire de ce même vin, tous les matins,
» à sa vieille servante, et avant dix jours ses purgations lu-
» naires lui revinrent avec une couleur louable et en assez
» grande quantité pour lui donner de la terreur, puisqu'elle
» ne savait pas qu'elle eût pris quelque remède capable de la
» rajeunir.

» Après avoir fait l'épreuve très certaine des effets de son
» médicament sur l'homme et sur la femme, il trempa des
» grains dans le vin susdit et les fit manger à la vieille poule.
» Vers le sixième jour, la poule fut déplumée, mais avant la
» quinzaine les plumes lui repoussèrent plus belles et mieux
» colorées qu'auparavant, sa crête se redressa et elle pondit
» des œufs avec une abondance extraordinaire. »

La mélisse a un peu perdu de ses vertus depuis le milieu
du dix-huitième siècle, mais, si elle n'est plus appelée à remplacer la fontaine de Jouvence, elle a gardé certaines propriétés
incontestables et est toujours appréciée par les abeilles.

Doucement aromatique, médiocrement amère, fortifiant à
la fois, et sans les stimuler trop puissammment, l'estomac et
les nerfs, la mélisse offre un remède utile et agréable, auquel on
peut recourir dans tous les cas où ces organes sont atteints de
débilité et de langueur. J'aurais moins de confiance en elle
comme anti-apoplectique, malgré son universelle réputation,
et si l'*Eau de Mélisse des Carmes*, exposée par M. Boyer, a

réellement quelques vertus dans les cas de congestion céré-
brale, elle les doit à d'autres éléments plus énergiques.

L'eau de Mélisse des Carmes est connue depuis plus de
deux cents ans, ce n'est pas à titre de nouveauté que j'en parle
dans cette Revue ; ce n'est pas non plus pour faire concurrence
aux prospectus qui en font une panacée universelle. Mais je
ne saurais passer sous silence une bonne préparation qui a
toutes les qualités de la plante qui lui sert de base, qualités
auxquelles viennent se joindre les propriétés stimulantes d'un
certain nombre d'aromates et d'un véhicule alcoolique. D'ailleurs, nous sommes tellement habitués à la voir employée
partout et pour tout, qu'elle fait, pour ainsi dire, partie des
liquides domestiques et que nous lui jetons toujours un regard
ami lorsque nous la rencontrons.

L'eau de Mélisse des Carmes rentre dans la classe des
liqueurs préparées avec des plantes aromatiques, comme la
chartreuse, la bénédictine, l'alcoolat de menthe, l'élixir de
garus, etc.

Chacune de ces compositions a des effets à peu près identiques, bien que chacune prétende être de beaucoup supérieure
à ses congénères. Leurs différences, qui n'ont rien d'essentiel
au point de vue de la santé, viennent de ce qu'elles sont plus
ou moins ou pas du tout sucrées, de ce que la saveur de l'angélique domine chez l'une, est remplacée chez l'autre par celle
de la mélisse, de la menthe ou de l'anis.

Ces différences dépendent aussi du soin qui préside à la
confection et, sous ce point de vue, je crois qu'il est permis
d'accorder sa confiance à M. Boyer, qui n'hésite pas pour dire
que s'il publiait sa recette il ne craindrait pas une contrefaçon,
car il lui resterait, ce qu'il ne pourrait transmettre qu'à un
adepte, ses précautions minutieuses, son expérience et ce qu'on
appelle le *tour de main*, c'est-à-dire le véritable secret de
chaque spécialiste.

Cela n'empêche pas M. Boyer d'avoir une profonde horreur
pour ceux qui font de l'eau de mélisse sans avoir, comme lui,
des titres centenaires et des lettres patentes émanant de Sa
Majesté Louis XIV et rendues en son conseil.

Comment furent obtenues ces lettres est assez curieux.

Lorsque le roi partait pour Marly, il entassait dans son

carrosse une douzaine de princesses ou de favorites. Cette manière de voyager n'était rien moins qu'agréable pour ces dames. Pressées, cahotées, gelées en hiver, brûlées en été, mouillées par la pluie ou étouffées par la poussière, car le grand roi n'eût pas permis qu'on fermât les glaces ou les rideaux, elles étaient exposées à tous les malaises.

Cependant il leur fallait être gaies, joyeuses, bien portantes et avoir grand appétit ; une indisposition, un bâillement, un spasme, le refus de se bourrer de viandes froides, de gâteaux, de confitures dont les coffres du carrosse contenaient toujours ample provision, eût été considéré comme un crime de lèse-majesté. De plus, le roi détestait les essences et les senteurs : tout flacon était exclu de Marly et de Versailles.

Bientôt les dames de la Cour furent en proie à des maladies nerveuses, et plusieurs voyages durent être contremandés, au grand déplaisir de Louis XIV, qui signifia à son médecin Fagon d'avoir à guérir ses belles malades.

Celui-ci leur ordonna de frotter elles-mêmes leurs appartements. L'ordonnance fut combattue vivement, mais le maître avait parlé et l'on allait se soumettre, lorsque le confesseur de la duchesse de Bourgogne, Carme déchaussé de la rue de Vaugirard, conseilla à sa pénitente de prendre de l'eau des Carmes ; les bons effets qu'elle en éprouva lui firent prôner ce remède, et les spasmes disparurent. Le roi de France reconnaissant octroya aux bons Pères lesdites lettres patentes.

Et voilà comment les petites causes engendrent les grands effets.

MM. Caron et Ce (de Paris) exposent aussi une *Eau de Mélisse*, pour l'usage interne, qui me paraît fabriquée avec un soin particulier et dans d'excellentes conditions ; une *Eau de Mélisse jaune*, pour l'usage externe, laquelle a des qualités stimulantes et vulnéraires, et enfin une *Liqueur des Carmes*, dont je souhaite que l'ingestion à dose raisonnable fasse répéter ces vers du poète Cowley :

Ite procul curæ nimium mihi turba sodalis.
Ecce venit vati læta melissa suo
Læta venit, sertis que volens me cingit odoris.

Les préparations de mélisse de MM. Caron et Cᵉ n'ont pas encore acquis la notoriété de la célèbre Eau des Carmes ; ce n'est qu'avec le temps et si des soins consciencieux et persévérants sont toujours donnés à leur fabricat.on qu'elles pourront prendre leur place au soleil.

Tout partisan que je sois des spécialités, j'admets parfaitement la concurrence entre spécialistes quand elle est faite avec loyauté et avec talent.

De Palerme nous arrive, après s'être, quelque temps, arrêté à Lyon, dans les caves de M. Fayard, un vin qui emprunte au terroir volcanique de la Sicile un feu particulier, un bouquet et une saveur d'une étrangeté fort agréable. M. Fayard est pharmacien : il est donc inutile de dire que ce n'est pas seulement pour laisser se reposer un liquide ayant droit pourtant à tous les égards, qu'il lui a donné l'hospitalité la plus large et la plus entourée de sollicitude ; le produit des vignes de la Sicile, entré chez lui vin de Palerme, en sort *Vin de Bellini*.

Pourquoi cette dénomination ? je n'en sais rien, mais elle est euphonique, a l'avantage de rappeler le nom d'un compositeur célèbre et les délicieuses mélodies de *Norma*, et quand on pense que rien n'eût empêché M. Fayard de nommer sa préparation « Vin de Dumollard » ou « Vin de Papavoine, » on doit lui savoir gré de l'avoir ainsi baptisée.

Quoi qu'il en soit, le vin de Bellini, jadis vin de Palerme, n'a rien perdu des qualités que lui ont données un radieux soleil et un sol de laves, et en a gagné de nouvelles pendant son séjour dans la seconde ville de France. Il y a reçu, en effet, les principes actifs de l'écorce de quinquina et de la racine de colombo, et s'est transformé en une remarquable composition thérapeutique dont les propriétés toniques, stimulantes, fébrifuges et stomachiques conviennent dans un très grand nombre de cas.

Malgré les substances amères qu'il tient en dissolution, le vin de Bellini a conservé la suavité du vin de Palerme, sa limpidité est parfaite. Bien portants ou malades le prennent facilement.

M. Fayard est dépositaire général des *Poudres et Pastilles américaines du docteur Paterson*. Ces produits sont une combinaison de bismuth, de magnésie et de sucre. Le bismuth, à l'état ordinaire, contient presque toujours quelques traces d'arsenic, et la magnésie s'altère facilement au contact de l'air ; le docteur Paterson paraît avoir réussi à faire un composé qui associe un bismuth d'une pureté certaine à une magnésie décarbonatée avec soin, composé rendu inaltérable par des procédés particuliers.

Les préparations de bismuth, employées avec beaucoup de succès dans les maladies des organes digestifs, resserrent un peu trop après l'assimilation des premières doses ; l'association de la magnésie à ce médicament remédie à cet inconvénient et permet d'en ordonner l'usage pendant des mois entiers.

Une des tendances de notre époque est d'améliorer les remèdes. Je ne vois aucun mal à ce que les épouvantables drogues qu'on nous faisait avaler, il n'y a pas encore bien longtemps, soient remplacées par des bonbons, des vins, des sirops et des liqueurs, si vraiment ces nouveaux produits contiennent, sans altération, les principes actifs qu'ils annoncent, et sont titrés et garantis. La pharmacie et la médecine gagneront à être débarrassées d'une foule de choses infâmes et devenant souvent inutiles par la répulsion qu'elles occasionnent.

Un professeur de l'Ecole de Montpellier a publié l'*Art de rendre les médicaments agréables*. J'ignore s'il a résolu ce problème. On y travaille aujourd'hui très sérieusement, et nombre de bons esprits sont à la tâche ; je suis heureux de le constater en voyant leurs œuvres réunies à l'Exposition.

Celles de M. Fayard et de M. Paterson y tiennent une des premières places.

Cette vitrine renferme encore un specimen de l'eau thermale salée, magnésienne, cuivreuse de *Balaruc* dont les propriétés anti-paralytiques et anti-scrofuleuses sont reconnues depuis les temps anciens et de plus en plus appréciées.

L'abondance des sources a permis d'en destiner une partie à l'extraction des sels qui les rendent si utiles. Ils sont retirés sans altération par l'évaporation dans le vide et à basse température, et, ramenés à l'état de concentration et de pureté dans lequel on les livre au commerce, réprésentent exactement la somme des éléments minéralisateurs contenus dans une quantité d'eau cent fois plus considérable.

On peut les voir à l'Exposition. Ils servent soit à préparer extemporanément l'eau minérale naturelle, soit à doubler ou à tripler la force de cette même eau pour les personnes qui ne peuvent supporter qu'une quantité modérée de liquide.

Enfin, avec ces sels on a fait des dragées dont chacune est l'équivalent d'un quart de verre d'eau minérale, et qui conviennent surtout aux enfants et aux malades dont l'appareil digestif est très irritable.

M. Pottier (de Rouen) expose plusieurs appareils orthopédiques d'une combinaison assez simple, légers et bien exécutés.

Son *Bandage anatomique* est pourvu d'un ressort crémaillère qui permet, à l'aide de ses deux vis, de graduer la pente de la pelote.

J'ai été frappé de la forme excellente de ses *Ceintures hypogastriques et ventrales* et de leur fabrication en tissus solides et souples à la fois, tissus honnêtes, en coutil et en étoffe élastique, sans agréments d'or et d'argent, sans plaques ciselées et armoriées, sans rubans et sans dentelles. La ceinture ventrale est susceptible de recevoir des additions telles qu'un bouton ombilical, un croissant hypogastrique, etc., additions par le moyen desquelles elle pare aux différentes nécessités.

La vitrine de M. Pottier renferme encore des *bas élastiques*, soie et coton, qui paraissent répondre à toutes les indications.

Je laisse à d'autres le soin de parler et de porter un jugement sur la partie la plus remarquable de cette exposition,
partie qui rentre dans la section des vêtements et où se trouvent des articles de très bon goût, fabriqués avec un art excep-
tionnel. Ce que je veux constater, c'est que la province a des
bandagistes et des culottiers émérites. J'ai rendu précédemment justice à M. Dru (du Havre), je ne la refuserai pas à
M. Pottier.

L'usine des produits chimiques d'Argenteuil, appartenant
à M. Taillandier, fabrique spécialement les produits dérivés
du quinquina et en a envoyé au Havre de splendides échantillons.

En première ligne, je citerai le *sulfate de quinine*, tant à
cause de l'importance de son emploi que de sa blancheur et
de sa belle cristallisation. Chaque flacon renfermant ce sel
porte la manière de l'essayer, ce qui est la meilleure garantie
que l'on puisse donner de sa pureté. Je citerai, en second lieu,
le *valérianate de quinine*, très demandé depuis quelques
années, peut-être à cause du nom de son inventeur, le prince
Louis-Lucien Bonaparte ; le *bisulfate* et le *chlorhydrate de
quinine*, recommandés, quelquefois, pour leur solubilité plus
grande que celle du sulfate; le *phosphate* et l'*arséniate de
quinine*, surtout employés en Angleterre et en Italie, et qui
ont l'inconvénient de se colorer très rapidement à la lumière ;
l'*acétate* et le *citrate de quinine*. Tous les connaisseurs
remarquent la pureté de la *quinidine*, de la *cinchonine* et de
la *cinchonidine*, la cristallisation du *sulfate de quinidine* et
du *sulfate de cinchonidine*. Le sulfate de *cinchonine* est d'un
usage assez grand en Allemagne et en Angleterre, où il remplace souvent le sulfate de quinine.

M. Taillandier prépare un *Chocolat tonique* à l'extrait
alcoolique sec de quinquina calisaya. Chaque tablette contient
18 centigrammes d'extrait sec, quantité représentant tout le
principe actif d'un gramme de quinquina calisaya. Un des principaux avantages de ce chocolat est de présenter toujours une

composition connue et invariable, l'extrait employé étant tiré
d'un quinquina titré ; un autre titre à recommandation est
qu'il est facilement supporté par les estomacs auxquels ne conviendrait pas un vin de quinquina trop riche en alcool ou trop
amer.

Les *Tablettes toniques et fébrifuges au sulfate de quinicine* méritent une mention spéciale. Le sulfate de quinine est
d'un prix élevé ; en offrant aux médecins un médicament qui
peut, jusqu'à un certain point, le remplacer, M. Taillandier
rend un immense service à toute une classe intéressante
de malades peu fortunés. Le sulfate de quinicine, isomère du
sulfate de quinine, jouit de propriétés fébrifuges incontestables. On le retire des eaux-mères provenant de la fabrication du quinine. Ce sel est un peu déliquescent et, par
suite, son emploi en nature présenterait quelques difficultés ;
c'est ce qui a engagé à l'associer au sucre et à le mettre en
tablettes renfermant chacune 10 centigrammes de sulfate
rigoureusement dosé.

Ces tablettes sont excessivement solubles et ont toujours
la même composition. Leur bas-prix les met à la portée de
tous ; aussi peut-on s'en servir comme moyen préventif dans
les pays affligés de fièvres intermittentes.

Si M. Jourdain faisait de la prose sans le savoir, bien des
malades, ne s'en doutant aucunement, ont été soumis à l'aéro-
thérapie, car ce n'est pas d'aujourd'hui que l'on connait l'influence de l'air qu'on respire sur l'entretien ou sur le rétablissement de la santé. Jamais pourtant on ne s'est tant occupé
qu'à présent de rechercher les lieux où, non-seulement,
l'atmosphère ne contient aucun mauvais principe, mais encore
est chargée d'éléments qui, selon les cas, deviennent une ressource précieuse.

Les stations thermales et maritimes ont mis à profit cette
tendance et, chaque année, au printemps, c'est à celle qui
vantera le plus haut les effluves balsamiques des grands arbres
qui l'environnent, ou ses brises du large chargées d'iode et de

sel. Heureuse et bénie entre toutes les villes d'eaux, celle qui peut offrir, comme Arcachon par exemple, tous ces avantages à la fois !

Le malheur est, ainsi que je le disais en parlant du sel de Pennès, qu'il n'est point toujours commode de quitter sa rue ; il s'ensuit que beaucoup qui en auraient besoin ne peuvent aller offrir à leurs poumons un aliment plus sain, et on ne s'est point encore avisé dans les pays favorisés de mettre l'air en bouteilles pour l'expédier à l'instar de l'eau de Vichy.

Aussi est-on tout disposé à applaudir aux efforts de M. Schmidt-Missler qui, sachant que les émanations des arbres résineux influent d'une manière favorable sur l'économie humaine, particulièrement chez les personnes atteintes d'affections des voies respiratoires, s'est avisé de nous apporter en chambre des produits destinés à nous embaumer et à faire croire à un habitant de Paris ou du Havre qu'il habite en Provence au milieu des bois des Maures.

M. Schmidt-Missler, pianiste distingué, semble avoir légèrement abandonné la composition des polkas, des rêveries et des romances sans paroles, pour se livrer à celle de la laine et du parfum des forêts. Son exposition est curieuse et mérite attention.

Et d'abord je remarque une *ouate végétale*, tirée des feuilles aciculaires du pin maritime, semblable, sauf la couleur, à la ouate de coton et dégageant un arôme très agréable de bourgeons de sapin. L'application de cette ouate sur les parties du corps affectées de rhumatismes, ou sur la poitrine, dans les cas légers d'asthme ou de bronchite, aurait, suivant le docteur Schillbach, d'Iéna, les meilleurs résultats.

Vient ensuite une *laine végétale* qui, dans un grand nombre d'établissements publics d'Allemagne, remplace la laine à matelas. Cette substance doit former une literie très saine, peu accessible à l'humidité et aux insectes parasites, et répandre dans l'appartement où elle est employée des émanations constantes dont l'hygiène pourrait se servir. Je verrais avec plaisir des essais tentés dans ce sens à bord de quelques navires et dans certaines salles d'hôpital.

La feuille du pin maritime est composée de filaments d'une extrême finesse réunis par une substance résineuse. Ces filaments, une fois séparés les uns des autres, peuvent être crêpés, feutrés, filés, tissés. M. Schmidt nous montre une *flanelle végétale* qui se prête à tous les raffinements de la fabrication et dont les avantages, outre ceux de la flanelle ordinaire, sont semblables à ceux de la ouate végétale.

L'huile éthérée de pin, l'esprit de pin, l'extrait solide des feuilles de pin, le *savon de pin,* complètent, avec une *liqueur* et des *bonbons,* la liste des objets sortant de la maison Schmidt-Missler.

L'huile a plus d'action que l'esprit. Je viens d'en mettre quelques gouttes sur le dos de ma main, et je sens, en même temps qu'une odeur pénétrante et, ma foi, fort agréable, un picotement qui dure déjà depuis une vingtaine de minutes. L'huile et l'esprit sont principalement employés en frictions chez les goutteux et les rhumatisants. L'huile a été prescrite à la dose de quelques gouttes dans un verre d'eau sucrée, par des médecins allemands, contre les crampes d'estomac et les maladies vermineuses. L'évaporation de l'un ou de l'autre de ces composés répand un parfum qui permet de créer artificiellement l'atmosphère tonique de la forêt.

L'extrait à la dose de 90 à 150 grammes, suivant l'effet qu'on veut obtenir, et dissous dans l'eau d'un bain d'une température de 24 à 25°, lui donne des propriétés agissant sur le système nerveux.

Il y a quinze ou seize ans qu'un inspecteur des forêts de Silésie créait un établissement où, par des procédés intelligents, il obtenait des feuilles de pin un liquide aromatique, des huiles, des essences et une *laine des bois.* Depuis, cette industrie a pris de très grands développements, et M. Schmidt-Missler s'en est fait le propagateur en France.

M. Messager, entrepreneur de sauvetage à Paris, est connu pour les améliorations qu'il a apportées au *scaphandre,* appareil à plongeur dont l'invention, qui date de 1844, est due au sieur Poupinel, puis a été modifiée par M. Constant Delange.

On sait que tous les systèmes mis en usage, soit en France

soit en Angleterre, pour arriver à pouvoir exécuter sous l'eau des recherches et des travaux, sont basés, sauf quelques modifications de détail, sur le même principe : envelopper l'homme dans un habit de toile imperméable attenant à un casque qui ferme toute entrée à l'eau ; envoyer de l'air dans cette enveloppe par un tuyau aboutissant derrière la tête du plongeur ; permettre à l'air expiré de s'échapper ; surcharger l'appareil de façon à ce qu'il puisse descendre et se maintenir à la profondeur voulue.

Le *Scaphandre Messager* se compose d'un casque avec verre frontal qui permet au porteur de voir, et d'un costume imperméable qui le met à l'abri de l'humidité. Une paire de souliers avec semelles en plomb, du poids de 12 à 15 kilogrammes, et un collier également en plomb, du poids de 30 à 35 kilogrammes, complètent ce vêtement.

Jusqu'ici, rien d'extraordinaire. Mais M. Messager s'est occupé du moyen de débarrasser en une seconde le plongeur de cette énorme surcharge au cas où, par suite d'une interruption dans l'envoi d'air respirable ou d'un autre danger, il serait dans la nécessité de remonter au plus vite à la surface de l'eau, et, à cet effet, il a imaginé pour le collier et pour les sandales un système d'attache qui cède à l'arrachement d'une clavette et de quelques fils, ce qui enlève tout sujet de crainte et constitue un évident progrès.

Dans l'appareil Messager, le cou du casque est pourvu de deux rebords, et c'est dans la rainure laissée entre eux que vient se serrer le haut du maillot, à l'aide d'une forte courroie à boucle. Il ne faut, par ce procédé, que quelques minutes pour habiller le plongeur, au lieu de 20 ou 25 minutes nécessaires avant cet ingénieux agencement.

Le casque est muni d'un raccord le mettant en communication avec la pompe à air, et de deux soupapes pour l'échappement. Les tubes à air sont recouverts extérieurement et intérieurement de deux toiles de caoutchouc vulcanisé, de sorte que le fil métallique qui forme la carcasse de ces tubes est à l'abri de l'oxydation.

La pompe à air a trois corps, chacun pourvu de son piston. Les tiges des pistons sont douées d'un mouvement vertical de va-et-vient par l'effet d'excentriques adaptés à l'arbre moteur, lequel est fixé sur le volant qu'une manivelle fait tourner et porte trois vilebrequins qui permettent de partager la course décrite par le bouton de manivelle en trois parties égales, de manière à ce que l'écoulement de l'air dans le réservoir, au lieu d'être intermittent, soit continu, d'où, pour le plongeur, une respiration plus égale. Divers détails de construction empêchent d'ailleurs l'échauffement des cylindres.

Enfin, une armature légère met, pour toutes les profondeurs, le scaphandre à l'abri des dangers de la pression des eaux.

Les perfectionnements du scaphandre Messager sont, en résumé, pour l'hygiéniste, de donner au plongeur la latitude de se débarrasser seul et à volonté, pour remonter en cas de danger ; de garantir sa poitrine et ses flancs contre une pression exagérée ; de lui envoyer une quantité d'air suffisante et sans intermittences trop sensibles, enfin de le couvrir de façon à lui rendre facile toute espèce de travaux au fond des eaux.

MM. Messager et Ce ont envoyé avec leurs nouveaux appareils à plongeur une lampe destinée à faire la fortune et la gloire des deux élèves de l'Ecole Polytechnique qui l'ont inventée tout récemment, MM. H. Léauté et L. Denoyel.

Cela n'a rien qui puisse, même de très loin, se rattacher à l'hygiène ou à la médecine. L'idée est cependant si jolie et sa réalisation si bien exécutée, que je ne puis résister au désir de lui donner place dans cet ouvrage.

Les jeunes savants que j'ai nommés, considérant que des deux gaz qui composent l'air et qui sont l'oxygène et l'azote, le premier est seul l'élément de toute combustion, ont conclu qu'on peut tenir incandescent un corps à l'abri du contact de l'air, en faisant continuellement arriver un courant d'oxygène.

Partant de là, ils ont placé une *lampe-modérateur* ordinaire sur un plateau métallique au-dessous duquel se trouve un réservoir de gaz oxygène comprimé. Un cylindre de verre épais et bien recuit entoure cette lampe et a son ouverture supérieure fermée par un couvercle en laiton, que des tringles boulonnées relient au plateau. Le système est donc hermétiquement clos. Il est supporté par trois pieds qui servent aussi à porter le lest et à protéger les robinets et le réservoir.

Le gaz oxygène s'échappe du réservoir par un petit tube qui le conduit à la mèche. Là, il se sépare en deux courants dont l'un se rend à une couronne métallique extérieure percée de petits trous, l'autre à un orifice intérieur ; on a ainsi le double courant nécessaire à la bonne combustion de toute lampe.

Une crémaillère et un engrenage permettent de faire marcher la mèche de l'extérieur, sans ouvrir la lampe ; un robinet donne introduction au gaz dans le réservoir ; un manomètre constate la pression de ce gaz, pression qui va à six, huit et même dix atmosphères, suivant le temps d'ignition qu'on veut obtenir.

Voici maintenant le mode d'opérer : le réservoir étant chargé, on allume la lampe à l'air libre, on la place sur son plateau, on l'entoure du cylindre et on ouvre peu à peu le tube conducteur de l'oxygène jusqu'à ce que la flamme ait l'intensité convenable. On pose ensuite le couvercle, en ayant soin d'introduire les tringles dans les trous du plateau qui y correspondent, et l'on serre les boulons.

Rien n'empêche alors de descendre dans l'eau, à la profondeur qu'on voudra, et de s'éclairer avec cet appareil ; rien n'empêche de pénétrer avec lui dans les galeries de mines les plus exposées au grisou.

La *Lampe Léauté et Denoyel*, qui peut, au moyen de réflecteurs, éclairer vivement, et dont la fermeture est complète, est, pour ce dernier cas, de beaucoup supérieure à la lampe Davy, qui, malgré d'heureuses modifications, permet encore des accidents terribles, éclaire peu le travailleur et laisse dans l'obscurité la plus complète les grands corridors des mines où, si souvent, se produisent des déraillements dangereux.

Elle est également préférable aux lampes employées jusqu'ici dans les sauvetages sous-marins, lampes dont l'alimentation exige de l'air envoyé de la surface au moyen de

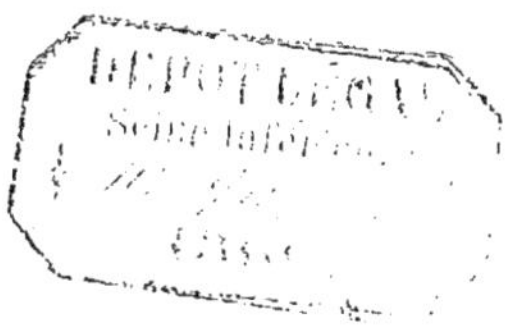

pompes manœuvrées par plusieurs hommes et de tuyaux longs et pesants qui gênaient à chaque instant le plongeur.

On avait bien essayé différents modes d'éclairage électrique, mais sans en obtenir des résultats très pratiques, à cause des difficultés qu'ils offraient par leur complication et leur cherté.

Avec la lampe de MM. Léauté et Denoyel semble résolu le problème posé par le Gouvernement anglais, qui a offert une somme de 100,000 francs à celui qui trouverait une lampe brûlant sans contact avec l'air extérieur.

Une belle expérience a été faite au mois de juin dernier, à l'écluse de la Monnaie, à Paris. Une personne a revêtu un des costumes de plongeur de M. Messager, et, à une profondeur de 2 mètres 50 centimètres au-dessous du niveau de l'eau, la nuit, éloignée de 2 mètres environ de la lampe, a pu écrire avec un diamant, sur une glace, le lieu et la date de l'expérience. La lampe est restée trois-quarts d'heure dans le fleuve, isolée, brûlant avec une belle flamme, et elle a été retirée de l'eau encore allumée.

L'Académie des Sciences a décidé l'insertion dans ses comptes-rendus d'un mémoire ayant pour objet cette magnifique invention.

Au nombre des médicaments qu'il n'est pas commode d'avaler, se place l'huile de foie de morue, ce remède principal de la misère physiologique ou de l'appauvrissement général de l'économie. En l'administrant tout d'abord à très petite dose, on peut presque toujours arriver progressivement à en donner une cuillerée à bouche, matin et soir, et j'ai vu, dans le service de M. Bazin, médecin de l'hôpital Saint-Louis, à Paris, des enfants de dix à quinze ans en prendre le contenu d'un verre dit *à canon*.

Mais il est impossible à certains de vaincre une répugnance instinctive, et des essais de tous genres ont été faits pour masquer l'odeur et le goût d'un agent qu'il était impossible d'abandonner.

Ce qu'on avait trouvé de meilleur était de faire une pâte avec l'huile et le gluten en poudre impalpable et de la donner par petits fragments dans du pain azyme. C'était encore d'en faire une gelée à l'aide d'eau, d'ichthyocolle, de gomme arabique et de sucre ; d'envelopper chaque cuillerée à café de cette gelée dans une hostie humectée, de faire flotter cette préparation sur une grande cuillerée d'eau sucrée et de l'ingérer sans la mâcher. On l'a aussi renfermée dans de petites capsules faites avec de la gélatine ou du gluten, moyen sans doute excellent, mais très dispendieux ; enfin, il y a le procédé Vivien, auquel je reviendrai plus tard.

Ce dont je veux parler en ce moment, c'est de l'exposition de M. Chevrier, pharmacien à Paris, qui est arrivé à désinfecter l'huile de foie de morue, simplement par le goudron et le baume de tolu, deux substances qui s'incorporent si bien avec les principes de cette huile, que non-seulement elles la respectent, mais qu'elles ajoutent encore à ses propriétés principales.

L'*Huile désinfectée de Chevrier* est d'une administration facile et, parfaitement tolérée par les malades, rend tous les jours des services, principalement dans l'alimentation des enfants débiles.

J'appuie sur ce point que M. Chevrier est parvenu à enlever l'odeur fétide de l'huile de foie de morue, sans lui ôter aucune de ses qualités.

Cette dernière condition était essentielle et devait être établie avant tout ; il fallait que l'huile désinfectée fût, au point de vue thérapeutique, identiquement la même, à l'odeur et au goût près, que celle qui est prescrite par tous les médecins depuis une cinquantaine d'années.

Le docteur Richelot disait, en 1861, dans l'*Union médicale*, à propos de l'huile Chevrier, que les travaux qui conduisent à de semblables découvertes devraient être encouragés par les médecins, non-seulement au point de vue de l'art de guérir, mais aussi comme moyen de repousser le charlatanisme.

N'est-ce pas en mettant en avant le goût désagréable de plusieurs substances de la matière médicale, en exagérant ce qu'il y a de pénible dans plusieurs des médications que l'expérience a consacrées, que tout un ordre de spéculateurs exerce une dangereuse séduction sur le public ignorant et crédule ?

Tout procédé qui a pour effet réel de rendre facile et sans dégoût l'ingestion d'un remède salutaire, sans nuire à son efficacité, est donc, en définitif, une conquête contre le charlatanisme, et, par conséquent, pour l'humanité.

Britannicus, Esther et le café sont encore appréciés, en dépit des prédictions de Mme de Sévigné ; le café, surtout, qu'on ne connaît pourtant en France que depuis deux cents ans, est — n'en déplaise à l'Académie — de plus en plus demandé.

Indépendamment de ses autres vertus médicales, le café est le plus agréable et l'un des meilleurs stimulants que l'on connaisse. Il facilite la digestion et dispose merveilleusement aux travaux de l'esprit. Sous son influence, les sens deviennent plus sagaces et d'un fonctionnement plus précis ; l'imagination est plus vive, le travail plus facile ; les combinaisons intellectuelles se pressent avec rapidité, sont plus promptes, plus claires ; la mémoire a une activité insolite, les idées coulent avec une fluidité inconnue ; la pensée se dégage des préoccupations pénibles et devient plus libre et plus gaie.

Le café est encore un aliment ; il compte, parmi ses éléments les plus importants, un alcaloïde, la *caféine*, remarquable, entre tous, par la grande quantité d'azote qu'il renferme et qui dépasse celle de toutes les autres substances organiques (l'urée exceptée), des corps gras, fixes, solides ou liquides et des sels de fer.

M. Payen a démontré, par des expériences précises, combien le degré de torréfaction de la graine d'Arabie influe sur sa suavité et sur ses propriétés alibiles.

Suivant cet auteur, le café torréfié à teinte rousse légère perd 15 pour 100 de son poids et 100 parties s'élèvent en volume à 130 ; la torréfaction marron fait perdre 20 pour 100, et l'accroissement en volume est dans le rapport de 100 à 153 ; si l'on chauffe jusqu'à la couleur brune, la perte en poids est de 25 pour 100, et le café, qui contient normalement 1,77 pour 100 d'azote, n'en renferme plus alors que 0,68 ; la quantité d'extrait abandonnée à l'infusion est également en raison inverse du degré de torréfaction du café ; ainsi : 100 grammes de café roux fournissent 25 grammes d'extrait, 100 grammes de café marron ne fournissent plus que 19 grammes, et 100 grammes de café brun fournissent seulement 16 grammes 15 centigrammes.

Ces chiffres font voir combien sont dans l'erreur les gens qui torréfient outre mesure une substance qu'ils transforment ainsi en un charbon poreux, imbibé d'essences âcres et empyreumatiques.

Après le choix du café, sa torréfaction est d'une importance essentielle. Elle doit être brusque, il faut qu'aussi rapidement que possible la température soit portée à 250 degrés et arrêtée à ce point.

M. Emile Joly, du Havre, s'est évidemment inspiré des bons principes, car il expose un *Café Havrais*, mélange d'amateurs, formé d'espèces de premier choix brûlées avec un art qui leur conserve leur force, leur arôme et toutes leurs qualités hygiéniques.

En se servant de la poudre contenue dans ses élégantes boîtes en fer blanc, scellées hermétiquement et revêtues de la signature E. Joly, on n'a pas à craindre de faire infuser des cafés avariés plus ou moins caramélisés, de la chicorée, et même de la sciure de bois ou de l'argile ; on est sûr d'avoir un produit sain et délicieux, consciencieusement préparé.

Les certificats de médecins tels que M. Lecadre oncle et M. Maire, en attestant la valeur du Café Havrais, me mettent à l'aise pour déclarer que souvent il m'a aidé à travailler mieux et plus longtemps et que je lui ai trouvé des avantages rencontrés assez rarement.

La vitrine de M. Guéride, fabricant d'instruments de chirurgie, est resplendissante ; la lumière s'y joue avec de merveilleux miroitements sur un assemblage d'objets en or, en argent, en acier poli, dont les formes souvent étranges arrêtent le visiteur et l'étonnent.

L'arsenal dans lequel les Nélaton, les Laugier, les Gosselin, trouvent les armes à l'aide desquelles leur main savante combat le mal et, le plus souvent, en triomphe, est, là, représenté par un choix d'appareils remarquables à tous égards.

Je citerai ceux qui me semblent davantage mériter l'attention parce qu'ils sont plus nouveaux, ou parce que M. Guéride les a, le premier, exécutés.

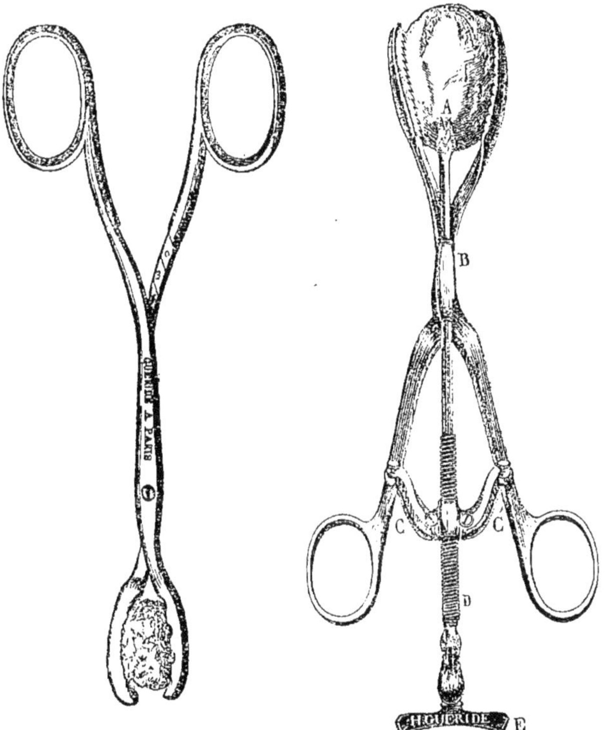

Ce sont d'abord deux *Pinces lithoclastes*, construites d'après les indications du docteur Péan.

La plus simple a servi à ce chirurgien pour opérer une dame ayant une pierre de deux centimètres et demi de diamètre. En deux séances de quinze minutes chacune, et sans employer le chloroforme, la manœuvre fut terminée avec peu de souffrance pour la malade, qui partait guérie après six jours de présence à l'hôpital.

L'autre pince a été imaginée pour saisir et écraser la pierre après l'opération de la taille.

Elle est bâtie de façon que le calcul, subissant une pression par trois de ses points à la fois, à savoir par les deux mors de la pince et par le perforateur A, se trouve écrasé sans pouvoir éclater. Grâce à une disposition particulière des pièces C, qui relient le manche D du foret aux manches de la pince, plus celui-ci rencontre de résistance en pressant contre la pierre, plus cette pierre est serrée par les mors. L'instrument, malgré l'addition du perforateur n'offre pas, comme on pourrait le craindre, une grosseur qui rende difficile son introduction. On n'a, pour s'en convaincre, qu'à considérer le point B, où se trouvent, en contact, les trois principaux organes. Cela tient à un agencement des plus intelligents et des mieux réussis, qui fait honneur au constructeur.

Si l'illustre Boyer avait eu à sa disposition la pince du docteur Péan, au lieu des tenettes volumineuses et grossières en usage à son époque, il n'aurait pas proscrit le brisement des pierres dans l'intérieur de la vessie et rendu un jugement que la science moderne a cassé.

Le *Ligateur automatique*, du docteur Cintrat, est également curieux; il est destiné à donner à l'opérateur la possibilité de faire, sans le secours d'aucun aide, des ligatures ou sutures, soit à ciel ouvert, soit dans les cavités inaccessibles aux doigts.

Il faut avoir été appelé à lier un vaisseau, profondément situé, dans une plaie étroite, anfractueuse, mal éclairée, sans une personne intelligente qui maintienne ce vaisseau saisi par votre pince, tandis que vous passez un fil autour de lui, ou qui soit capable de passer ce fil, si vous craignez d'abandonner la pince, pour comprendre l'utilité de cet instrument.

Il répondait si bien à un besoin souvent exprimé que les praticiens se sont empressés de l'essayer dès qu'il a fait son apparition. Maintenant, il est admis et fera bientôt partie de la trousse usuelle. Tout récemment, dans une opération d'ovariotomie, on a réussi avec lui vingt ligatures successives.

Le ligateur Cintrat diffère des pinces porte-fil en ce que,

non-seulement il porte le fil, mais encore fait le nœud et au besoin coupe le fil à quelques millimètres du nœud ; et cela, même
lorsque l'appareil plonge dans une cavité et que les doigts de
l'opérateur ne peuvent agir qu'au dehors.

D'une manière générale, le ligateur se compose de deux
pièces principales : l'aiguille, I H P et sa gaine L ; la pince T V,
sur laquelle il est monté dans la figure ci-dessous, ne fait point
partie essentielle de l'appareil.

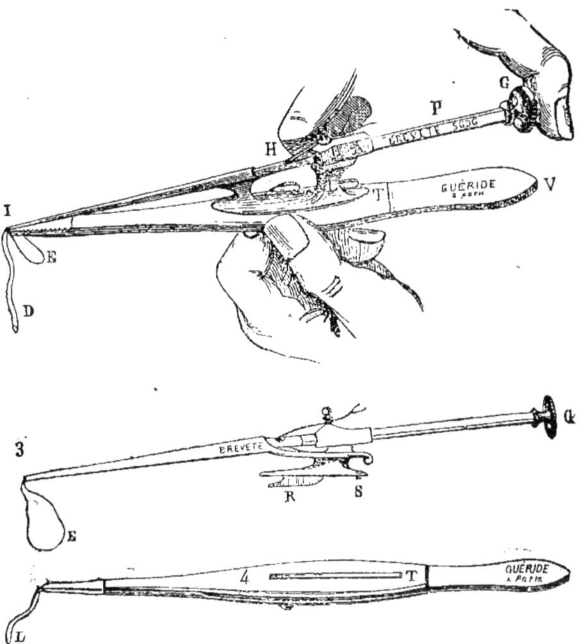

Voici comment on se sert du ligateur automatique : on
dégage l'aiguille de sa gaine, on monte le coulant A presqu'en haut de la crémaillère P ; on introduit les deux bouts
d'un fil dans les deux trous du bec de l'aiguille et on les pousse
jusqu'à ce qu'ils viennent sortir par le trou ; on prend les
deux bouts de fil et on les tire jusqu'à ce que l'anse vienne
s'appliquer fortement sur la cloison qui sépare les deux trous
du bec ; on fixe solidement les deux extrémités du fil en les
enroulant sur le bouton qu'on voit placé au-dessus du coulant A, et on tire sur le coulant pour bien tendre le fil. On fait

ensuite descendre le coulant A jusqu'à son point d'arrêt, près du trou H, et le fil ressort par le bec de l'aiguille en formant une anse. L'aiguille est alors introduite dans sa gaine et l'on dispose l'anse de fil en anneau.

Ainsi préparé, le ligateur peut servir, soit seul, soit monté sur la pince.

Pour adapter le ligateur à la pince, on enfile l'anneau E par la tête V de la pince en dirigeant le bec du ligateur vers le bec de la pince ; on introduit le crampon R dans la fênêtre T, et l'on pousse fortement. Cette manœuvre peut se faire, soit avant de prendre l'artère, soit après que le vaisseau aura été saisi.

Lorsque le point à opérer a été entouré par l'anse de fil on tire sur le coulant A, le pouce s'arc-boutant sur le bouton G, le fil rentre dans le ligateur et l'anse s'applique sur la partie saisie ; on fait alors exécuter à l'aiguille deux tours sur elle-même, la ligature est faite. Quelques tours de plus, le fil est coupé.

Si l'on désire laisser la ligature dans toute sa longueur, lorsque le nœud sera exécuté, on coupera le fil près du bouton qui sert à l'attacher, on ouvrira la pince et on ramènera l'instrument à soi ; le fil glissera dans le ligateur et restera sur le point lié.

Le regretté professeur Malgaigne disait, en voyant avec quelle perfection et quelle intelligence du but à remplir se construisent les instruments et les appareils, que les couteliers finiront par avoir l'avantage sur les chirurgiens. Je serais volontiers de cet avis après avoir examiné de quelle façon M. Guéride a exécuté les indications du docteur Cintrat.

On a étudié depuis quelques années, avec beaucoup de persévérance, les moyens d'éclairer les cavités du corps humain.

L'*Otoscope laryngoscope*, du docteur Garrigou Désarènes, réunit les avantages suivants : il permet, à tout moment, un examen des plus minutieux du tympan, des cordes vocales et d'autres parties profondes, et il se monte sur toutes les lampes.

Il doit sa puissance éclairante à sa forme parabolique qui réfléchit le maximum des rayons lumineux de la lampe placée à son foyer.

Quand on se sert d'une lampe de 13 à 15 lignes, la lumière

de ce réflecteur est telle que l'on n'a nullement besoin de chambre noire pour l'examen le plus complet du tympan et même du fond de la caisse, dans les cas de destruction ou de large perforation de la membrane tympanique.

Le miroir qui surmonte l'appareil sert à l'auto-laryngoscopie, au moyen de glaces laryngiennes.

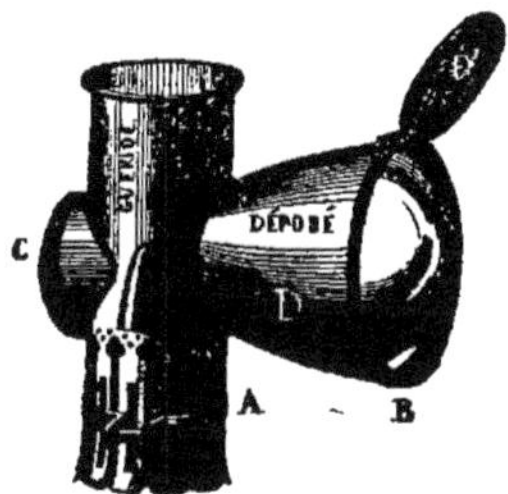

Le *Compresseur d'artères*, de M. le professeur Marcelin Duval, se compose d'une pelote compressive A, qui s'incline au gré du chirurgien et qu'il fixe instantanément à l'aide d'un tour de vis, quand il a trouvé la direction à donner à la pelote pour bien comprimer le vaisseau.

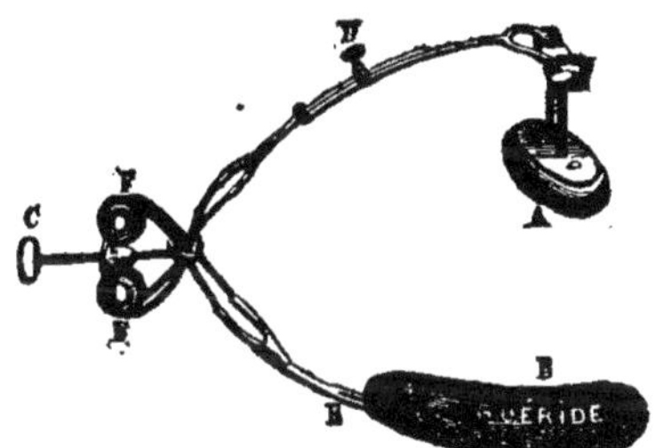

Le coussin B sert de point d'appui. C'est une vis qui éloigne ou rapproche les deux branches du compresseur. Un mécanisme très simple permet d'allonger ou de raccourcir ces branches, suivant le volume des membres.

Le compresseur Duval est léger, ne tend pas à basculer, s'applique ou s'enlève avec rapidité. La compression est graduée par la vis principale qui agit sur les branches et par la vis qui supporte la pelote compressive.

Il existe deux autres modèles, l'un à vis transversale, l'autre à vis latérale.

On a, dans tous les siècles, employé des ventouses. Celles

des Egyptiens ressemblaient à de petits cornets percés à leur pointe, pour opérer la succion. Le chirurgien plaçait la base d'un de ces cornets sur la peau, il appliquait sa bouche à la petite ouverture du sommet, suçait tout l'air contenu, et quand le vide était fait il bouchait subitement cette ouverture, soit avec une boule de cire qu'il tenait dans sa bouche, soit avec un petit couvercle. Lorsqu'il s'agissait d'enlever l'instrument, on ôtait la boule ou le couvercle, l'air rentrait et le vaisseau tombait de lui-même.

Les Hottentots se servent aujourd'hui du même moyen en employant une corne de bœuf à bords unis, percée à son sommet.

Quand la physique eut fait des progrès, on abandonna la succion, et l'on se servit du feu pour consumer l'air qui se trouvait renfermé sous la cloche; on adapta aussi la pompe aspirante à la ventouse. Mais ces perfectionnements ne valaient pas le mode primitif..

On substituait à la succion physiologique l'action brutale et inorganique d'un vide continu, on transformait une méthode essentiellement rationnelle en une pratique grossière.

La *Terabdelle*, du docteur Damoiseau, d'Alençon, produit une véritable succion artificielle. En voici la description :

Deux corps de pompe sont fixés sur un piédestal destiné à reposer sur le sol ; chacun d'eux communique par un long tube flexible avec un verre à ventouses.

Un piston, monté à chaque bout d'une tige métallique horizontale est ajusté dans chaque corps de pompe.

Un levier à main, vertical, en forme de brimbale, tournant d'un bout sur un pivot fixé au piédestal et, de l'autre, mis en marche par les deux mains du manœuvre, sert à imprimer simultanément aux deux pistons le mouvement de va-et-vient nécessaire à la marche de l'appareil.

Chaque corps de pompe est muni de deux soupapes: l'une est destinée à l'aspiration et couvre l'extrémité du tube; l'autre, qui se rapporte à l'évacuation de l'air, communique avec l'atmosphère.

Enfin, une soupape ou robinet de réintroduction d'air en forme de vis échancrée, est pratiquée sur la garniture en cuivre du tube et avoisine les verres. C'est à cette soupape qu'est due l'aspiration intermittente. Ces verres ont pour caractère d'offrir une large embouchure avec peu de hauteur comparativement, tout en conservant la capacité voulue. Pour éviter les inconvénients de la pression qu'ils exercent sur les tissus, leurs lèvres sont repliées à la manière des bords d'un chapeau.

Malgré toutes ses qualités, la Térabdelle aurait eu de la peine à entrer dans la pratique à cause de son volume, de son poids, et de son prix, si M. le docteur Hamon ne l'avait rendue portative et d'un prix très abordable en la modifiant.

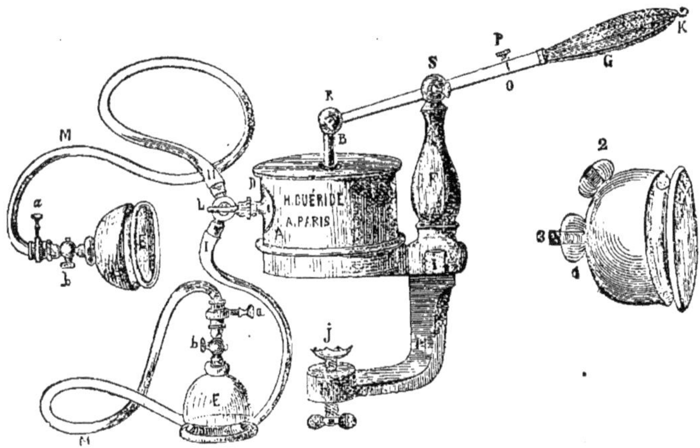

Le nouvel appareil n'a plus qu'un corps de pompe, A, auquel viennent aboutir les tuyaux M N, M I des ventouses E. Ces tuyaux sont pourvus de robinets de réintroduction d'air, a, a, et à la garniture supérieure de chaque ventouse est adapté un robinet b, qui les ferme ou les ouvre selon le besoin. La tige du piston, B, se meut à l'aide du bras de levier, R, P, G, K, dont le point d'appui est situé sur la partie supérieure, S, d'un montant, F, H, auquel tient le corps de pompe et qui peut se fixer par un crampon à vis, J, sur le bord d'une table.

La Terabdelle permet, en répétant deux fois au moins par seconde, dans chaque verre, un énergique mouvement de succion :

1° D'extraire régulièrement, en moyenne et sans aucune

douleur, 60 grammes de sang par minute, des simples mouchetures produites par le scarificateur mécanique;

2º De vider des abcès vastes et profonds à l'aide d'une simple ponction de lancette, en opérant en même temps une saignée capillaire des parois;

3º De soutirer des cavités pleurales, à l'aide d'un simple trocart explorateur capillaire, de vastes épanchements séreux ou purulents;

4º D'élever l'effet révulsif des ventouses sèches.

Le docteur Hamon a fait aussi construire par M. Guéride un nouvel instrument de délivrance auquel il a donné le nom de *Retroceps*, et qui embrasse la tête fœtale par derrière, sans distinction, d'ailleurs, de telle ou telle de ses régions anatomiques, ou lieu de la saisir symétriquement comme il est d'habitude de le faire avec les forceps ordinaires.

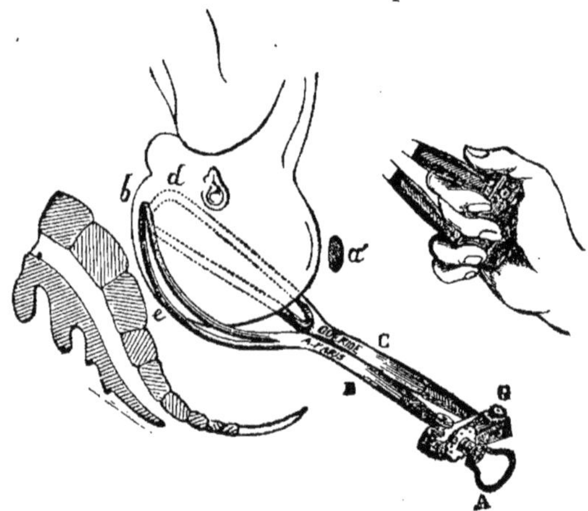

Le Retroceps, en principe, est donc un instrument asymétrique. Il l'est même à un double point de vue, car non-seulement ses cuillers embrassent la tête suivant un quart seulement de sa circonférence, mais le plus ordinairement aussi l'un des becs, celui qui correspond à la branche pivotante, pénètre trois ou quatre centimètres plus avant que son congénère dans les profondeurs des organes maternels.

Cette double asymétric rend sans égale la facilité de la manœuvre ; grâce à elle, l'articulation des deux branches de l'instrument s'effectue spontanément.

Par le fait, le Retroceps n'est autre chose qu'un levier double monté sur une poignée transversale commune.

A chacune de ses branches est dévolu un mouvement propre. A la droite, B, le mouvement de rotation (branche pivotante) ; à la gauche, C, celui de bascule qui rapproche ou éloigne son bec de celui du levier congénère (branche basculante).

Ces deux mouvements s'exécutent avec la plus grande facilité, par le moyen d'un mécanisme très simple. Un bouton à baïonnette sert à articuler la branche basculante qu'un bouton à vis fait basculer et fixe. Une agrafe maintient fixe le pont volant dans lequel s'articule la branche pivotante que l'on fait agir au moyen d'un levier, A.

Le Retroceps est petit, léger (c'est à peine s'il pèse 500 grammes), et le modèle à charnière peut se plier de façon à être mis dans un petit sac et placé dans la poche.

Enfin, je veux dire quelques mots d'un *Clamp* ou serre-pédicule qui a parfaitement réussi dans une récente opération d'ovariotomie.

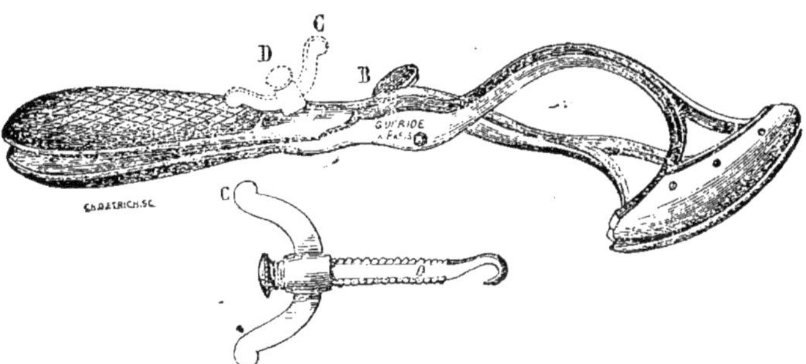

Il se démonte en deux branches au moyen d'un pivot, B ; quand elles sont articulées on fait l'écrasement en les serrant l'un contre l'autre et, de plus, en s'aidant d'une vis, D, et de son écrou, C ; les mors sont garnis d'ivoire afin de préserver les parties voisines de l'action du fer rouge dans le cas ou on a besoin de cautériser.

On remarquera encore dans la vitrine de M. Guéride son *Appareil à fumigation*, modèle de M. le professeur Duplay ; l'instrument du docteur Bert, pour mesurer la respiration ; une nouvelle boîte renfermant tous les outils nécessaires au dentiste ; un appareil à douches oculaires ; divers modèles de pulvérisateurs, etc., etc. Je ne parle pas de toute la coutellerie chirurgicale représentée par de nombreux modèles d'excellente forme et de qualité recommandable.

Ceux qui ont navigué dans des conditions où une distribution parcimonieuse d'eau douce était de nécessité absolue et, par suite, ont employé l'eau de mer pour les soins de la propreté corporelle, ainsi que pour le lavage du linge, apprendront avec intérêt la découverte de M. Duroy, pharmacien à Paris, qui expose plusieurs variétés d'un *Savon végétal* entièrement nouveau, lequel ne contient ni soude, ni potasse, ni ammoniaque, ni graisse, ni huile, ni rien de ce qu'on trouve dans les savons fabriqués jusqu'à ce jour, et qui peut se dissoudre aussi facilement dans une eau chargée de sels que dans de l'eau de pluie.

L'invention est fondée sur une heureuse trouvaille préalablement faite par M. Duroy, qui est parvenu à obtenir en grand et par des procédés industriels, de la *Saponine* pure.

M. Bussy, directeur de l'Ecole de Pharmacie de Paris, avait, en 1832, isolé et étudié chimiquement cette substance, mais elle était restée un objet de curiosité et coûtait un prix excessif ; d'ailleurs, on la trouvait rarement à l'état de pureté. Grâce aux travaux de M. Duroy, elle est aujourd'hui à bon marché et ne contient plus que le carbone, l'hydrogène et l'oxygène qui la constituent.

La saponine est une gomme d'un goût âcre, d'une blancheur de cire, qui se présente sous l'aspect de petits flocons laineux d'une excessive légèreté et se dissout rapidement dans l'eau, où elle mousse abondamment pourvu qu'elle ne se trouve pas en contact avec un corps gras. On la retire d'un grand nombre de végétaux, principalement de la saponaire officinale et de la saponaire d'Egypte, du bois de quillay ou écorce de panama, de la racine de luzerne, etc. C'est elle qui est la base de tous les savons exposés par M. Duroy.

On prépare les savons ordinaires en chauffant des matières

grasses, soit avec des lessives de soude si l'on veut du savon dur, soit avec des lessives de potasse si l'on veut du savon mou.

Les corps gras étant formés par la combinaison d'acides gras avec un corps auquel on a donné le nom d'oxyde de glycérile, la saponification s'opère de la façon suivante : la potasse et le soude se combinent avec les acides en déplaçant l'oxyde de glycérile et forment des sels gras de potasse (savons mous) ou de soude (savons durs).

Les savons de commerce ne sont donc que des sels alcalins toujours plus ou moins caustiques, et, au rebours des idées que s'en font généralement les consommateurs, les savons, dits de toilette, sont les plus caustiques, précisément parce qu'on les veut très solubles, sans dureté et mousseux.

Voyons maintenant comment les savons ordinaires sont propres au lavage : 1º ils dissolvent les matières grasses ; 2º ils se décomposent facilement, étant très étendus d'eau, en un sel acide et en alcali libre : celui-ci agit comme dissolvant sur la plupart des matières organiques, tandis que le sel acide, par son onctuosité, facilite l'enlèvement des matières dissoutes. Le sel acide atténue en même temps l'action trop vive de l'alcali sur les tissus.

Or, pour que le savon soit très étendu d'eau, il est absolument nécessaire qu'il se dissolve dans ce liquide ; mais cette dissolution n'a pas lieu quand l'eau est dure, c'est-à-dire quand elle contient, par exemple, des sels de chaux ou de magnésie en quantité notable, car le savon à base de potasse ou de soude se transforme alors en savon de chaux ou de magnésie insoluble, et il faudrait attendre que tous les sels calcaires et magnésiens fussent épuisés pour arriver à la solution d'une parcelle de savon.

Si donc on se lave ou on lave un tissu avec du savon et de l'eau dure, les choses se passent d'une toute autre façon. On se mouille la peau ou on mouille le tissu avec de l'eau, puis on applique le savon. Celui-ci se décompose rapidement sous l'influence des sels qui se trouvent contenus dans la petite quantité d'eau qui couvre la peau ou le tissu, et il se forme une matière graisseuse insoluble qui pénètre dans les pores de l'une ou dans les fibres de l'autre.

L'opération est analogue à celle du teinturier voulant fixer un pigment insoluble dans les pores d'un tissu. Le teinturier introduit d'abord dans les tubes de la fibre de l'étoffe un liquide contenant, en dissolution, un des ingrédients nécessaires à la formation de ce pigment, puis il le fait suivre d'un second liquide contenant un nouvel ingrédient choisi de telle sorte que, mis en contact avec le premier, il se combine avec lui en formant un composé insoluble qui soit le pigment demandé. Ce pigment insoluble se produira à l'intérieur même de la fibre de l'étoffe et se trouvera emprisonné de telle sorte qu'il sera impossible de l'enlever par lavage.

Se laver ou laver un tissu avec de l'eau dure et du savon équivaut absolument à se teindre la peau ou à teindre le tissu avec des sels blancs graisseux, et ce n'est que parce que le pigment insoluble, ainsi produit, est blanc, qu'on le tolère quelquefois.

Le savon ordinaire étant complètement insoluble dans l'eau salée, il ne peut être davantage question de l'employer avec de l'eau de mer.

Ainsi, pour résumer : causticité plus ou moins grande, mais existant toujours dans les savons à base de soude et de potasse ; nécessité d'une eau douce pour qu'ils soient propres au lavage.

Les savons à base de saponine ne présentent aucun de ces inconvénients. Quelle que soit l'eau employée, comme ils sont indécomposables par l'action des sels contenus dans l'eau, ils laissent les pores complètement nettoyés et ouverts. La peau, qui rougit fréquemment après un savonnage, reste, dans ce cas, simplement débarrassée des impuretés qui la souillaient. Aussi peut-on user du *Savon végétal* dans les maladies cutanées, précisément dans tous les cas où le savon ordinaire est interdit.

Au point de vue de l'économie domestique, rien n'était plus désirable qu'un savon neutre pouvant conserver les fibres du coton, de la laine et de la soie dans toute leur intégrité, en les détergeant cependant convenablement.

Les flanelles nettoyées avec le savon végétal gardent leur souplesse, leur porosité, et ne rétrécissent pas, car leurs

fibres ne sont crispées par l'action d'aucun alcali caustique et
leurs mailles ne peuvent rien retenir du savon.

M. Duroy fabrique cinq variétés de savon végétal : un
Savon végétal spécial pour laver tous les tissus, sans en
altérer les dimensions et les couleurs, dans toutes les eaux
indistinctement; une *Crême de savon végétal* pour la toilette; un *Savon végétal en pains* plus particulièrement destiné
aux bains; un *Savon dentifrice végétal* liquide ; un *Savon
végétal liquide* pour détacher.

J'ai essayé ces divers produits, et je puis déclarer que j'ai
été satisfait des résultats obtenus.

Du reste, il y a longtemps qu'on se sert de saponine sans
s'en douter. Le prophète Jérémie parle de l'herbe de *borith*.
Les Grecs et les Romains lavaient la laine avec la racine
d'une plante que les premiers nommaient *struthion* et les seconds *lanaria herba*. Les Persans usaient également d'un
végétal appelé *ketestu*. Enfin, sans remonter au déluge, et
sans avoir besoin de parler de l'arbre à savonnette qui sert à
blanchir le linge dans les Indes, sur la côte de Coromandel, à
Java, en Chine et en Cochinchine, nos ménagères n'ont-elles
pas toujours employé la saponaire, le blé de vache, la racine
de luzerne, et plus récemment l'écorce de quillay, si vantée par
l'abbé Molina, pour la qualité qu'elle possède, moulue et ma-
cérée dans l'eau, de produire une mousse aussi abondante que
le savon le plus parfait, mousse au moyen de laquelle on enlève les taches, on dégraisse la laine et l'on nettoie parfaitement toute espèce de draps et de linges ?

En dégageant par des procédés qui le rendent abordable à
tous le principe qui donne à ces végétaux leur propriété si
curieuse et d'une si incontestable utilité ; en combinant ce principe avec d'autres substances qui lui servent de véhicules et
d'adjuvants ; en arrivant ainsi à vulgariser plus encore et à
rendre commodes et pratiques les vieilles méthodes de lavage
à l'aide des plantes, M. Duroy a rendu à l'hygiène un service que l'on ne saurait trop apprécier, car il a introduit,
pour les soins de la toilette, des préparations qui, principalement dans les cas où la peau est irritée ou facilement
irritable, peuvent la rendre propre sans l'enflammer, et
il rend possible le lavage des étoffes dans toutes les sortes

d'eau. A ce dernier point de vue, dont les marins apprécieront la véritable importance, il a surtout bien mérité.

L'industrie nouvelle créée par M. Duroy est appelée à un immense avenir.

M. Godefroy, propriétaire d'une maison, rue Richer, à Paris, l'a transformée en un laboratoire d'expériences intéressant vivement la salubrité publique.

Il y a construit un branchement particulier d'égoût, dans lequel viennent aboutir les tuyaux de descente pour les eaux ménagères et pour les eaux pluviales. L'extrémité de ces tuyaux plonge dans une cuvette en fonte dont la forme retient un niveau de liquide qui, par son affleurement, fait clôture hydraulique et empêche les émanations provenant de l'égoût municipal de pénétrer dans la maison.

Pour compléter ce système antiméphitique, l'inventeur a imaginé une disposition particulière pour les tubes d'écoulement des pierres à éviers, et une prise d'eau à deux grilles destinée à arrêter les divers débris entraînés par les eaux ménagères.

M. Godefroy a envoyé au Havre plusieurs modèles de ses appareils et, de plus, un *séparateur* d'une simplicité très grande et d'un fonctionnement facile.

Au Havre, surtout, où, sauf dans quelques maisons nouvellement construites, la question de l'écoulement et de l'évacuation des eaux ménagères et des immondices de toute nature a été complètement oubliée, l'établissement d'appareils bien construits et répondant aux nécessités qu'impose l'hygiène serait à désirer. A ce titre, les architectes et les agents de la salubrité publique pourront examiner avec intérêt l'exposition de M. Godefroy.

La composition du coffre de médicaments dont l'existence

est réglementaire à bord des navires du commerce a été arrêtée ministériellement il y a déjà longtemps, et, bien qu'il soit avéré qu'elle est très défectueuse, qu'elle renferme des objets parfaitement inutiles, tandis qu'elle omet des instruments et des remèdes d'un usage fréquent et d'une nécessité qui se manifeste journellement dans le cours des voyages de longue durée, il y a gros à parier qu'elle ne sera pas modifiée de si tôt.

En matière de routine, la France rendrait des points à la Chine, et vous arriveriez plus vite à faire exécuter à un bureaucrate obèse les exercices de Léotard qu'à lui persuader qu'un arrangement approuvé par une Excellence peut subir « des ans l'irréparable outrage » et ne pas présenter, en 1868, les garanties qui avaient rendu son adoption possible vingt ou trente ans auparavant.

L'Exposition du Havre n'offre donc pas une grande variété dans la deuxième section du matériel d'armement ; il faut, toutefois, rendre cette justice aux pharmaciens : que, ne pouvant rien changer au contenu, ils se sont efforcés d'apporter au contenant le plus d'amélioration possible.

En général, les coffres ordinaires sont d'un volume trop considérable, massifs, difficiles à remuer ; leurs compartiments intérieurs, mal distribués pour l'usage, n'offrent pas immédiatement à la vue les objets que l'on y cherche. Enfin, il n'est pas commode de remettre ces objets en place après que l'on s'en est servi. D'un autre côté, les vapeurs humides se concentrent dans les parties libres de ces caisses et amènent la fermentation des médicaments et l'altération des ustensiles.

M. Duhamelet, de Fécamp, a imaginé une *Pharmacie marine* qui remédie à la plupart de ces inconvénients. D'abord, son volume est moindre que le volume habituel. La plus grande, calculée pour un équipage de vingt à trente hommes, n'a que 78 centimètres de longueur sur 42 centimètres de largeur et 75 centimètres de hauteur.

Sa distribution permet de voir du premier coup-d'œil tout ce qui y est renfermé.

A cet effet, elle est disposée à la façon d'une armoire et munie d'une porte à deux battants qui, lorsqu'ils sont ouverts, laissent voir, dans leur épaisseur, des étagères à compartiments sur lesquelles sont rangés les flacons et les pots de moyenne et de petite dimension.

L'armoire, proprement dite, renferme les tiroirs pour les semences, les farines, les flacons et les pots de grand volume.

Au bas se trouvent le linge et les gros ustensiles.

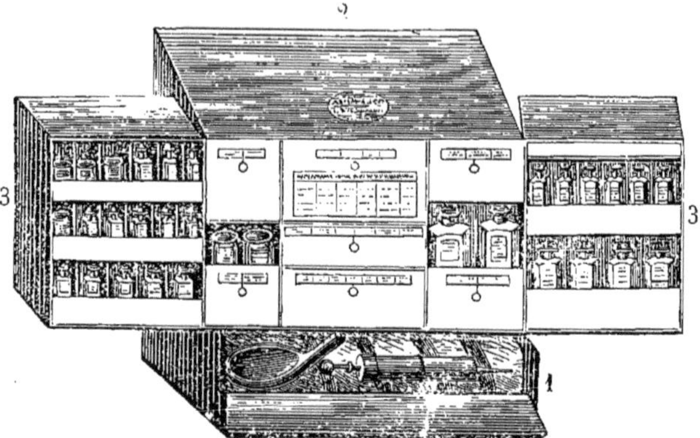

La forme de la Pharmacie marine est nouvelle et séduit: d'abord, parce qu'elle permet de voir de face, ce qui est plus commode que de voir de haut en bas, surtout dans un gros temps, quand le navire est rudement secoué; ensuite, parce qu'on a tout sous la main et qu'il est facile d'éviter un désordre qui souvent amène le bris des flacons et la détérioration des substances; enfin, parce qu'elle est d'une aération facile.

M. Duhamelet n'a pas oublié qu'une condition essentielle dans la fabrication des coffres destinés à voyager sur mer est la solidité. La charpente de ses pharmacies marines est soigneusement établie, les charnières qui supportent les battants sont en cuivre, et leur résistance a été calculée sur un poids plus considérable que celui qu'elles ont à supporter. D'ailleurs, lorsque ces battants sont ouverts, des ressorts les maintiennent et s'opposent à tout mouvement. Les tiroirs jouent bien, mais ils pourraient quelquefois jouer trop. Ne serait-il pas possible d'imaginer un moyen de les empêcher de jamais sortir tout-à-fait de leur gaîne, comme il arrive quelquefois dans un coup de mer?

Les détails d'installation sont aussi suffisamment compris.

En somme, je signerais de confiance les certificats donnés

à M. Duhamelet par les capitaines qui se sont servis de sa pharmacie et qui ont trouvé dans son agencement de grandes qualités pratiques.

La pharmacie marine varie de dimensions selon le nombre d'hommes d'équipage : la plus petite a 62 centimètres de longueur sur 28 de largeur et 57 de hauteur ; j'ai donné plus haut les mesures de la plus grande ; quant à l'intermédiaire, pouvant servir à un équipage de 12 à 20 hommes, elle a 69 centimètres de longeur, 32 de largeur, 62 de hauteur.

Indépendamment de chacune de ces trois séries, M. Duhamelet expose deux pharmacies, toujours bâties sur le même plan, l'une destinée aux navires au cabotage, aux yachts de plaisance et aux établissements industriels, agricoles ou scolaires ; l'autre, tout-à-fait portative, à l'usage des maisons de campagne, des émigrants, des pêcheurs côtiers, etc. Les dimensions de la première sont 0ᵐ50, 0ᵐ28, 0ᵐ43; celles de la seconde, 0ᵐ27, 0ᵐ19, 0 ᵐ30.

Il serait impossible de réunir sous un aussi mince volume, et se présentant avec autant d'ordre et de commodité d'usage, une variété aussi grande de médicaments et d'objets propres aux malades.

D'ailleurs, la composition de ces pharmacies n'est point, elle, soumise à l'ordonnance ministérielle, et il est possible de la modifier suivant les besoins.

Lorsqu'on est éloigné d'une officine, on est souvent très embarrassé pour suivre immédiatement les prescriptions du médecin ou pour donner, en attendant sa venue, les secours les plus urgents. Avec les armoires Duhamelet, rien n'est plus facile que d'avoir toujours chez soi, prudemment renfermées et abritées contre toute chance de perte ou de détérioration, les substances les plus nécessaires en cas d'accident subit. Les *Pharmacies de campagne* ont de la vogue et la méritent.

Je sais des esprits bornés ou superficiels qui attachent peu d'importance à ce qu'une boîte à médicaments soit fabriquée de telle ou telle façon et qui n'accordent guère plus d'attention à ce qu'elle doit contenir.

Il en est même de trop économes qui regardent, comme une gêne dispendieuse et grevant l'armement, l'obligation imposée par l'Etat aux navires au long-cours de ne partir que munis du coffre réglementaire.

Pour dissimuler le sentiment de bêtise ou de cupidité qui les anime, les uns et les autres disent généralement que les capitaines auxquels sont confiées la garde du coffre et la manière de se servir des objets qu'il renferme se gardent le plus souvent de l'ouvrir de peur de commettre des erreurs ou par ignorance complète des cas qui nécessitent l'emploi des remèdes ou des instruments qu'ils ne savent pas utiliser.

Les causes d'erreurs seront faciles à supprimer par l'introduction sur les navires de coffres bien aménagés, et quelques notions élémentaires, exigées des capitaines au moment de leurs examens, feraient disparaître une incapacité qui n'a aucune raison de subsister.

Il faut savoir gré à M. Duhamelet d'avoir, avec succès, travaillé à améliorer la construction des coffres. S'il n'a point évité tous les vieux défauts, il en a supprimé beaucoup, et en réunissant ce qu'il a trouvé à ce qu'ont imaginé d'autres pharmaciens de grand mérite dont je parlerai bientôt, on arrive à un ensemble qui, s'il n'est pas encore parfait, est, du moins, fort satisfaisant.

Sur une modeste étagère, dans un des bas-côtés de la galerie consacrée aux produits pharmaceutiques, six grands bocaux et trois petits renferment des *Capsules Raquin*, des *Vésicatoires* et du *Papier d'Albespeyres*. On ne se douterait guère à voir ce peu de mise en scène qu'on est en présence de l'envoi d'une des plus importantes et des plus sérieuses maisons de Paris, la maison Fumouze-Albespeyres.

C'est en 1837 que M. Raquin, pharmacien à Clamecy, présenta à l'Académie de Médecine un nouveau moyen d'administrer le baume de copahu, en masquant l'odeur et la saveur de ce médicament aussi repoussant qu'il est efficace. Une commission composée de MM. Boulay, Planche, Cullerier et Gueneau de Mussy examina le procédé et reconnut qu'il consiste dans un épaississement préalable du baume, épaississement obtenu par sa combinaison avec la vingt-quatrième partie de son poids de magnésie, puis, la masse ainsi formée, dans sa division en pilules qu'à l'aide de manipulations longues, délicates, exigeant beaucoup d'adresse et d'habitude, on revêt peu à peu d'une enveloppe composée de gluten très pur.

L'action thérapeutique de cette préparation ne pouvait être la matière d'un doute ; des expériences furent cependant instituées par M. Cullerier et leur réussite permit à la commission de dire que l'invention des capsules de gluten est un service important rendu à l'art de guérir et un progrès marqué comparativement à tous les autres modes connus d'administrer le copahu.

Les capsules gélatineuses inventées précédemment par M. Mothes, et auxquelles l'Académie avait donné une juste approbation, se trouvaient placées au second rang.

La commission ajoutait, en effet, que la forme régulière et parfaitement ovoïde des capsules de gluten se prête plus facilement à la dégustation que la forme un peu irrégulière et d'ailleurs plus volumineuse des capsules de gélatine ; que, malgé leur plus grand volume, ces dernières capsules contiennent beaucoup moins de copahu ; que, quelque mince que soit l'enveloppe des capsules de gluten, elle est complètement imperméable et reste telle pendant un temps indéfini ; que les capsules gélatineuses occasionnent souvent des renvois désagréables, ce qui n'arrive jamais avec les capsules glutineuses.

Depuis lors, les *Capsules Raquin*, de plus en plus perfectionnées, ont conservé leur supériorité ; c'est une préparation sûre, et elles ont ce grand avantage que, mises quelques instants dans une cuillerée d'eau sucrée ou d'un autre liquide agréable, elles deviennent assez molles, sans cesser d'être imperméables, pour pouvoir être avalées par les gosiers les plus délicats. Enfermées hermétiquement dans des flacons, elles sont à l'abri de la sécheresse et de l'humidité et peuvent être expédiées dans les pays les plus lointains et sous toutes les latitudes.

Jusqu'au moment où M. Albespeyres eut la pensée de préparer du *Papier épispastique*, le pansement des vésicatoires s'était fait avec des feuilles végétales sur lesquelles on étendait une couche de pommade excitante ; selon que cette couche était plus ou moins épaisse, le vésicatoire était plus ou moins excité; mais comme il n'est pas de main assez habile pour étaler chaque jour, régulièrement, la même quantité de pommade, il en résultait, pour le malade, tantôt une surexcitation qui lui occasionnait de vives douleurs, tantôt, au contraire, l'inertie complète de l'exutoire.

Le papier épispastique est préparé de telle façon qu'il présente toujours le même degré de force ; le poids de la pommade étalée sur chaque feuille ne varie jamais; en employant le même numéro, le malade n'a donc pas à craindre de se servir, tantôt d'un papier peu actif, tantôt d'un papier très excitant, ce qui se présente souvent avec les papiers épispastiques du commerce. Pour arriver à cette régularité, la maison Fumouze-Albespeyres a établi des machines spéciales qui distribuent, elles-mêmes, la couche de pommade, sans que le préparateur ait, en quelque sorte, besoin de s'en occuper.

Afin de répondre à tous les besoins, on a donné au papier quatre degrés de force désignés par nº 1 faible, nº 1, nº 2, nº 3.

Les machines à préparer les *Vésicatoires* leur donnent toujours aussi une couche identique de matière emplastique. Quant à la poudre, qui doit opérer l'action vésicante, elle est préparée dans la maison même avec des cantharides choisies et desséchées dans une étuve chauffée au moyen de l'eau. Le choix des cantharides et le mode de dessication de ces insectes sont d'une importance capitale. Je vois, en effet, relativement au choix, dans la thèse du docteur Armand Fumouze, que tout pharmacien consciencieux ne doit jamais acheter que des cantharides entières et doit avoir soin de les faire pulvériser sous ses yeux, car il s'apercevra si des insectes non vésicants ont été mélangés aux cantharides.

En achetant de la poudre, il lui serait impossible de le reconnaître à simple vue ; il ne verrait pas davantage si elle est mélangée avec de la poudre d'Euphorbe.

Un genre de sophistication consiste à plonger les cantharides dans l'huile pour augmenter leur poids, cette fraude est doublement blâmable, car l'addition d'une substance inerte diminue leur valeur, et l'huile en excès dissout la plus grande partie de leur principe actif, la *cantharidine*.

Enfin, quelques personnes à moralité élastique, mélangent des cantharides saines avec des cantharides privées de cantharidine par une opération antérieure.

Que si, par conséquent, on veut savoir avec certitude la valeur des cantharides, au point de vue thérapeutique et même au point de vue commercial, il faut les titrer.

Quant au mode de dessication, si l'on considère que la cantharidine commence à répandre des vapeurs vers 100 degrés, l'on concevra que si l'on veut conserver à la poudre toute son énergie, il est d'absolue nécessité de la préparer avec des insectes desséchés à une température toujours moindre, ce qui ne peut être obtenu qu'en chauffant par le moyen de l'eau.

L'étui de ferblanc dans lequel sont placés les papiers épispastiques et les toiles vésicantes, les met à l'abri de toute détérioration. On peut les envoyer au bout du monde.

Je ne m'étendrai pas plus longtemps sur des produits aussi connus et dont la réputation ne s'est jamais démentie.

Aussitôt que furent reconnus les effets de l'électricité sur le corps humain, on pensa tirer de cet agent de grands avantages dans le traitement de diverses maladies ; mais, comme il arrive presque toujours, l'exagération de quelques esprits ardents, le peu de succès de quelques tentatives plus ou moins sérieuses, et dont plusieurs avaient pu être négligemment conduites ; enfin, la disproportion entre les espérances que l'on avait conçues trop légèrement et les essais infructueux qui se multipliaient firent rentrer dans un injuste oubli un moyen que bientôt on dédaigna trop, parce qu'on l'avait trop exalté.

Après un long sommeil l'attention des médecins fut réveillée sur cet objet important, et les travaux des Mauduy, des Bertholon, ceux de Paëts van Trootswyck, Krayenhoff, Sigaud de la Fond, Girardin, de Saussure, vinrent faire suite à ceux de l'abbé Nollet, de Jalabert (de Genève), de Sauvage (de Montpellier), et de De Haen qui, les premiers, avaient traité des maladies par l'électricité.

Depuis, Harris, Leroy d'Etiolles, Achard (de Berlin), Meyraux, Pravez, Dumas, Prévost, etc., ont continué la chaîne des expérimentateurs, et, plus près de nous, Duchesne (de Boulogne), a enfin institué l'électro-thérapie scientifique et raisonnée.

Aujourd'hui, l'électricité fait partie de la matière médicale; elle est inscrite dans les formulaires, et des appareils de tous genres viennent aider le praticien dans l'application de cet agent.

On invente même des moyens de se passer d'appareils et de médecins, et l'un d'eux, que je trouve à l'Exposition, n'est point du tout mauvais. Je veux parler des tissus de M. Courant et de son papier.

On fait usage en médecine de l'électricité de frottement, de l'électricité de contact et de l'électricité d'induction. La première est aussi appelée électricité statique ; les deux dernières sont confondues sous le nom d'électricité dynamique. Chacune d'elles semble jouir de propriétés physiologiques et thérapeutiques spéciales et répondre à des indications particulières.

Quand on se sert de l'électricité de contact, électricité provenant de la pile de Volta ou d'une des nombreuses modifications de cette pile on s'aperçoit que le courant exerce une action physiologique différente selon qu'on l'ouvre ou qu'on le ferme, et dans l'intervalle de ces deux temps.

Le courant intermédiaire produit entre la fermeture et l'ouverture s'appelle courant continu. Lorsque le courant continu est limité dans la peau, il y excite une sensation qui peut aller du simple chatouillement à la douleur la plus aiguë et un travail organique plus ou moins considérable depuis le simple érythème jusqu'à l'escharification.

Lorsqu'il traverse la peau, il produit surtout des phénomènes de calorification dans les profondeurs de l'organisme, lesquels augmentent d'intensité jusqu'à devenir insupportables, si la pile elle-même augmente de puissance.

Ces faits expliquent suffisamment comment agissent les *Papiers et Tissus électriques* de M. Courant.

Sur une feuille de papier ordinaire enduite d'une substance emplastique, M. Courant dispose, à intervalles de trois millimètres, de petits couples, cuivre et zinc, d'une longueur de trois centimètres sur une largeur de cinq centimètres.

Dès que ce papier est humecté l'électricité se développe, ce qu'il est facile de constater à l'aide dun galvanomètre.

Le tissu électrique se compose des mêmes éléments, cuivre et zinc, agencés de façon à former un fil qui est tissé avec la laine.

Il résulte des expériences faites par M. Gavarret, professeur de physique à la Faculté de Médecine de Paris, que cette flanelle, simplement humectée d'eau légèrement acidulée, dégage assez d'électricité pour décomposer l'eau.

Le général Morin a trouvé que le tissu électrique est en réalité une pile nouvelle, tenant le milieu entre les piles sèches et les piles liquides et se comportant avec la régularité des meilleures de ces dernières.

Le papier et le tissu sont donc des sources d'électricité, la première plus faible, la seconde plus forte ; lorsqu'ils sont appliqués sur la peau, le courant continu qui se produit exerce sur elle et quelquefois sur les parties qu'elle revêt une action dans certains cas favorable.

Pour se servir du papier, on coupe dans la feuille un morceau qui couvre complètement le siége du mal, on humecte avec de l'eau fortement vinaigrée ou même du vinaigre pur, soit le morceau de papier, soit la partie douloureuse, puis on applique.

Les appareils en tissu électrique sont fabriqués sur mesure. C'est de leur mode de fabrication que dépend en grande partie leur efficacité. M. Courant nous montre un grand choix de calottes mentonnières, de plastrons pectoraux, de plastrons dorsaux, de brassards, de ceintures épigastriques et abdominales, de genouillères, de molletières, de gants, de bas, etc.

Ces diverses pièces, avant d'être appliquées sur la région à laquelle elles sont destinées, doivent être légèrement aspergées d'eau vinaigrée, mais dans le cas seulement où l'on veut obtenir un dégagement immédiat d'électricité. On ne mouille que le côté du tissu qui touche la peau, c'est-à-dire le côté où l'on voit les fils métalliques.

On arrive ainsi aux mêmes résultats que ceux produits par les chaînes galvaniques de Pulvermacher, mais plus commodément et plus sûrement obtenus. Le papier et le tissu de M. Courant sont de véritables topiques, et l'excitation électro-cutanée que développe leur action peut être avantageusement employée pour combattre les douleurs rhumatoïdes ou les névralgies.

Il y a plus de vingt ans que M. Courant s'occupe d'électro-thérapie ; son expérience et son habitude des appareils lui ont valu de grands succès ; mais il est un des enfants perdus de la science, et les réguliers lui ont joué le plus de tours qu'ils ont pu, tout en se servant de ses inventions, qu'ils trouvent excellentes.

J'espère que justice lui sera rendue, et que s'il n'obtient pas le prix Monthyon, comme le demandait pour lui le docteur O. de Langenhagen, il aura enfin ce qu'il désire : une sanction officielle de l'Académie de Médecine. — On l'a accordée à qui la méritait moins.

A une époque où les frégates, les femmes et les fortifications sont blindées ; où tout, excepté les consciences, semble être fabriqué en fer, il n'est pas étonnant que ce métal soit aussi devenu une denrée alimentaire.

Sur cent jeunes filles de quinze à vingt ans, soixante-quinze, au moins, croquent, tous les matins, leurs pilules de Vallet ou leurs dragées de Gélis et Conté, ou bien encore puisent, à l'aide de la petite cuillère qui y est attachée, dans un flacon de poudre Quevenne.

Les garçons commencent à les imiter.

Grâce à cette minéralisation forcée, les pâles couleurs disparaîtront et les générations à venir ne connaîtront plus que de nom la scrofule et le rachitisme, à moins que ces maladies n'y mettent vraiment de la mauvaise volonté.

Mangeons donc du fer, mais, si vous m'en croyez, mangeons-en avec modération et gardons-en la meilleure part aux individus épuisés par de longues maladies ou par des évacuations excessives, lorsqu'il n'existe plus d'irritation dans les viscères abdominaux, mais seulement un état de débilité avec pâleur des tissus et décoloration de la peau. Gardons-nous surtout d'employer des préparations ferrugineuses lorsque nous toussons.

Il est bon aussi de savoir ce que nous avalons. Il y a fer et fer, ou mieux : il y a diverses manières de présenter le fer à son estomac.

Ainsi les uns donnent la préférence au fer porphyrisé et réduit en poudre impalpable ; d'autres au fer réduit par l'hydrogène ; certains consomment, tout simplement, de la rouille, tandis que de plus gourmands demandent le carbonate, le tartrate, le citrate, le valérianate de fer ; enfin, ceux qui suivent le progrès préconisent le *Phosphate de fer* et son préparateur, M. Schaedelin.

Je vais parler de ce dernier sel dont je trouve un échantillon magnifique à l'Exposition et auquel j'accorde, je l'avoue, une préférence marquée sur les autres compositions martiales.

Le phosphate de fer se présente sous la forme de poudre amorphe, d'une belle couleur bleue, dépourvue de toute saveur, environ deux fois plus lourde que l'eau et très soluble dans le suc gastrique.

Ce sel est composé de deux éléments essentiellement différents : l'acide phosphorique et l'oxyde de fer ; un même poids de chacun entre dans la combinaison. Il réunit donc deux des principes contenus dans l'organisme humain, le phosphore et le fer.

Or, si l'on considère que le sang contient plus de 8 pour 100 de substances minérales, parmi lesquelles, les phosphates alcalins, à base de soude et potasse, ainsi que l'oxyde de fer tiennent une place notable ; si l'on se rappelle, en outre, que l'œuf et le lait, qui sont des aliments typiques, renferment aussi du phosphore et du fer, on arrive forcément à cette conclusion : que l'association de ces deux substances est plutôt un aliment qu'un médicament et que, dans tous les cas où, pour une cause quelconque, l'économie souffre de la diminution de la quantité de l'une ou de l'autre ou de toutes les deux à la fois, le phosphate de fer est indiqué.

Le fer est l'élément colorant, excitant et stimulant le sang ; le phosphore est un de ses éléments reconstituants.

L'emploi de la combinaison de l'acide phosphorique avec

le fer est une idée heureuse ; loin de se nuire, chacun de ces deux corps, tout en conservant son action et ses propriétés spéciales, fait ressortir les avantages de l'autre : ainsi sont annulés les inconvénients dont l'administration de l'un d'eux, pris isolément, serait quelquefois suivie.

Les pastilles de M. Schaedelin peuvent donc être prises avec sécurité, et elles seront d'autant mieux acceptées qu'elles n'ont aucune saveur autre que celle de la menthe, du citron, de l'anis, de l'aromate quelconque indiqué par le médecin qui les prescrit.

Ces pastilles ont un poids et une forme bien déterminés et se conservent longtemps sans altération.

Chacune d'elles contient cinq centigrammes de phosphate de fer, c'est-à-dire deux centigrammes et demi d'acide phosphorique et deux centigrammes et demi de fer.

Le phosphate de fer a été employé la première fois, en France, par le docteur Gouby, mais il était resté presqu'entièrement ignoré des médecins, lorsque le docteur Sandras, guidé par des idées théoriques et par ses études physiologiques, se mit à l'expérimenter pour combattre les maladies produites, suivant toute apparence, par un état de faiblesse général de l'organisme, comme la chlorose, l'anémie, les affections nerveuses, le rachitisme et la carie. Les résultats obtenus par cet observateur furent des plus heureux et dépassèrent son attente.

MM. Trousseau et Pidoux, dans leur *Traité classique de matière médicale et de thérapeutique*, ont dit, en parlant du phosphate de fer, que la facilité avec laquelle l'économie se l'assimile, l'absence de toute saveur styptique, la double influence qu'en raison de ses deux éléments formateurs, il semble devoir exercer tant sur la composition du système osseux que sur la reconstitution du sang, sont des qualités qui recommandent *à priori* cette nouvelle préparation ferrugineuse, et qu'à ce titre ils la donneraient volontiers à certains enfants délicats, joignant à l'anémie chlorotique une disposition au rachitisme.

On comprendra donc que M. Schaedelin ait terminé le mémoire qu'il a publié sur ses pastilles en s'écriant, dans l'ivresse d'un succès d'ailleurs bien mérité, qu'elles peuvent remplacer avantageusement toutes les autres préparations ferrugineuses, en tant que médicaments ferrugineux; l'huile de foie de morue, en tant que médicament phosphoré ; un grand nombre d'eaux minérales, en tant que médicament phosphaté ferrugineux.

Je ne serai pas aussi convaincu que cet honorable pharmacien, mais je terminerai en recommandant son produit comme l'un des meilleurs parmi les médicaments ferrugineux, et comme le meilleur en certains cas.

La *Pharmacie normale* de la rue Drouot, à Paris, a tenu à honneur de figurer parmi les exposants au Havre et de montrer que ses produits peuvent être, en même temps, d'une qualité supérieure et d'un bon marché réel.

Fondée, en mars 1855, dans le but de faire entrer la pharmacie dans les voies communes de l'industrie, cette maison a suivi la marche qui lui était indiquée par les établissements commerciaux les plus sérieux, et dont les jalons principaux sont : la réunion de capitaux considérables ; l'achat en première main des matières premières et, par suite, l'économie résultant de la suppression des intermédiaires parasites ; les frais généraux répartis sur la plus grande masse possible d'affaires ; l'examen minutieux des substances employées ; l'exécution intelligente et honnête des préparations livrées au public.

Il est évident qu'une semblable fondation devait prospérer, aussi ne suis-je pas étonné de la voir affirmer son succès.

Il a été d'autant plus rapide et plus assuré, que le public parisien commençait à s'apercevoir qu'il ne pouvait trouver en sécurité de bons médicaments que dans les pharmacies de premier ordre, où il les payait des prix fabuleux, et qu'il lui a été fort agréable de profiter d'une combinaison intelligente qui lui permet de s'en procurer de parfaits à bien meilleur compte.

En effet, l'abaissement du tarif pharmaceutique a été, de la part des fondateurs de la Pharmacie normale, l'objet d'un travail consciencieux, et la réduction ne s'est arrêtée que là où le besoin de conserver aux produits leur bonne qualité a prescrit de leur garder un prix justement rémunérateur. Car s'il faut éviter l'exagération en trop, il y a un écueil plus redoutable à éviter: l'excès du rabais, qui amène inévitablement l'infériorité de la marchandise.

La pharmacie de la rue Drouot est, aujourd'hui, dirigée par MM. Guettrot et Bailly ; elle fait trois cent mille francs d'affaires par an.

Le fameux *Quina-Laroche* brille dans sa vitrine. C'est une composition très complète et très riche en principes extraits des trois écorces de quinquina: la grise, la jaune et la rouge.

Le procédé Laroche, qui a valu à son auteur de hautes récompenses, entre autres une prime de seize mille francs, a ceci de particulier qu'au lieu d'agir, comme le font les méthodes ordinaires, sur une seule sorte de quinquina il opère à la fois sur les trois espèces. Une série de traitements divers, à l'aide de véhicules variés, épuise successivement les écorces et finit, en dernière analyse, par donner un extrait qui représente l'ensemble des substances actives qui y sont contenues.

En dissolution dans du vin de Porto, cet extrait forme un élixir peut être moins agréable à prendre que le vin de Bellini, car il est plus médicamenteux, mais doué de propriétés qui le font également rechercher. C'est un des vins à base de quinquina les plus ordonnés. On s'habitue, du reste, facilement à sa légère amertume et à la saveur spéciale à l'écorce qui lui a donné ses vertus.

L'élixir ne convenant pas dans tous les cas où le quina-Laroche serait utile, on a mis aussi ce quina sous forme de pilules. Chacune d'elles, du poids de douze centigrammes, contient dix centigrammes d'extrait pur.

A voir toutes les préparations que la célèbre écorce du Pérou inspire aux pharmaciens, il semble qu'on soit revenu à l'époque où Racine écrivait à Boileau : « M. de Chanlay a déjà pris le quinquina; M. de Chevreuse le prendra au premier jour. On ne voit à la cour que des gens qui ont le ventre plein de quinquina... M. Heissein dit qu'il n'a jamais rien bu de plus agréable et qu'à chaque fois qu'il en prend, il sent la vie descendre dans son estomac... » Et, dans une autre lettre: « Je vous dirai avant toutes choses que M. Heissein, excepté quelque petit reste de faiblesse, est entièrement hors d'affaire et ne prendra plus que huit jours du quinquina, à moins qu'il n'en prenne pour son plaisir, car la chose devient à la mode, et on commencera bientôt, à la fin des repas, à le servir comme le café et le chocolat. L'autre jour, à Marly, Monseigneur (le grand Dauphin), après un fort grand déjeûner avec Mme la princesse de Conti et d'autres dames, en envoya quérir deux bouteilles chez les apothicaires du roi et en but le premier un grand verre, ce qui fut suivi par toute la compagnie qui, trois heures après, n'en dîna que mieux. Il me semble même que cela leur avait donné un plus grand air de gaieté ce jour-là. »

Je n'engagerai personne à prendre un grand verre de vin préparé avec le quina Laroche : il en résulterait, plus que probablement, un trop grand air de gaieté.

L'ancien brayer, ou bandage destiné à contenir les hernies, était une ceinture de lisière montée par une de ses extrémités sur une plaque de fer et terminée par une courroie ; la plaque était garnie d'un morceau de liége qu'on façonnait de manière à le rendre convexe du côté libre, et plane du côté qui était contigu à la plaque, laquelle portait à son côté externe deux crochets, dont le supérieur était destiné à fixer la courroie de la ceinture et l'inférieur était reçu dans un des œillets pratiqués sur la sous-cuisse. La plaque et la ceinture étaient garnies de bourre, de laine ou de coton, et le tout était recouvert en peau de mouton.

L'absence de tout ressort ne permettait jamais qu'une compression incomplète. Quand on serrait l'appareil, son action se portait sur les points saillants de la charpente osseuse du bassin et non sur l'ouverture abdominale. Aussi les bandages mous ne sont-ils plus employés que pour les malades obligés de garder longtemps le lit ou pour les hernies des enfants.

Les bandages actuellement en usage sont tous composés de ceintures à ressorts et de pelotes dont la forme, les dimensions et la position varient à l'infini. Mais, en général, ils sont plus compliqués qu'il n'est nécessaire et pèchent par excès de force. Lorsqu'une hernie sort par le canal inguinal, elle le dilate dans tous les sens, et après une dilatation un peu prolongée ce canal ne reprend jamais son élasticité et ses dimensions primitives. Si donc on ajuste sur son anneau inférieur une pelote qui soit mue par un ressort trop puissant, sans doute elle empêchera la hernie de sortir en dehors ; mais, en la refoulant, elle finira par pénétrer à sa suite dans les tissus et élargira encore le passage. D'un autre côté, ce à quoi ne pensent malheureusement pas la plupart des bandagistes, c'est que, si forte et si continue que soit la pression exercée par leurs appareils, si la pelote est ajustée seulement sur l'anneau inférieur, c'est-à-dire sur le point où la hernie paraît à l'extérieur, la contention est incomplète, la hernie se transforme en hernie interstitielle, et toute chance de cure radicale est perdue. Une partie de ces considérations s'applique aussi à la hernie curale.

La loi est de maintenir la hernie dans l'abdomen même et, pour plus de sécurité, d'exercer une pression convenable sur le canal et les deux anneaux à la fois. C'est ainsi qu'on obtient à coup sûr la guérison complète chez les jeunes sujets, et qu'on peut l'espérer même, tant que l'âge n'a pas affaibli les parois abdominales.

Si les ressorts élastiques à tension exagérée sont dangereux, ceux qui cèdent au moindre effort de la hernie ne valent pas mieux, car alors il se produit, à chaque instant, un mouvement de va-et-vient qui ne peut qu'augmenter l'intensité du mal.

Une ceinture herniaire bien faite est celle qui maintient doucement, uniformément et constamment.

Son ressort constitue sa partie la plus importante, il doit avoir une certaine élasticité, parce que, outre le grand inconvénient signalé plus haut, il fatiguerait et ne pourrait être longtemps supporté, sans causer des douleurs considérables et même l'inflammation de la peau et du tissu sous-cutané ; il doit présenter néanmoins une résistance savamment calculée.

M. Fichot, de Paris, me paraît s'être approché bien près de

la solution du problème, en remplaçant, dans le bandage simple, la courroie qui, d'habitude, attachait l'une des extrémités du ressort à l'extrémité qui supporte la pelote, par une branchette en métal, et en adaptant cette branchette sur les deux pelotes dans le bandage double. Dans l'un comme dans l'autre de ces appareils, à l'une de ses extrémités, la branchette est fixée par une vis ; l'autre extrémité munie de trois trous, pour obtenir à volonté l'allongement ou le raccourcissement de la ceinture, se fixe au moyen d'un bouton à tête limée de chaque côté. Une goupille est placée dans l'intérieur de la pelote ; poussée par un ressort, elle pénètre dans un trou de la branchette et ne peut en sortir que quand on appuie sur un bouton.

Grâce à cette combinaison, toutes les conditions de solidité se trouvent remplies et la ceinture qui, lorsqu'elle est ouverte, est d'une étonnante flexibilité, présente, quand elle est ainsi fermée, une puissance de tension relativement considérable.

En donnant à la branchette une courbe grande ou petite, on imprime sur l'ouverture qui donne passage à la hernie la pression que l'on juge convenable et qui ne varie plus.

L'idée de cette branchette est très heureuse.

La forme des pelotes varie selon la manière d'être des hernies et selon le siége de la lésion. Un des grands avantages de ce système est de ne plus permettre aux hernies ces mouvements intermittents de rentrée et de sortie, trop fréquents avec les autres systèmes et qui, bien que légers, finissent par aggraver la situation.

Le *Bandage Fichot* a été l'objet d'un rapport très favorable, fait à la Société Impériale de Chirurgie, par M. Giraldès.

Je remarque encore dans la vitrine de cet ingénieux exposant : une *Ceinture ombilicale ;* son ressort fait le tour du corps et s'attache à la partie antérieure à l'aide d'une patte munie de trois trous destinés à l'allongement et au raccourcissement de l'appareil ; une brisure située sur les côtés de la pelote permet d'incliner celle-ci ou de la relever à volonté ; — une *Ceinture hypogastrique* perfectionnée ; — un appareil destiné aux personnes atteintes d'hémorrhoïdes.

La fabrication des appareils prothétiques a été aussi l'ojet des soins de M. Fichot, qui est parvenu à confectionner, à un prix excessivement minime, des *Bras artificiels.* Ces bras sont une merveille de légèreté et de bonne confection. Ils permettent à une personne amputée à l'avant-bras, au bras même, de manger, de boire, d'écrire, de saisir un poids de cinq cents grammes, de le maintenir et de l'abandonner à volonté.

A côté de tant d'inventions qui ne servent à rien, il est bon de signaler celles dont l'utilité est réelle et de distinguer les fabricants sérieux des faiseurs. Comme bandagiste, M. Fichot a fait faire à son art un progrès qu'on ne peut nier ; comme constructeur, il a apporté à la confection des membres artificiels une simplicité d'exécution qui les rend abordables aux plus pauvres. L'inventeur de ces membres a été décoré ; c'est le moins que celui qui a complété l'œuvre ainsi récompensée et lui a permis d'étendre ses bienfaits, ait sa bonne part d'estime et de reconnaissance.

Placez-vous dans une baignoire vide et faites vous arroser, tous les matins, pendant trois ou quatre minutes, avec de l'eau froide contenue dans un pot, une casserole, une cuvette ou tout autre vase analogue : cela pourra, quelquefois, vous calmer les nerfs, si vous les avez légèrement excités ; mais cela pourra, plus souvent encore, vous donner un rhume de cerveau et, à l'occasion, un bel et bon rhume de poitrine.

C'est pourtant l'exercice auquel se livrent journellement de braves gens qui s'imaginent se soigner par l'hydrothérapie : lorsqu'ils ont pu se procurer une espèce de cage surmontée d'un réservoir qui laisse le liquide arriver sur eux par une quantité de petits trous, rien ne manque à leur bonheur ; c'est avec la plus sincère conviction qu'ils vous signifient qu'ils prennent des douches en pluie.

On ne saurait trop les désabuser, bien qu'il soit cruel de les arracher à leurs illusions.

L'eau froide appliquée à l'extérieur n'a que deux modes d'action possibles, tous deux puissants, mais très différents l'un de l'autre, ou, pour mieux dire, entièrement opposés l'un à l'autre ; l'un n'agissant que dans un seul sens nettement déterminé, l'autre ayant des influences multiples sur la plupart des fonctions de l'économie ; l'un représentant l'effet sédatif de cet agent, l'autre représentant son effet excitant.

On obtient l'effet sédatif avec : 1º le bain ; 2º l'affusion faite de façon que l'eau s'écoule en nappe du vase qui la contient, et qu'elle baigne doucement la partie malade, sans la frapper ; 3º les compresses mouillées, fréquemment renouvelées.

Ici, l'eau froide agit par elle-même en tant que corps froid et, pour arriver à l'effet désiré, il faut que la température du liquide ne soit point trop basse, que l'eau baigne doucement la partie vivante, sans la frapper, et que l'application soit longtemps prolongée et à peu près continue afin d'éviter la réaction.

La douche, avec ses diverses modifications, produit l'effet excitant : dans ce cas, l'eau n'agit plus par elle-même, mais par le mouvement vital qu'elle provoque, par la réaction qui suit son application et qui doit être aussi brusque que possible. Plus l'eau est froide, plus la force avec laquelle elle frappe les tissus est considérable, plus la durée de l'application est courte : plus les effets que l'on recherche seront facilement et convenablement obtenus.

Or, dans quelle catégorie placer le lavage institué par les hydrophiles en chambre dont j'essaie de redresser les idées ? Il ne peut guère produire la sédation, et ce n'est pas, d'ailleurs, ce qu'ils réclament d'ordinaire ; il peut encore moins avoir une action reconstitutive et tonique, ce qui est surtout l'objet de leurs espérances.

Sans doute, l'hydrothérapie à domicile n'est pas impossible, et, pour ma part, j'ai traité avec succès, par cette méthode, des personnes qui ne pouvaient se rendre dans des établissements spéciaux ; mais elle ne saurait avoir d'action qu'autant que les appareils employés débitent une eau dont la température ne dépasse pas dix degrés, et sous une pression de quinze mètres pour le moins. Il va sans dire qu'alors la présence du médecin est indispensable.

Maintenant qu'il est bien convenu que toutes les petites machines débitées dans le commerce sous le nom *d'appareils hydrothérapiques* ne sauraient servir à faire de l'hydrothérapie, je ne vois pas pourquoi je ne parlerais pas de l'exposition de M. Lardit.

Par ses appareils balnéaires, M. Lardit est un des fabricants parisiens qui ont le plus contribué à augmenter la consommation de l'eau froide en famille. On trouve dans ses magasins des éponges américaines par grosses et des bassins anglais à foison. Ses bains de pluie s'expédient par douzaines ; ses bains de voyage sont un succès.

L'*Éponge américaine* est un cylindre creux en fer blanc, dont les extrémités sont fermées : l'inférieure par une plaque percée comme une écumoire, la supérieure par une plaque munie d'un seul trou. Quand on introduit ce cylindre dans un vase plein d'eau le liquide pénètre dans la cavité, et le remplit ; si alors on retire l'instrument, en ayant soin de tenir un doigt sur l'ouverture supérieure, rien ne s'échappe qu'à l'instant où l'on soulève ce doigt. J'ai employé nombre de fois l'éponge américaine pour faire des affusions et elle m'a paru très commode et très utile.

Le *Bassin anglais* n'a rien de particulier.

Je me suis servi aussi du *Seau à douches*, lequel est un seau à double fond, l'inférieur percé de trous, le supérieur muni d'une soupape qui donne à volonté passage à l'eau. Cela ne douche pas, mais arrose gentiment et peut avoir sa raison d'être quand on veut avoir tout simplement un bain de pluie.

M. Lardit vend beaucoup d'autres appareils, qu'il appelle spécialement *Bains de pluie*. Chacun d'eux n'est autre chose que le seau dont je viens de parler, perché sur trois colonnes, lesquelles ont leur base fixée au pourtour d'un bassin. On entre dans ce bassin, on tire une ficelle et on reçoit sa petite pluie. Plus le seau ou réservoir a de capacité, plus la projection est forte, et il est évident que certains modèles ont des effets qui ne sont pas à dédaigner. Une pompe fait partie des bains de pluie et sert à conduire l'eau dans le réservoir. Lorsque cette pompe est à air comprimé et que le réservoir est disposé convenablement, on peut obtenir la pression voulue en hydrothérapie ; il ne reste plus qu'à donner au liquide la température de dix degrés centigrades.

Tous les ajutages imaginés par les hydropathes ont été annexés à ces appareils. J'en vois avec douche ascendante, avec doucheuse en pointe, avec cercles, avec bain de siége à eau courante ; il en est même où le tout se trouve réuni.

M. Lardit fabrique bien et soigneusement ; ses engins sont solides et faciles à manœuvrer ; dans certaines maisons où l'eau arrive avec une pression suffisante, rien ne serait plus facile que de la faire pénétrer directement dans le réservoir de l'un deux. En ayant alors le soin de régler l'entrée sur la sortie, on aurait à peu de frais un excellent appareil, vraiment hydrothérapique.

M. Jodocus Robertz, de Cologne, engage fortement ses contemporains à prendre, quatre fois par jour, un petit verre de *Menschenfreund*. Ce joli mot, qui signifie *ami de l'homme* dans la langue de Schiller et de Gœthe, est le nom d'un amer stomachique qui a des liens nombreux de parenté avec les bitters, mais est beaucoup plus fort que le plus fort d'entre eux et se vend infiniment plus cher.

Le Menschenfreund a beaucoup de réputation de l'autre côté du Rhin, et il s'est déjà acquis en France des recommandations favorables. Je citerai celle du docteur de Grand Boulogne, qui l'a employé avec beaucoup de succès au Mexique contre les débilités observées à la suite des fièvres graves qui sévissent dans ce pays. Les malades anémiés ont, dit-il, repris, sous l'influence de cette liqueur, leur appétit et leurs forces. M. le docteur Monot, de Paris, a fait aussi dans sa pratique un assez fréquent usage de cet élixir ; il en a obtenu de très bons effets dans les affections du canal digestif caractérisées par la débilité ou un désordre de l'innervation. Il le considère comme un excellent stomachique et désire qu'il soit mieux connu qu'il ne l'est des praticiens français.

Pour être agréable à M. le docteur Monot, j'ai voulu connaître le Menschenfreund et, avec une infinité de précautions (car, en fait d'amer, je n'aime que les pissenlits), j'en ai pris non pas quatre petits verres — le ciel m'en préserve et vous en préserve aussi ! — mais une cuillerée à dessert dans un grand verre d'eau. N'en étant pas mort, j'ai renouvelé l'expérience, et j'ai fini par découvrir ceci : qu'on s'habitue très vite au parfum d'abord un peu chargé dudit elixir ; que son amertume, atroce lorsqu'il est goûté pur, devient presque agréable quand on l'a convenablement étendu d'eau; que l'estomac ne proteste par contre lui.

Quant à ses effets thérapeutiques, je n'ai pu les observer, n'étant point débile, et mes nerfs fonctionnant à merveille.

Pour moi, le Menschenfreund est un excellent bitter... auquel il faut s'habituer.

L'*Amer d'Estomac aux herbes des Alpes*, ou *Magenbitter*, fabriqué par Wallrad Ottmar Bernhard, à Munich, est encore une façon de bitter à laquelle tous les professeurs de chimie et de médecine de la Bavière ont donné leurs bénédictions. Son parfum rappelle celui du thé suisse; son goût n'est pas mauvais, quoique un peu pharmaceutique.

Il paraît qu'après un excès de bière ou de vin il rend de très bons services; à ce titre, on ne saurait trop le recommander aux Conseils d'hygiène et de salubrité, qui pourraient exiger que chaque débitant de spiritueux en ait toujours une provision, afin d'offrir un prompt soulagement aux infortunés errants dans les vignes du Seigneur.

Le Magenbitter n'offre dans sa composition rien qui puisse être nuisible, et il a véritablement des qualités stomachiques, qu'il doit aux herbes des montagnes servant à sa confection.

L'*Acide phénique*, appelé d'abord par Runge, qui le découvrit en 1834, acide carbolique, reçut de Gerhardt le nom de Phénol, et de Laurent la dénomination sous laquelle il est aujourd'hui généralement connu.

On rencontre cet acide, en assez grande quantité, dans les huiles provenant de la distillation des goudrons formant avec le coke le résidu des houilles employées à la production du gaz d'éclairage. On l'obtient aussi dans un assez grand nombre d'opérations de chimie.

L'acide phénique, préparé d'après les procédés de Runge, de Gerhardt et même par ceux plus pratiques de Laurent, était d'une cherté qui le rendait industriellement inapplicable ; il valait plus de trois francs le gramme. M. Bobœuf, en trouvant des moyens plus simples et moins coûteux de l'extraire des huiles de goudron, en a fait descendre le prix à six francs le kilogramme.

Si l'on songe que, chaque année, près de deux mille tonnes d'acide phénique sont employées pour la production de matières colorantes, on se rend compte de l'importance des méthodes imaginées par M. Bobœuf. Mais quelque immenses qu'aient été les résultats de sa découverte, au point de vue de l'industrie, il est un point de vue plus intéressant sous lequel on doit encore le considérer ; je veux parler de l'application de l'acide phénique à l'hygiène et à la médecine.

On se souvient du bruit que fit, en 1859, la communication de MM. Corne et Desormeaux, proposant, comme topique désinfectant pour le pansement des blessures, un mélange de plâtre et de goudron de houille ; M. Bobœuf démontra que le goudron de houille ou coaltar n'agit, comme désinfectant, qu'en raison de l'acide phénique et de toutes les huiles essentielles acides entrant dans sa composition, et que, cette composition variant beaucoup, le coaltar ne peut avoir que des effets incertains, nuls dans quelques cas, trop irritants dans d'autres.

Cet honorable fabricant rappela en même temps qu'il avait, en 1857, signalé comme désinfectant l'emploi de l'acide phénique et de toutes les huiles de houille saponifiables contenues dans le goudron, soit à l'état naturel, soit à l'état de sels alcalins, et qu'il avait recommandé, surtout, l'emploi de ces sels et particulièrement des phénols alcalins de préférence à l'acide phénique lui-même, et aux huiles acides de houille pour la désinfection des plaies.

L'Académie accueillit avec bienveillance les travaux de M. Bobœuf et lui décerna un *prix Monthyon*.

Si l'acide phénique a des propriétés d'une utilité incontestable, son emploi demande beaucoup de précautions, car, inerte en apparence au premier contact, ce qui empêche qu'on en soit impressionné lorsqu'il vous touche, il finit par vous brûler vivement, et lorsqu'on commence à ressentir ses atteintes, il est presque impossible de pouvoir le neutraliser assez promptement.

Il faut même se méfier de ses dissolutions. En effet, l'acide phénique reste dissous dans l'eau, tant que la température est de quinze degrés et au-dessus, et se précipite plus ou moins au fond du vase, en raison de sa densité, quand la température s'abaisse. Il en résulte qu'en se servant, dans ce dernier cas, de l'eau phénolée contenue dans la moitié supérieure d'un flacon, nul effet ne se produit, tandis que le liquide contenu dans la moitié inférieure est, au contraire, trop énergique.

C'est pourquoi M. Bobœuf préconise le phénate de soude ou *Phénol sodique* qui jouit de toutes les vertus de l'acide, sans en avoir les inconvénients.

Le phénol sodique détruit les microphytes et les microzoaires ; la rapidité avec laquelle il agit sur tout le monde microscopique, végétal ou animal, fait qu'il arrête les phénomènes de la fermentation putride et suspend la décomposition des corps organisés. C'est par cette action manifeste qu'il est un des plus puissants désinfectants.

Nombre d'hôpitaux, de casernes, de prisons, de corps de garde, de bureaux de police ont été et sont assainis par ce moyen, qui sert depuis longtemps à la morgue de Paris.

Les observations du capitaine Girard, à la Société de Géographie, recommandent aussi le phénol Bobœuf comme désinfectant la cale des navires sans qu'il soit besoin de procéder à un désarrimage. Cette substance, versée dans les eaux de la cale, se décomposant sous l'influence des acides que ces eaux contiennent, l'acide phénique se dégage immédiatement pour aller imprégner de ses émanations tous les objets placés au-dessus, absorber les mauvaises odeurs, détruire tous les germes de putréfaction.

Le mauvais état des plaies, dépendant le plus souvent de productions végétales ou animales répandues sur leur surface, on comprend que le phénate de soude leur rende un bon aspect et facilite leur cicatrisation.

M. le docteur Laveran, médecin principal au Val-de-Grâce, a déclaré que le phénol sodique possède, en ce cas, comme désinfectant, une efficacité évidente et l'avantage de ne point irriter la surface malade. Expérimenté dans le même établissement comme hémostatique et comme moyen de conservation des cadavres, ce liquide a donné des résultats très satisfaisants.

On ne peut parler de ce qui se rattache à l'acide phénique sans mentionner les recherches de MM. les docteurs Lemaire et Déclat ; ces recherches ont confirmé en tous points les assertions de M. Bobœuf sur les propriétés du phénate de soude dans les brûlures, les coupures, la diphtérite, les piqûres et les morsures d'insectes, et dans certaines inflammations. Il est évident que toutes les lésions externes ou internes qui ont pour cause la présence d'un parasite végétal ou animal, sont modifiées par cet agent.

M. Bobœuf a étendu les usages de son phénol sodique aux soins à donner aux animaux, au traitement des plantes et des arbres, à la conservation des bois de construction et des ustensiles aratoires, et il espère ainsi livrer à l'agriculture des *Coaltars artificiels* destinés à préserver les racines des végétaux des ravages que leur causent les animaux inférieurs.

Cet éminent industriel aurait peut-être dû parer, avec les brillantes couleurs qu'il sait aussi tirer du goudron, l'étagère sur laquelle reposent ses affreuses topettes de fer blanc et ses flacons trop modestes, et nous donner un échantillon des parfums que renferme cachés ce produit noir et infect qui n'a plus de secrets pour lui.

Il y a des gens qui s'imaginent que la torture est abolie en France et ne songent nullement aux supplices variés que nous infligent les chaussures mal faites. On dirait, à les entendre, que nous venons au monde ornés de cors, d'oignons et de durillons, quand ce sont Messieurs les cordonniers qui, le plus souvent, sont la cause de ces désagréables infirmités. Je dis — le plus souvent — et je dirais — toujours — si la coquetterie, en recherchant tous les moyens de faire paraître le pied plus mince et plus petit, ne venait pas à leur aide.

Or, en se rendant compte des événements graves que peut

occasionner un simple cor ayant élu domicile entre deux des orteils d'une danseuse ou d'un homme politique ; en calculant le sang versé, les révolutions survenues, les cataclysmes produits parce que sur l'un des os d'un tarse omnipotent s'est, un jour, implanté un oignon sans pudeur ; en se souvenant des parties de plaisir changées en atroces corvées, des mauvaises réceptions subies après cinq-quarts d'heure d'antichambre, des omnibus manqués, des trains partis à votre nez, des rebuffades de l'ange adorée, des mille et une misères engendrées par un durillon irrité, il est évident que la question de la chaussure atteint les hauteurs d'un intérêt social.

Il n'est pas nécessaire d'être anatomiste pour savoir que nulle partie du corps ne présente, comme le pied, des différences de conformation plus individuelles et plus nombreuses. Sa voussure, sa largeur, sa longueur, sa forme sont des éléments qui se combinent à l'infini. Sa susceptibilité n'est pas la même chez les divers individus ; enfin la façon de marcher varie aussi selon les personnes.

Il résulte de tout ceci que pour avoir *chaussure à son pied* il faut un foule de conditions qu'on ne trouve pas souvent réunies bien qu'il semble cependant que ce soit chose facile avec de bonnes mesures, de bons matériaux et de bons ouvriers.

C'est ce qui explique la vogue des grands magasins de confection dans lesquels on choisit parmi des milliers de souliers, de bottes et de bottines, jusqu'à ce qu'aient été trouvés ceux ou celles qui revêtent et protègent sans comprimer ni blesser, tout en maintenant suffisamment, car une ampleur trop grande permet de trop grands mouvements et occasionne aussi le mal qu'on cherche à éviter.

M. Pinet est le chef et le créateur de l'un de ces établissements, et sa fabrication de *Chaussures parisiennes* compte parmi les plus importantes.

Il s'est appliqué à établir des pointures exactes et rigides qui, tout en apportant la plus grande régularité dans le travail, offrent des séries assez nombreuses et assez variées pour s'adapter à toutes les conformations du pied et répondre à tous les besoins.

Il a inventé de nouveaux outils, perfectionné ceux qui existaient déjà et trouvé dans le puissant auxiliaire des moyens mécaniques plus de rapidité dans la confection, de précision dans la coupe et une grande économie de matières premières.

Son exposition est très jolie et en même temps très sérieuse. Rien de plus élégant que les chaussures qu'elle nous montre, rien de plus comfortable. On remarquera les talons faits d'une seule pièce et fixés, proportionnellement à leur hauteur, à l'endroit le plus commode pour l'aisance de la marche.

M. Pinet, fondateur et ancien président de la Chambre syndicale de la chaussure, vice-président de la Société de secours mutuels de la cordonnerie de Paris, est des plus distingués dans ce groupe d'ouvriers parisiens, devenus grands fabricants, par la grâce de leur intelligence et de leur travail soutenu. Phalange industrielle qui porte haut son drapeau et voit tous les jours grossir ses rangs.

Quand on compare le modeste établissement de la rue du Petit-Lion-Saint-Sauveur où s'est commencée cette fortune, en 1855, aux splendides ateliers et magasins existant aujourd'hui rue Paradis-Poissonnière, on ne peut s'empêcher d'admirer l'esprit d'ordre, l'intelligence des affaires, les facultés administratives de l'ancien compagnon de France, et comme il est aussi bon maître qu'il a été bon ouvrier de lui souhaiter continuation d'un succès si mérité.

J'ai essayé les couchages les plus divers, non pour mon plaisir particulier, mais par suite de nécessités que m'a longtemps imposées mon métier de voyageur.

J'ai dormi en Europe, en Asie, en Afrique et en Amérique, et, si mon sommeil a toujours été bon, grâce à une disposition particulière qui me permet de me reposer partout et sur tout, je puis, en connaissance de cause, déclarer qu'il n'y a de vrai lit qu'en France.

C'est que ce meuble est, chez nous, le premier sous une infinité de rapports ; il est la pièce fondamentale du ménage, c'est lui qu'achètent d'abord les nouveaux mariés, c'est lui qui voit naître, c'est lui qui voit mourir, enfin il partage seul avec les habits « dont les saisis sont vêtus et couverts, » le droit inappréciable d'échapper aux appétits désordonnés des huissiers.

Aussi comme on le soigne, comme on dispose, avec art et bonheur, les diverses pièces qui servent à rendre son édifice majestueux et engageant à la fois.

Voyez la couche de nos maisons bourgeoises avec sa paillasse, ses deux ou trois matelas, son lit de plumes, son édredon, ses couvertures, ses draps amples et parfumés de cette bonne odeur de lessive, si douce aux narines de nos ménagères, et dites-moi si ce n'est pas là le sanctuaire domestique.

Pour le médecin, le lit fait partie de l'arsenal thérapeutique et hygiénique ; ce dont l'homme fatigué par le travail, et le malade, épuisé par ses souffrances, ont d'abord besoin, c'est du repos et point n'est besoin de recourir à M. de la Palisse pour démontrer que, toutes choses égales d'ailleurs, on repose d'autant mieux que le couchage est plus compris.

Les paillasses, telles qu'elles étaient faites partout, il y a trente ans, et telles qu'on les fait encore dans beaucoup de maisons n'étaient et ne sont que des sacs plus ou moins garnis intérieurement de paille de blé ou de seigle, de feuilles de maïs, de balles d'avoine, de mousses ou de varechs.

Cette garniture végétale offre l'inconvénient de fournir un asile et des vivres à une infinité d'insectes, d'un voisinage compromettant ; elle est également un réceptacle de miasmes délétères, et des soins continuels peuvent, seuls, la préserver et l'entretenir.

L'invention des sommiers élastiques, destinés à remplacer la paillasse, a été fort heureuse, et il faut applaudir aux progrès que fait, tous les jours, leur construction.

M. Massé a créé un *Sommier oriental* qui doit sa réputation à la supériorité de sa fabrication, de sa contexture et de ses qualités d'hygiène.

Ce sommier est complètement à jour, l'air le pénètre dans tous les sens. Il est composé d'un chassis en bois ou en fer supportant des ressorts en fil de fer étamé, reliés tous ensemble par une chaîne élastique qui cède légèrement à la pression. Tous les ressorts étant rattachés et se trouvant supporter solidairement les efforts, aucun d'eux ne peut se fatiguer séparément.

Un seul matelas placé sur ce sommier suffit pour composer un excellent couchage.

Le lycée du Havre, l'Hôtel-Dieu de Lyon, l'hopital Rothschild ont expérimenté le sommier oriental que son excellente installation et son prix modéré feront certainement adopter.

M. Ulrich prépare des biscottes qui ne sont pas mal faites et offrent toutes les qualités d'un aliment féculent, ayant acquis, par une fermentation convenable et une coction intelligente la propriété d'être facilement digéré. Les produits de cette fabrication sont très goûtés en Allemagne, et je ne doute pas qu'ils ne puissent rendre service pour le sevrage des enfants, ainsi que dans certaines convalescences où les fonctions de l'estomac et des intestins doivent être ménagées attentivement et où l'alimentation réclame toute la surveillance du médecin.

Le docteur Bouyer, de Saint-Pierre-de-Fursac, expose des *Poudres de lait médicamenteux*.

On sait qu'à l'état naturel, le lait, cet aliment parfait, contient des chlorures de sodium et de potassium, des phosphates de chaux, de soude et de magnésie et de l'oxyde de fer ; on sait aussi qu'en faisant entrer diverses substances médicinales dans la nourriture d'une vache, d'une chèvre ou d'une ânesse, on retrouve ces substances plus ou moins modifiées dans le liquide secrété par les mamelles de l'un ou l'autre de ces animaux ; enfin on a depuis longtemps observé les mêmes phénomènes chez les nourrices, ce qui a conduit à imaginer un traitement consistant à faire prendre à la femme qui donne le sein les remèdes qu'on veut faire parvenir dans les voies digestives du nouveau-né.

S'appuyant sur ces données physiologiques, M. Bouyer a pensé qu'il y aurait avantage à associer directement au lait certains agents et à le faire servir d'introducteur dans l'économic ; il a donc préparé ses poudres en choisissant l'iode, l'iodure de potassium, l'arsenic, le mercure et le fer comme principes destinés à leur donner des propriétés thérapeutiques.

Ces produits, sont depuis plusieurs années, employés sous les trois formes de sirop, de poudre et de chocolat, et des observations nombreuses sont venues rendre justice à leur valeur.

Le *Lait iodique* compte de véritables succès dans le traitement des maladies chroniques des organes de la respiration, dans les affections de l'estomac, dans la cachexie scrofuleuse et dans tous les cas où une médication iodée, dont il n'est et ne prétend être qu'une application nouvelle, est préconisée.

Les préparations de lait iodique n'irritent point en général l'estomac, ni le reste du tube digestif. Les médecins qui en ont fait usage dans leur pratique n'ont encore observé que très peu de troubles gastriques qui puissent leur être rapportés. L'iode y est dans un état de combinaison qui le rend d'une administration agréable et d'une tolérance facile. L'assimilation s'en fait bien et promptement.

M. Bouyer n'hésite point à expliquer l'innocuité du lait iodique par le mélange de l'iode et de ses sels avec le lait. « Les toxicologistes, dit-il, recommandent le lait comme antidote par excellence de l'iode, pour combattre les effets irritants de ce métalloïde. »

Chaque cuillerée à soupe de sirop ou de poudre de lait iodique représente quatre centigrammes de principe actif ; chaque tablette de chocolat au lait iodique renferme trois centigrammes du même principe.

Le *Lait ioduré* est indiqué dans tous les cas où l'on a coutume de prescrire l'iodure de potassium. Chaque cuillerée à bouche représente, pour la poudre et le sirop, vingt centigrammes de sels iodurés.

Bien que l'arsenic se montre beaucoup moins que l'iode difficile à manier en thérapeutique, le lait arsenié est encore une heureuse combinaison qui a de bons résultats dans le traitement de certaines affections dartreuses et dans les névroses.

Chaque cuillerée à soupe de sirop ou de poudre de lait arsenié représente deux centigrammes de l'agent médicamenteux ; chaque tablette de chocolat contient un centigramme de cet agent. Comme pour le sirop de lait iodique, il faut faire dissoudre avec soin le sirop de lait arseniaté dans une demi-tasse à café d'eau bouillante. M. Bouyer conseille de faire prendre immédiatement après ce sirop une tasse d'infusion aromatique de camomille, tilleul ou feuilles d'oranger. On peut faire dissoudre également la poudre ou la croquer à l'état sec. Le chocolat se mange comme tout autre chocolat.

On a voulu guérir les nouveaux-nés atteints de syphilis héréditaire en faisant absorber du mercure à leurs nourrices, dans l'espoir que le médicament entrant dans le lait, ce liquide servirait à la fois de nourriture et de traitement. Malheureusement ce passage ne se fait pas, et après des tentatives multipliées, il a fallu revenir à donner le mercure directement. Or, chez de petits êtres, dont toute l'économie est prise, les organes digestifs sont dans un état de souffrance que ne feraient qu'augmenter les préparations hydrargyriques si elles n'étaient surveillées avec le plus grand soin. Le *Lait hydrargyrique* me paraît donc répondre à un besoin sérieux.

Des observations du docteur Mandon, de Limoges, viennent me confirmer dans cette manière de voir.

Chaque cuillerée à soupe de sirop ou de poudre de lait hydrargyrique représente environ deux centigrammes de sels mercuriels. Chaque tablette de chocolat renferme cinq à six milligrammes des mêmes principes médicamenteux.

Le *Lait ferrugineux* est un excellent moyen d'administrer le fer. Il ne produit pas de trouble dans la digestion et n'irrite pas les organes. Chaque cuillerée à bouche renferme dix-huit centigrammes de sel ferreux.

La préparation des laits médicamenteux de M. Bouyer repose sur ce fait, qu'à un certain degré de concentration les sels du serum du lait se prêtent à des combinaisons ou à des doubles décompositions avec l'iode, l'acide arsénieux, le bichlorure de mercure, l'iodure de potassium et le fer. Des analyses faites par deux habiles chimistes, MM. Touraud et Chevrier, ont établi que ces laits présentent une composition complexe ; que l'iode forme des iodates et des iodures ; que l'acide arsénieux produit des arsenites alcalins ; le bichlorure de mercure,

du phosphure et du deuto-chlorure de mercure; l'iodure de
potassium, du proto-iodure, du bi-iodure, etc.

Il y a lieu d'étudier si l'introduction, dans l'économie de
ces agents divers, dont quelques-uns n'ont jamais été employés
en médecine, n'explique pas certains effets inattendus auxquels a donné lieu l'usage des laits du docteur Bouyer.

En attendant, regardons-les comme un moyen fort commode d'administration des médicaments les plus usités, moyen
qui convient surtout pour les enfants et pour les personnes difficiles.

Non-seulement on commence à trouver qu'il est ridicule de
se noyer quand on peut faire autrement, mais on travaille
avec ardeur à rendre pratiques et commodes les appareils de
sauvetage. Tant il est vrai qu'il ne faut jamais désespérer de
l'humanité, et que le liége peut servir à autre chose qu'à confectionner des bouchons.

L'exposition du Havre, en ouvrant à toutes les inventions
nautiques un magnifique champ d'expériences et uh public
ayant toute qualité pour en apprécier justement la valeur, a
donné l'occasion de se montrer au grand jour à quantité de
ceintures, de cuirasses, de vêtements, destinés à soutenir sur
les flots ceux qui en sont munis.

On voit que l'attention est aujourd'hui dirigée sur un sujet
bien digne de la retenir et, certainement, ce ne seront pas les
encouragements qui manqueront à ceux qui consacrent leur
travail et leur fortune à chercher les moyens de sauver les
victimes de ces événements si fréquents à la mer et trop souvent désastreux.

Je n'en veux pour preuve que la sympathie avec laquelle a
été accueillie l'annonce des essais de M. Stoner, l'empressement qu'à mis à les suivre une assemblée brillamment et, ce
qui vaut mieux encore, sérieusement composée, les félicitations de bon aloi dont leur succès, aussi plein et aussi concluant qu'il était possible de le désirer, a été accompagné.

L'*Appareil Stoner (National life saving apparatus)* se

compose d'un gilet, d'un par-dessus à capuchon, à manche et à jambières, de souliers et de deux propulseurs.

Le gilet, I, est une sorte de cuirasse bombée intérieurement et rembourrée de liége, qui se boucle autour de la taille et est maintenue par des bretelles, J. Lorsqu'il n'est pas utilisé, ce gilet se replie de façon à n'occuper que fort peu de place.

C'est sur lui que se met le par-dessus, A, formé d'une seule pièce de caoutchouc plus épaisse à sa partie inférieure que supérieurement.

Ce costume, assez ample pour permettre à la personne qui le revêt de garder, sous le gilet de liége, ses vêtements ordinaires, en abandonnant seulement ses chaussures, n'a que trois ouvertures destinées à laisser libres la face et les mains du porteur.

L'eau ne peut pénétrer par ces ouvertures : car une bande faisant corps avec la manche règne autour de chaque poignet et son élasticité est telle qu'elle ferme tout passage au liquide en s'appliquant exactement sur la partie inférieure de l'avant-bras et, quant à l'encadrement du visage, voici comment il est combiné :

Sur la paroi intérieure du capuchon, à dix centimètres environ de ses bords libres et vers le point qui doit toucher au sommet de la tête, est fixée une sorte de tube élastique formant collier, B ; une languette, C, dont le bord inférieur est libre, adhère par son bord supérieur avec la partie du vêtement qui recouvre le cou ; de chacune des extrémités de cette languette, à droite et à gauche, partent deux tubes élastiques réunis dans leur longueur par une bande également élastique sur laquelle ils sont fixés, de manière à laisser entre eux un espace en forme de gouttière.

Lorsqu'on veut se lancer à l'eau on applique sur les côtés de la tête les bandes de gauche et de droite, qui supportent ces tubes, de façon à ce qu'ils se trouvent placés extérieurement, et on réunit lesdites bandes l'une à l'autre sur le sommet de la tête à l'aide d'une boucle. On ramène alors le collier, B, sous la mentonnière, G, en lui faisant occuper la gouttière. Le tout est maintenu par une bande auxiliaire passant derrière l'occiput. Les bords libres du capuchon s'enroulent alors autour de cet encadrement en façon de bourrelet hermétique.

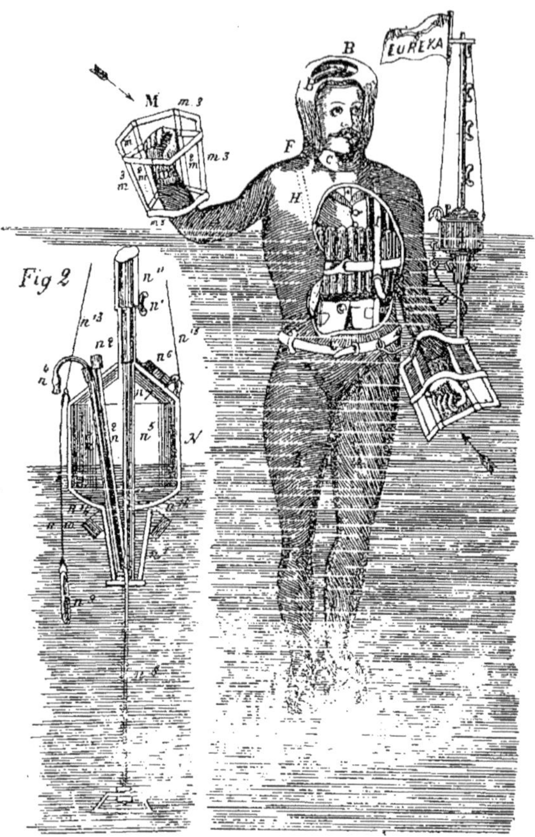

Enfin, une bande, F, assujettit les portions de capuchon qui ont trouvé leur place dans le creux existant entre les mâchoires et le cou, et une ceinture, G, fixée à l'arrière du vêtement, complète, avec des bretelles, H, le système de garantie contre tout dérangement.

Dans l'eau, la languette, C, se projette en avant et rend moins fatiguant, pour le nez et la bouche, le clapotis des vagues.

Les souliers, K, ne sont pas à proprement parler des souliers, d'abord ils n'ont pas de semelles et chacun d'eux est formé de deux plaques, concaves à l'intérieur, convexes à l'extérieur, réunies à l'arrière par une bande à charnière. L'une de ces plaques recouvre la moitié interne de la partie dorsale du pied et son bord interne ; l'autre recouvre la moitié externe et le bord externe. Une lanière, R, attache ces plaques au pied renfermé dans la jambière du vêtement.

Elles sont ouatées à l'intérieur et garanties contre l'action corrosive de l'eau de mer. Leur poids sert à conserver au porteur une position verticale.

L'appareil de propulsion, M, se compose d'une barre ou poignée, m^1, que la main saisit et aux extrémités de laquelle sont fixés des barreaux, m^2, autour duquel pivotent des chassis en fil de fer, m^3. Le tout est recouvert de caoutchouc.

Lorsque la main armée de cet appareil se meut, sous l'eau, dans une certaine direction, les ailes se replient et n'offrent aucune résistance au liquide, tandis que, dans la direction contraire, elles s'ouvrent jusqu'à ce qu'elles soient arrêtées par des bandes, m^4, m^5, qui servent en même temps à attacher le propulseur au bras.

Une corde est d'ailleurs attachée d'un côté à la partie supérieure de ce propulseur et de l'autre à la manche du vêtement afin d'éviter toute chance de perte ou d'éloignement lorsque la main a besoin d'être libre.

Les grands avantages de l'invention de M. Stoner sont de soutenir admirablement en laissant toujours hors de l'eau la tête et les épaules, de préserver entièrement des atteintes de ce liquide et, grâce à la position verticale qu'il assure, de donner toute facilité pour se servir de ses mains.

J'ai déjà dit que les essais exécutés dans la rade du Havre avaient été des plus heureux.

Avant de raconter les faits, dont j'ai été l'un des nombreux témoins, je dois rappeler quelques expériences plus anciennes.

La première fut faite à Washington par M. L. Rosvally. La plupart des membres de la Chambre des Représentants y assistèrent en compagnie du président des États-Unis, de l'amiral Radfort, du contre-amiral Smith, d'hommes de science, de journalistes et autres personnages distingués.

Avant de sauter dans le fleuve, M. Rosvally s'informa s'il

se trouvait, sur le steamer qui avait été mis à sa disposition, quelque personne désireuse d'endosser son vêtement, et M. Garisson, de Washington, en ayant exprimé le désir, s'en revêtit.

Les deux compagnons furent jetés par dessus le bord et disparurent un instant pour revenir presque aussitôt à la surface et se livrer à divers exercices dont l'exécution dénotait le calme le plus parfait et une complète liberté de mouvements.

Après être restés dans l'eau pendant une heure, M. Rosvally et M. Garisson furent hissés sur le bateau, et leurs appareils étant ôtés, il fut reconnu que leurs habits étaient complètement secs.

Plus tard, des milliers de citoyens de la ville de Baltimore assistèrent à de nouvelles expérimentations, dans le nombre desquelles il convient de citer celle qui eut lieu en présence de M. Lincoln, du docteur Harris, et des membres du Conseil de santé publique.

J'arrive à ce que j'ai vu, le 9 août 1868, sur le steamer *Courrier*.

M. Stoner et M. Craddock se sont jetés à l'eau à cinq ou six milles au large de la pointe de la Hève, et, pendant plus d'une heure, ont manœuvré sans être le moins du monde troublés par une houle assez forte.

M. Stoner remorquait une énorme boîte en fer blanc qui fait partie de son outillage de naufragé, et des flancs de laquelle il a extrait maintes provisions de bouche solides et liquides qu'il a fraternellement partagées avec son associé. Ces deux messieurs ont mangé, ont bu, ont fumé, et ils allaient, je crois, commencer une partie de dominos quand une lame, un peu plus forte, est venue les empêcher de se livrer à ce doux exercice. Ce que voyant, ils ont fait un somme ; après quoi, désireux de recevoir les applaudissements qui les attendaient, ils ont hissé le signal de détresse et tiré deux coups de pistolet pour demander l'embarcation qui devait les recueillir.

A peine remontés à bord du *Courrier*, ils ont quitté leur enveloppe et se sont montrés dans leur tenue de ville que nulle goutte d'eau n'avait touchée.

L'épreuve était concluante. M. Stoner a cependant tenu à

la renouveler et, les 25 et 30 août, de neuf à dix heures du soir, il a répété, de concert avec M. Craddock, les exercices déjà cités auxquels il a pu joindre la manœuvre des signaux nocturnes de détresse, consistant en pétards, fusées, chandelles romaines, feux de bengale, dont la fameuse boîte est toujours amplement pourvue.

Une jeune et charmante femme, Mme Craddock, avait voulu partager les honneurs de l'expérience et, gentiment emmitouflée dans le vêtement sauveur, s'était fait jeter à la mer à la surface de laquelle elle vint se jouer comme la plus gracieuse des Néréides.

Enfin, le 5 septembre, M. Stoner, pour donner une idée de la liberté de mouvement dont il jouissait, écrivit, soutenu dans l'eau par son appareil, les lignes suivantes :

« As these are perhaps the first lines ever written by any man in the water, i must be allowed to write my thoughts. And although strange as it may seem i am wandering how many of the tens of thousands, whose, moss covered bones, are now resting in the bottom of the Ocean might have been saved by the use of my apparatus. »

L'excellence de l'invention est maintenant chose surabondamment prouvée.

Sans doute, en admettant même que sur tous les steamers on puisse arriver à fournir à chaque passager un appareil Stoner, cet appareil ne rendra pas inutile les bateaux de sauvetage, car, un navire brûlant ou sombrant à deux ou trois cents lieues d'une côte et dans des parages peu fréquentés, les naufragés ne pourraient avoir assez de provisions et assez de forces pour résister à toutes les causes de mort qui les entoureraient, mais il deviendra nécessairement l'indispensable complément de ces bateaux. Il serait d'ailleurs puéril de rechercher les cas innombrables dans lesquels il sera d'une incontestable utilité.

Une compagnie s'est formée à New-York, 73, Cedar street, pour l'exploitation de ce système et elle espère être à même de pouvoir bien tôt fournir ses vêtements à un prix tellement modique que tout passager voudra s'en assurer la possession dans sa cabine.

Quelques mots sur la boîte d'approvisionnement,

C'est un réceptacle flottant ou bidon renfermant des signaux, des vivres et de l'eau. Il est construit en fer blanc, parfaitement étanche et à double fond.

Dans le compartiment inférieur, n1, se place la provision d'eau douce qu'on y introduit par un tube n2, et qu'on peut aspirer, lorsque l'on est plongé dans la mer, à l'aide d'un second tube en gomme élastique, n4.

La chambre supérieure sert de magasin pour les comestibles, les signaux, les allumettes, le tabac, etc. On y pénètre en soulevant le couvercle, n6, par une ouverture assez grande, n7.

Le centre de l'appareil est occupé dans toute sa hauteur par un tube dans lequel joue un mât de pavillon, n11, qui rentre dans l'appareil ou en surgit à volonté et à l'extrémité inférieure duquel est adaptée une tige, n8, supportant un lest. Des cordes, n3, attachées d'une part au bidon et de l'autre à l'extrémité supérieure du mât de pavillon servent à maintenir cette pièce une des plus importantes de tout le système.

Enfin, d'autres détails de construction comme, par exemple, les poignées, n14, à l'aide desquelles on attire à soi ou on repousse la boîte, viennent en rendre l'usage plus sûr et plus commode.

A voir l'aisance avec laquelle M. Stoner y prend et y replace tous les objets qu'elle contient, tandis qu'il est ballotté par la vague, on comprend qu'il n'a rien oublié et que son magasin flottant est le fruit de combinaisons raisonnées et longtemps étudiées, non pas dans le silence du cabinet, mais dans le milieu où il doit rendre ses services.

En résumé, l'œuvre entière, ceinture, vêtement, boîte annexe, mérite les éloges unanimes qui lui ont été accordés.

Lorsqu'à chaque instant on lit dans les journaux le récit des angoisses morales et des souffrances physiques subies en pleine mer par de malheureux naufragés qui, grâce à un débris de mâture, à quelques misérables épaves flottant péniblement sur l'onde, sans un morceau de biscuit pour calmer les impérieuses demandes de la faim, sans une goutte d'eau pour rafraîchir une gorge brûlante et desséchée, ont pu, toutefois, attendre pendant plusieurs jours un secours arrivant enfin ; quand, d'un autre côté, l'on sait que, lorsqu'un navire vient se briser près d'une côte, il arrive presque toujours que, faute de pouvoir se soutenir sur l'eau, des passagers ou des matelots périssent à quelques mètres à peine de la grève et que, parmi ceux qui ont pu l'atteindre, plusieurs succombent, privés qu'ils sont de la bouchée de pain, de la cuillerée de cordial, de la goutte d'eau qui les pourrait sauver, on ressent plus vivement les bienfaits qu'apporte avec elle une invention semblable à celle de M. Stoner.

Avec son appareil on peut attendre longtemps sans être glacé par le contact de l'eau, sans être épuisé par les efforts qu'il faut faire pour se maintenir sur un bout de vergue, une rame, un objet quelconque, en ayant sous la main les moyens de vivre, d'appeler à l'aide, de lutter enfin contre la mort.

Ces ressources s'épuiseront, il est vrai, mais que de chances de salut avant le fatal moment, chances qui sont perdues ou bien moindres avec les moyens ordinaires de sauvetage, et si le rivage est proche, quelle joie pour les naufragés de le pouvoir atteindre à l'aide de ses propulseurs. Il lui faudra un jour, deux jours, trois jours même pour atteindre le but... qu'importe ! n'a-t-il pas avec lui de quoi boire, de quoi manger ; ne peut-il pas se reposer quand il est fatigué.

Enfin, lorsque sera venu le temps où chaque navire sera obligé de se munir de canots de sauvetage dans le genre de celui du capitaine Vié, par exemple, et en quantité suffisante pour contenir l'équipage et les passagers, temps qui succèdera, j'espère, à la période d'absurde incurie dont nous avons tant de mal à sortir, les appareils Stoner viendront apporter à ces canots un concours puissant. En effet, si les embarcations de sauvetage sont insubmersibles, elles chavirent souvent, et ceux qui les montent ne sont pas toujours certains d'être assez adroits ou assez heureux pour saisir à temps les petites bouées suspendues aux bordages, surtout quand ils ne savent pas nager ou n'ont aucune habitude de la mer, d'où résultent des accidents graves et quelquefois mortels qui seront évités par l'emploi de ces appareils. La sécurité augmentera dans l'esprit des naufragés, et ils pourront, d'autant mieux, veiller au salut commun qu'ils auront moins à s'occuper de leur salut individuel.

Pour tous ces motifs, M. Stoner a bien mérité de l'huma-

nité et je suis heureux de me trouver d'accord avec les plus
autorisés en semblable matière et avec tous les organes de la
presse pour recommander ce système.

La Compagnie qui exploite les brevets de M. Stoner expose
aussi des *Appareils de lestage* sur lesquels je n'ai pas à donner d'avis, vu mon incompétence, mais qui me paraissent assez
curieux.

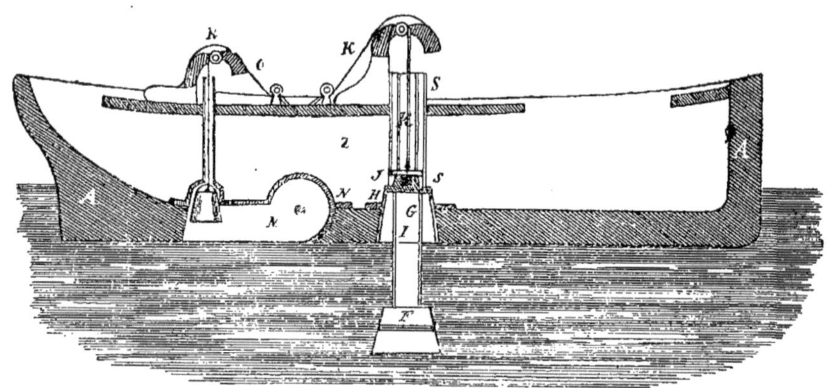

F est un poids qui peut être relevé ou abaissé verticale-
ment, et disposé de façon à ce que, lorsqu'il est relevé et logé
dans l'enfoncement, G, préparé pour sa réception, sa surface
inférieure soit sur le même plan que celle de la quille et s'em-
boite dans elle. Grâce à cette précaution il n'apporte aucun
obstacle aux mouvements du navire à travers l'eau.

L'enfoncement, G, est taillé dans la carène du navire et
revêtu de pièces de métal ; la partie de la carène ainsi affaiblie
est raffermie par des bordures ou plaques, H, également métalliques, placées sur sa paroi supérieure.

Depuis la voute ou paroi supérieure de l'enfoncement, G,
s'étend, jusqu'au pont ou à toute autre partie convenable du
navire un puits oblong, S.

A la partie supérieure du poids, F, est fermement attachée
l'extrémité inférieure des deux tiges, I, adhérant, par leur
bout supérieur, à une traverse, J, laquelle monte et descend
selon que le poids, F, est relevé ou abaissé ; des rainures pra-
tiquées sur les parois du puits et dans lesquelles jouent la
tige, I, assure le fonctionnement régulier du glissement.

A la partie centrale de la traverse, J, est attachée une chaine, K, laquelle passe par une poulie attachée au-dessus de l'ouverture du puits et dont le bout libre est attaché à un cabillot.

Un second appareil, fondé sur le même principe, consiste en un poids fixé à une des extrémités d'un bras qui peut se mouvoir autour de son autre extrémité, M, en décrivant un arc, d'environ 90 degrés, situé dans le plan qui contient les axes horizontal et vertical du navire.

Ce bras s'emboîte dans un enfoncement pratiqué dans la carène du navire, et lorsqu'il est dans la position horizontale sa face inférieure est dans le même plan que celle de la quille.

La partie du navire qu'on a affaiblie en y taillant des enfoncements pour recevoir le poids et les bras est consolidée par des bordures métalliques.

Une chaîne, O, est attachée au poids et passe au travers d'un tube, puis sur une poulie, R, attachée au-desous de ce tube. Le bout libre de cette chaîne est maintenu par un cabillot.

La manœuvre est la même pour l'un et pour l'autre de ces systèmes ; le poids peut être instantanément descendu lorsqu'il est nécessaire et aussi aisément relevé quand il n'est plus requis.

La température la plus basse du jour en un lieu déterminé se présente en général un peu après le coucher du soleil ; la température la plus élevée s'observe vers deux heures du soir en été et vers une heure en hiver.

Entre ces points extrêmes l'observation montre que la température est d'abord croissante, qu'elle devient ensuite décroissante jusqu'au retour du minimum et ainsi de suite.

Mais cette marche évidemment vraie, en tant qu'on la considère comme moyenne, est soumise à une infinité de causes perturbatrices, et calculer exactement, lorsqu'on a quelque intérêt dépendant de la quantité de chaleur contenue dans l'atmosphère, n'est pas chose facile.

Les maraîchers et ceux qui cultivent les violettes hâtives en font souvent la dure expérience. Endormis par un temps excessivement doux, sans inquiétude sur l'avenir de leur récolte, ils la trouvent gelée quelques heures après, si un hasard heureux ne les a pas réveillés à temps pour la préserver en fermant les chassis ou en les recouvrant de paille.

On sait aussi combien les gardiens des serres qui renferment des plantes rares, dont la vie ne peut subsister que dans un milieu toujours garanti contre le froid, doivent user de vigilance ; le moindre oubli, ne fût-il que d'une durée insignifiante, peut suffire pour tuer ces végétaux délicats.

Eh bien ! leurs nuits pourront être désormais tranquilles, et si quelques travaux les retiennent au logis, ils n'auront pas besoin de s'aller à chaque instant enquérir de ce qui se passe au dehors. M. Lemaire et M. Fournier ont construit pour eux un *Thermomètre avertisseur* qui leur évitera toute inquiétude et sur la fidélité duquel ils pourront compter.

Rien n'est aussi simple que cet instrument ; il n'en est pas de plus ingénieux. C'est un thermomètre métallique dont l'aiguille est en communication avec un des pôles d'une pile électrique, et parcourt un limbe gradué sur lequel est disposé un curseur métallique en communication avec l'autre pôle. Lorsque l'aiguille vient en contact avec le curseur le courant s'établit et fait mouvoir une sonnerie qui dure tant que le contact a lieu.

Supposons maintenant qu'étant en possession de cet instrument j'aie intérêt à savoir quand la température d'un local quelconque, renfermé ou en plein air, arrivera à 15 degrés, par exemple ; je place le curseur en face du chiffre 15 du limbe gradué et je n'ai plus à m'occuper de rien. Dès que l'aiguille du thermomètre atteindra ce chiffre elle touchera au même instant le curseur et la sonnerie se fera entendre. Il n'est pas besoin d'ajouter que ladite sonnerie peut se placer ou besoin est.

Je n'ai parlé jusqu'ici que d'un curseur ; le thermomètre avertisseur en a deux, l'un à droite, l'autre à gauche de l'aiguille communiquant bien entendu avec le même pôle. On se sert de l'un ou de l'autre pour marquer le degré dont on veut connaître la venue selon le côté de l'aiguille vers lequel est situé le chiffre qui indique ce degré.

Si l'invention de MM. Lemaire et Fournier n'avait pour utilité que de préserver les jeunes laitues et les petits pois adolescents, d'offrir aux végétaux exotiques plus de sécurité sous notre ciel, aussi variable que le caprice d'une jolie femme, et de permettre aux horticulteurs un sommeil paisible, ce serait déjà fort beau, mais je ne m'en serais probablement pas occupé dans ce livre.

Elle a, pour moi, des applications plus importantes.

Ainsi, dans un grand nombre d'affections morbides, il est de toute nécessité de procurer aux malades un air qui, tout en étant fréquemment renouvelé, soit d'une température constante. Des soins continuels, une attention qui ne se dément pas, sont, en ce cas, nécessaires, et s'il est, à la rigueur, possible de les obtenir pendant la période la plus dangereuse de la maladie, alors que parents et amis veillent assidûment, on n'y peut guère compter pour toute sa durée. On se fatigue bientôt de toutes ces précautions, on y attache peu d'importance, peu à peu on les oublie.

Et encore je place le malade dans les conditions les plus favorables ; je mets auprès de lui des gens auquel il est cher, mais pensez à celui qui n'a près de son chevet qu'une garde indifférente, occupée à digérer ses quatre repas dans une somnolence continuelle entretenue par le tabac et les petits verres qu'elle prend avec trop d'amour. La température peut varier de six à huit degrés en moins, ce n'est pas elle qui s'en apercevra si elle ne souffre pas de ce changement.

Aussi que d'exacerbations dont, au premier abord, le praticien ne peut se rendre compte : le soir, il a laissé son client dans une excellente situation, le mal est enrayé, tout va bien ; le lendemain, il le retrouve, offrant les symptômes les plus graves,. et, après s'être épuisé en vaines conjectures pour s'expliquer ce changement, il découvre qu'il ne tient qu'à un simple refroidissement. Il n'est pas non plus de médecin qui n'ait eu à constater des rechutes graves, en pleine convalescence, ayant uniquement cette cause.

Le thermomètre avertisseur peut rendre, dans ces cas, de très grands services. En plaçant le curseur sur le degré au-dessous duquel la température ne doit pas descendre, il n'y a plus de négligence à craindre. L'instrument inflexible ne la permettra pas.

Aussi le verrons-nous sûrement employé dans le service des hôpitaux et dans la pratique civile. J'engage fort, dès à présent, ceux qui craignent le froid ou ceux qui ont la poitrine délicate à se le procurer.

Les garanties que présente cet appareil le feront également adopter par les industries dans lesquelles on emploie la chaleur et où cet agent doit être constamment surveillé, un excès en plus ou en moins pouvant faire manquer le but ou amener la détérioration des matières, sinon leur perte.

Je citerai, entre autres, la fabrication de l'amidon, celle de la gommeline, de la dextrine, du leïocomme, de la pyrodextrine, produits qui ne sont que des transformations isomériques de la fécule obtenues sous l'influence de la chaleur, laquelle, selon son intensité, donne naissance à l'un ou à l'autre ; la dessication des plantes ; certaines distillations, etc.

Le thermomètre avertisseur servira aussi à faire connaître le degré de chaleur auquel sont arrivés les végétaux soumis à une fermentation qui doit être réglée. Pour le tabac à priser, par exemple, la température ne peut, sans inconvénients graves, dépasser 80 degrés dans les masses de feuilles mouillées d'eau salée qui servent à le confectionner et qu'on laisse fermenter pendant quatre mois environ. Au-dessus de 30 degrés, la fermentation des jus sucrés employés à la fabrication des alcools d'industrie, change de caractère ; d'alcoolique elle devient acétique, et toute une préparation peut être perdue faute d'attention.

Cette propriété qu'ont les corps organisés de développer pendant la fermentation une quantité de calorique considérable, m'amène à parler des incendies qui ne reconnaissent pas d'autre cause.

On ne compte plus les désastres arrivés en mer par suite d'une combustion spontanée des marchandises enfermées dans la cale, et, tout récemment, ceux de Dunkerque ont été attribués à l'échauffement d'une forte partie de lin de Russie.

Dans les magasins on peut encore exercer une surveillance active, qui ne suffit pas cependant toujours, car la production de la chaleur est quelquefois tellement subite que le feu éclate là, où quelques instants avant n'apparaissait aucun indice inquiétant. Mais par quelle difficulté n'est point empêchée l'inspection des parties profondes d'un navire, encombrées par les nécessités de l'arrimage ; comment savoir précisément dans quel point existe un foyer dangereux et comment le savoir à temps.

Or si l'incendie est à craindre partout, c'est en mer qu'il se présente le plus redoutable et qu'on ose, à peine, songer à ses conséquences. Aussi n'est-il sorte de mesures qu'on ne prenne pour y parer, et sur les grands steamers, comme ceux de la Compagnie Transatlantique par exemple, une instruction, mise entre les mains des officiers, prévoit tous les cas et prescrit minutieusement, selon les besoins possibles, l'office et le devoir des chefs, des matelots et des passagers.

Mais si réprimer est bien, prévenir vaut mieux, et les thermomètres avertisseurs en donnent le moyen.

En plaçant un de ces instruments dans chacun des endroits où il est difficile de pénétrer et, par conséquent, de s'assurer de la température, et en disposant la sonnerie dans la chambre du capitaine, celui-ci sera averti à l'instant précis où la chaleur s'élèvera au-dessus du degré normal, sur lequel aura été placé le curseur, et pourra immédiatement en faire rechercher la cause.

Je suis certain que les Compagnies d'assurances maritimes seront les zélées propagatrices de l'invention et voteront des remercîments à l'inventeur ; je suis sûr aussi que les propriétaires de magasins qui renferment de grandes quantités de matières sujettes à s'échauffer s'empresseront d'ajouter à leur personnel de garde ce surveillant incomparable.

Je n'ai pas à ajouter dans combien d'autres circonstances qui amènent les incendies ordinaires il rendra d'importants services ; les dépôts d'archives, les bibliothèques, les musées lui devront une partie de la sécurité dont jouiront leurs richesses.

Puisque MM. Lemaire et Fournier ont si bien commencé, je les engage à continuer leur œuvre par la construction d'un manomètre avertisseur.

Rien ne serait plus facile que de faire mouvoir des cur-

seurs sur le limbe gradué des manomètres ordinaires, de façon
à ce que, se rencontrant avec l'aiguille, il y ait contact entre
eux et elle. Il suffirait encore de mettre en communication l'aiguille avec un des pôles d'une pile et les curseurs avec l'autre
pôle pour obtenir, au moment du contact, un courant qui ferait
mouvoir une sonnerie placée ou besoin serait.

Cette sonnerie compléterait les garanties que donnent les
soupapes et les sifflets de sûreté.

J'ai eu l'honneur de visiter les ateliers de M. Lemaire et
j'ai été vivement intéressé par l'outillage spécial inventé et
construit par cet ingénieux et habile fabricant, outillage servant à la confection des lunettes jumelles.

Il serait impossible à la main la plus exercée de donner
aux lentilles cette régularité et cette solidité qu'elles ont après
avoir passé par une série d'opérations d'une délicatesse et
d'une précision remarquables, dans lesquelles la machine intelligente vient en aide à l'ouvrier.

Le directeur de ces ateliers, M. Daumas, lequel a reçu du
jury de l'Exposition universelle de 1867 une médaille d'or, à
titre de collaborateur de M. Lemaire, m'a fait suivre toute cette
construction si compliquée des jumelles pour la marine, le
voyage, le théâtre.

En commençant par la première des galeries où travaillent
journellement deux cents ouvriers aidés par une machine à
vapeur de la force de trente chevaux, on voit arriver brutes
les matières premières : cuivre, laiton, flint-glass, crown-
glass, ivoire, ébène, écaille, maroquin, etc., etc. Chacune
d'elles passe ensuite de main en main, reçoit ici sa forme,
là son poli, plus loin son ajustement.

Quand on arrive au dernier atelier, les instruments se
montrent frais et brillants, les uns revêtus d'une sévère robe
noire, les autres parés d'or et d'argent, quelques-uns attirant
les regards par leurs garnitures aux couleurs chatoyantes,
tous sévèrement contrôlés, examinés, garantis, prêts à servir
demain sur mer, ou ce soir à l'opéra.

Je n'ai pu m'empêcher de témoigner à M. Lemaire le plaisir que m'avait causé ce spectacle d'une organisation de travail aussi bien compris et produisant d'aussi merveilleux résultats, et je suis heureux de le rappeler ici.

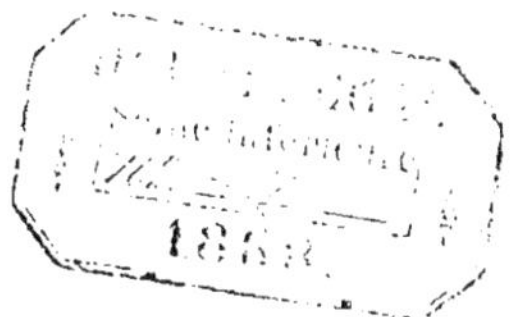

Ceux qui visitent Paris ne pensent pas le plus souvent à
se procurer une entrée dans les principaux ateliers d'où sortent
toutes ces merveilles qui assurent à l'industrie française une
prééminence dont elle est justement fière. S'ils y pénétraient
ils seraient surpris de la quantité de choses qu'ils y appren-
draient et qui plairaient en même temps à leur curiosité et à
leur esprit.

Les filtres employés généralement sont de deux sortes : les
filtres mécaniques, les filtres dépurateurs.

Des étages d'éponges appuyés sur des diaphragmes en
forme de cribles, des pierres poreuses, des couches alterna-
tives de sable ou de gravier, une masse poreuse de laine tontisse dégraissée par l'ébullition dans de la lessive, etc., servent
à constituer les premiers qui n'agissent évidemment que
comme moyens mécaniques par un tamisage véritable ; ils
clarifient l'eau, retardent sa décomposition, mais ne sauraient
lui rendre la pureté qu'elle a perdue.

Les filtres dépurateurs, au contraire, tout en séparant les
substances organiques ou limoneuses suspendues dans l'eau,
la désinfectent du même coup. C'est parmi ces derniers qu'il
faut ranger les *Filtres de Buhring*, exposés par M. F. Voelcker, de Paris, filtres composés de charbon de bois, de charbon
animal, de liége et de tuyaux en caoutchouc vulcanisé.

On sait que le noir animal purifie l'eau en la dépouillant
de sa matière organique et d'une grande partie de ses sels et
que le charbon possède la propriété d'absorber et de retenir
dans ses pores des quantités plus ou moins considérables de
gaz. Le filtre Buhring agit donc mécaniquement, en retenant
les substances étrangères qu'elle tient en suspension, chimiquement, en absorbant les gaz putrides qu'elle renferme.

Ces filtres ont la forme de blocs cylindriques ; à chacun
d'eux s'adapte, par le moyen d'un trou pratiqué dans le sens
de l'axe, un tuyau en caoutchouc muni d'un robinet.

Lorsqu'on veut se servir de ce petit appareil on place le
bloc dans le liquide à filtrer, on ouvre le robinet, on aspire

l'air par le tuyau de caoutchouc servant de siphon et l'écoulement du liquide a lieu immédiatement. On n'a plus ensuite qu'à fermer le robinet ou à le rouvrir, selon que l'on veut arrêter la venue de l'eau filtrée ou l'obtenir.

M. Voelcker a construit des filtres de touristes, de cinq centimètres de haut sur cinq centimètres de diamètre, qui permettent aux voyageurs de boire, sans danger, l'eau d'une source, d'une citerne, d'un puits, d'un étang ; pour ce faire, ils n'ont qu'à plonger le tube dans le liquide et à l'aspirer. Ces filtres, d'un prix très modéré, conviendraient parfaitement au soldat en campagne et lui éviteraient bien des accidents provenant de la mauvaise qualité de l'eau qu'il rencontre souvent et qu'il boit sans aucune précaution.

On donne le nom de sparadraps à des tissus de lin ou de coton, à des étoffes de soie, à des feuilles de papier et à des peaux d'animaux recouverts d'une composition emplastique. Ils s'appelaient autrefois toiles à Gautier, du nom de leur inventeur.

Le choix des tissus est très important dans ces sortes de préparations ; ainsi la toile doit être à fils plats, il faut que le calicot ne soit ni trop fin ni trop lisse, ni gommé, qu'il soit, au moins d'un côté, muni d'un duvet suffisant afin de retenir plus fortement l'emplâtre, etc.

Les sparadraps peuvent se fabriquer d'une manière fort simple en tendant la bande d'étoffe par des peignes métalliques et versant dessus l'emplâtre liquéfié que l'on étale en même temps au moyen d'un couteau de fer chauffé ; mais cette manipulation demande une grande habitude et beaucoup de pharmaciens préfèrent se servir d'un sparadrapier.

On en a construit de plusieurs modèles : le moins compliqué et le plus employé se compose d'une planche et d'un lourd couteau fixé au-dessus d'elle, de manière à ce qu'ils soient séparés par un intervalle qu'on peut régler à volonté. Pour s'en servir, l'opérateur engage sous le couteau une des extrémités de la bande et la tire avec précaution, tandis qu'un aide verse de l'autre côté du couteau la masse emplastique fondue qui s'étend sur la toile en couche d'épaisseur uniforme.

Néanmoins, cette fabrication exige des soins et une expérience qui pourraient quelquefois faire défaut, et des maisons spéciales l'ont entreprise en grand.

Au premier rang, et depuis vingt au moins, est connue celle de A. Ancelin. Son successeur, M. Desnoix, a soutenu d'abord et ensuite augmenté la réputation de cet établissement.

Ce pharmacien honorable, auquel on doit la découverte de l'*igasurine*, alcaloïde contenu dans la noix vomique, est un ancien interne lauréat des hôpitaux, ex-préparateur à la Pharmacie centrale qui les approvisionne; il s'est adonné à la préparation des *Tissus pharmaceutiques*, qu'il livre aux pharmaciens entièrement conformes aux prescriptions du Codex français et des formulaires en usage, tant en France qu'à l'étranger, et à des prix se rapprochant tellement de celui de revient, que ses confrères ne pourraient, en les préparant eux-mêmes, les obtenir dans de meilleurs conditions.

M. Desnoix apporte à la confection des emplâtres qui doivent être étendus sur les tissus les précautions et l'exactitude d'un véritable chimiste; les magdaléons qu'il expose sont très beaux et très appréciés.

Parmi ses sparadraps, je citerai celui de Diachylon gommé, l'un des plus employés et à la bonne qualité duquel les chirurgiens attachent, avec raison, une si grande importance; le sparadrap diapalme, employé comme dessicatif; le sparadrap révulsif au thapsia, dont l'usage tend à augmenter considérablement et qui jouit, comme révulsif, de propriétés moins énergiques que celles des huiles de croton et de la pommade stibiée et, par cette raison, plus fréquemment et plus commodément utilisées; les sparadraps d'emplâtre à la poix de Bourgogne, de Vigo, etc.

La confection des taffetas d'Angleterre qui consiste en une application d'un mélange d'eau, d'alcool, de teinture de benjoin, de colle de poisson et de térébenthine de Venise sur des bandes de taffetas dont on varie la couleur à volonté, est un des points sur lequel l'attention de M. Desnoix s'emble s'être portée d'une façon plus particulière. Ses produits soutiennent, avec succès, la comparaison avec ceux des meilleures fabriques des îles britanniques. Ils sont jolis d'aspect, légers, souples, très adhésifs et d'un bon marché dont on doit tenir compte au point de vue pratique.

On a donné le nom de taffetas français ou de baudruche gommée à de la baudruche sur laquelle on a étendu une dissolution de colle de poisson dans laquelle on peut incorporer, soit de l'arnica, soit du baume de commandeur, soit toute autre substance active comme la ciguë, la belladone, la jusquiame, l'opium, etc. J'en vois de remarquables échantillons dans la vitrine de M. Desnoix, qui nous montre également des papiers épispastiques et chimiques.

Toute cette exposition est, au dire des connaisseurs, extrêmement réussie.

Un avantage qu'on a en se servant des produits de la maison que je signale, c'est qu'ils sont exécutés selon les formules du Codex, et c'est une condition de tranquillité pour le médecin, car pour le sparadrap commun, par exemple, bon nombre de recettes du commerce contiennent une forte portion de galipot, substance qui a l'avantage de donner un sparadrap bien luisant, d'un beau jaune d'or et très agglutinatif, mais qui a l'inconvénient très grave d'être fort irritant. Il ne faut pas oublier non plus que certains marchands, dans un but de cupidité ou pour leur donner un extérieur plus flatteur, font entrer dans les emplâtres une trop forte portion de substances résineuses.

Enfin, la profonde connaissance de tous les modes de préparation adopté par la science, connaissance acquise dans les laboratoires de chimie les plus autorisés, donne à la fabrication de M. Desnoix un cachet qu'on égalera peut-être, mais qu'on ne dépassera pas.

Aux lieux de pêche, les foies de morue sont enfermés dans des barriques où, peu à peu, les lobules qui forment leur tissu se séparent les uns des autres. Des cellules, dont l'ensemble constitue la base de chaque lobule, s'échappent alors deux liquides, l'un huileux, l'autre aqueux, qui se chargent de principes médicamenteux, mais dans des proportions différentes : ainsi, tandis que l'huile n'en prend à peine que la dixième partie, les neuf autres dixièmes restent en dissolution dans la partie aqueuse. Si après avoir séparé cette partie aqueuse, on la concentre par l'évaporation dans le vide, on en retire une masse pâteuse composée presqu'entièrement de ces neuf dixièmes de principes actifs laissés par l'huile. Cette masse est l'*Extrait de foie de morue*, tel que le prépare le docteur Vivien.

La plus grande partie des principes chimiques médicamenteux des huiles et des eaux de foie de morue, et particulièremen les principes doués de déliquescence, entre autres la propylamine, ne préexistent pas, à ce qu'il semble, tout formés dans les foies vivants ou récemment morts; ils y trouvent seulement leurs éléments de formation et s'élaborent lentement dans des conditions spéciales que leur offre seule une longue macération à froid, d'une durée de 4 à 5 mois, hors du contact de l'air, macération pendant laquelle s'opèrent des réactions multiples et complexes dont aucune n'a le caractère de la fermentation putride.

C'est ce qui explique pourquoi les tentatives faites pour obtenir des huiles et des extraits, sans odeur ni saveur, en les préparant avec des foies de morue récents, ont bien abouti à fournir, d'un côté, une magnifique huile blanche, d'une pureté et d'une limpidité remarquables, que les malades prennent sans répugnance, de l'autre, une pâte fine et onctueuse, homogène, d'un jaune noisette pâle, avec laquelle, sans l'addition d'aucun excipient, on peut confectionner des pilules parfaitement stables, car elles ne sont pas hygrométriques, mais qui n'ont donné, en somme, que de pauvres résultats au point de vue thérapeutique, cette huile si belle, cet extrait si commode à employer, ne contenant que très peu de ces principes actifs qui donnent tant d'efficacité aux huiles et aux extraits arrivés à maturité, et ne les contenant pas dans l'état chimique particulier qu'ils présentent dans ces derniers produits.

L'extrait Vivien est, lui, d'une couleur plutôt rouge brune que jaunâtre, d'apparence granulée, d'une odeur forte de harengs saurs, d'une saveur franche, amère et saline. Il est très déliquescent et, par conséquent, très difficile à mettre en pilules.

Une commission nommée par l'Académie de Médecine et composée de MM. Bouillaud, Poggiale et Devergie, a reconnu, à la suite d'un mémoire présenté par MM. Garreau et Despinoy, et d'expériences faites, pendant un an, à l'hôpital Saint-Louis et à l'hôpital Sainte-Eugénie, que l'extrait de foie de morue, rationnellement préparé, renferme une énorme proportion d'iode, de soufre, de chlore et de phosphore, d'ichthyoglycine et de propylamine ; que, donné aux malades à doses trop fortes, il cause les mêmes troubles digestifs que l'huile de foie de morue ingérée à doses excessives ; qu'administré à doses normales il produit constamment des effets physiologiques et des résultats thérapeutiques du même genre que ceux provenant de l'usage de l'huile, que sous son influence l'appétit se dessine, la figure prend de la coloration, la force et l'activité musculaires s'accroissent.

D'ailleurs, l'analyse comparée de l'extrait et de l'huile de foie de morue démontrent l'identité des constituants actifs de ces deux substances.

Depuis 1862, époque où la commission de l'Académie déposa son rapport, l'extrait était, cependant, resté sans valeur commerciale, les médecins ne le prescrivaient pas ou rarement ; cela tenait à sa déliquescence, à sa saveur trop prononcée, à son odeur nauséabonde, rappelant tous les inconvénients attachés à l'emploi des huiles brunes de foie de morue qui, malgré leur efficacité, tant de fois prouvée, se voient préférer les huiles blanches épurées, beaucoup plus chères et d'une utilité contestable.

Il était indispensable de pouvoir enrober convenablement les pilules d'extrait pour assurer d'abord la conservation indéfinie de ce produit et en masquer ensuite l'odeur.

M. Vivien est parvenu à remplir ces *desiderata*, il fait des pilules composées, chacune, de 6 centigrammes d'extrait, de 5 centigrammes de beurre de cacao et d'un centigramme et demi de gomme et de sucre, et il les recouvre de sucre de façon à obtenir des dragées de 30 à 36 grammes l'une.

Ces dragées peuvent se prendre avant le repas, elles sont

bien tolérées et si on a le soin de les avaler avant que toute la couche sucrée ne soit disparue, on n'éprouve aucune sensation pénible.

M. Vivien a donc inventé une bonne chose et les médecins lui sauront gré de ses efforts.

A un point de vue plus spécialement industriel, il faut ajouter que ses préparations d'extrait ne coûtent pas plus cher que l'huile, qu'elles mettent en valeur une matière abondante et restée jusqu'à présent sans application, je veux parler des eaux de foies de morues dont on ne se servait quelquefois que comme engrais et dans les environs des ports où se centralise le commerce des huiles de ces poissons.

C'est donc un élément nouveau de richesse que crée sa nouvelle exploitation. Elle progresse rapidement et le concours médical lui est, dès à présent, assuré.

M. Vivien livre aussi des dragées d'extrait de foie de morue au fer. Chacune d'elles renferme : extrait, quatre centigrammes et demi ; lactate de fer, deux centigrammes et demi ; corps gras, quatre centigrammes ; gomme et sucre, un centigramme et demi.

L'heureuse propriété qu'a l'extrait d'augmenter l'énergie des fonctions digestives et assimilatrices facilite l'absorption du fer qui lui est intimement uni et rend son administration exempte de tout inconvénient.

On prépare la charpie ordinaire en effilant des morceaux de linge demi-usés. Ses effets les plus positifs sont d'exciter modérément les surfaces ulcérées ou les plaies, lorsqu'elle est mise à nu sur elles et, lorsqu'elle en est séparée par un linge fenestré, d'absorber la partie la plus liquide du pus.

Divers moyens ont été proposés pour remplacer la charpie qui offre certains inconvénients ; sa préparation demande beaucoup d'attention, de propreté ; il faut avoir soin de ne se servir que de linge blanc de lessive qui ne soit ni empesé, ni coloré au bleu par l'indigo, sa conservation exige qu'on la tienne dans un lieu parfaitement sec et aéré, car l'humidité l'altère promptement. On ne doit pas non plus l'entasser, car alors elle s'agglomère en petites masses dures qu'on réduit en poussière quand on veut isoler de nouveau les fils qui les forment ; enfin, dans les hôpitaux et dans les ambulances, la proximité des foyers d'infection qui s'y trouvent réunis, jointe à la négligence des infirmiers, peuvent lui donner des qualités nuisibles. De plus, la charpie est très chère, se gaspille avec facilité, manque, parfois, dans le cours d'une campagne, à la suite d'une succession de combats et, quand elle arrive, on ne sait, le plus souvent, ni d'où elle vient, ni comment elle a été faite, ni si elle ne contient pas quelques germes morbides.

Il y a longtemps déjà les Anglais ont inventé un tissu dont l'une des faces est gommée et luisante, tandis que l'autre est hérissée de filaments blancs très fins et très souples ; ils ont également fabriqué une étoffe dont les deux faces opposées sont tomenteuses et qui se présente sous l'aspect d'un feutre assez lâche.

M. Sadon, de Roubaix, expose un *Tissu-charpie* qui lui a valu de nombreuses récompenses et qui a été l'objet d'un rapport favorable présenté à la Société impériale de chirurgie.

Ce tissu, lorsqu'on le regarde par sa face unie, offre l'apparence d'un linge de toile usé, très doux et très souple au toucher ; l'autre face est garnie de brins d'une longueur de trois à quatre centimètres, régulièrement fournis par les fils de la trame. Sa disposition varie un peu, dans quelques-unes des pièces exposées, pour satisfaire à toutes les nécessités chirurgicales.

M. Sadon a inventé ce qu'il appelle un *Pansement rapide*. Il se compose d'un linge fenestré, d'une partie de tissu-charpie, d'une compresse et d'une bande, le tout tissé d'une seule pièce et contenu dans un petit étui.

Les produits de M. Sadon sont encore nouveaux, ils méritent d'être étudiés et je pense qu'ils pourront avec avantage être essayés dans la marine, dans l'armée et dans les établissements hospitaliers.

La Société de secours aux blessés militaires des armées de terre et de mer, reconnue comme établissement d'utilité publique, par décret impérial du 23 juin 1866, leur a décerné une médaille de bronze ; ils ont obtenu une médaille d'argent à l'Exposition universelle de 1867. Mais, en pareil cas, ce n'est que l'expérimentation qui décide. M. Sadon la désire et, je le répète, on aurait grand tort de la lui refuser.

La Compagnie fermière des eaux de Vichy a envoyé à l'Exposition des échantillons des produits de ses sources avec garantie du Gouvernement.

Les propriétés des *Eaux de Vichy*, alcalines et gazeuses, sont trop connues pour que j'aie à en parler. Il suffira de rappeler qu'elles ne s'emploient pas indistinctement, bien qu'ayant toutes une grande analogie de composition et produisant certains effets généraux semblables ; chacune d'elles convient plus particulièrement à certaines affections morbides qu'il appartient au médecin de déterminer.

Ces eaux se transportent fort loin, et sont remarquables par la facilité de leur conservation, pourvu que les bouteilles qui les renferment soient couchées dans un endroit frais et sec.

La meilleure manière d'en faire usage est d'en prendre la dose prescrite, moitié le matin à jeûn et le reste aux repas.

On peut, si besoin est, les faire chauffer légèrement au bain-marie, ou mieux encore y ajouter une légère quantité d'infusion chaude de tilleul.

Au moyen d'une évaporation continue et entourée de soins minutieux, on extrait directement des sources tous les sels solubles auxquels l'eau minérale doit ses principales propriétés ; 250 grammes de ces *Sels naturels* en dissolution dans 250 litres d'eau constituent un véritable bain de Vichy. Plus purifiés, ils servent encore, à la dose de sept grammes et demi par litre d'eau ordinaire, à composer une boisson se rapprochant de l'eau minérale naturelle sans pouvoir, cependant, lui être comparée.

Les *Pastilles* ont une réputation universelle ; les *Dragées*, dans lesquelles l'amande est remplacée par une boule de pâte contenant la même proportion de sels de Vichy que les pastilles, sont fort agréables ; le *Sucre d'orge*, très faiblement alcalin, est encore meilleur ; enfin, le *Chocolat digestif* a très bon goût et très bonne odeur. Toutes ces gourmandises amusent les estomacs plutôt paresseux que malades, et n'ont qu'un défaut : c'est de contenir trop de sucre.

On donnera dix mille francs à celui qui prouvera que l'eau de Lob ne fait pas repousser les cheveux sur les têtes chauves !!!

Cette annonce, que je regrette de ne plus voir orner la quatrième page des journaux, a longtemps procuré aux gens chauves des rêves qui sortaient par la porte d'ivoire ; puis l'eau de Lob est allée retrouver les graisses d'ours, de cerf, de serpent à sonnette et de lapin, l'eau de miel, l'esprit de cheveux et les vieilles lunes.

Certes, il gagnerait quelque argent mignon celui qui parviendrait à remplacer par les ondes soyeuses d'une chevelure, depuis longtemps oubliée, les faux toupets et les postiches des beaux de tout âge et de toute couleur atteints d'alopécie. C'est en vain que les romanciers et les hommes graves, les premiers, pour se moquer des seconds, et ceux-ci, obéissant à une conviction que je respecte, ont essayé de mettre à la mode les crânes dénudés et les mèches solitaires ramenées de l'occiput aux tempes ; leurs efforts ont été inutiles et ils sont aussi rares que les gens d'esprit ceux qui, n'ayant avec Absalon et Goliath aucune ressemblance sous le rapport de l'ornement qui rendaient si fiers ces deux ancêtres de M. de Rothschild, acceptent leur dénûment avec franchise et ne le cachent que pour éviter d'être enchifrenés.

Malheureusement, dans tous les cas où l'alopécie n'est point symptomatique d'une autre maladie qu'on peut guérir, elle est incurable, et toutes les eaux et pommades du monde y ont perdu et y perdront leurs ingrédients chimiques ; je n'en excepte pas la composition de Dupuytren et les inventions qui, chaque jour, font sortir de la poche des niais quantité de pièces de cent sous.

Mais ce qui est inutile aux morts peut servir aux vivants, et les huiles et les graisses préparées avec soin, ne renfermant aucune substance capable d'irriter le cuir chevelu ou d'agir sur le système nerveux par des émanations malsaines, ont leur utilité pour entretenir les cheveux dans une souplesse convenable, leur donner du brillant, les garantir contre les influences extérieures. On comprendra aussi que, lorsqu'il existe un défaut de vitalité du tissu de la peau, dans laquelle ils sont plantés, ou un état de sécheresse, des applications toniques, soit aromatiques, soit spiritueuses, soit même astringentes, selon l'indication particulière, ou des topiques relâchants, pris parmi les mucilagineux ou les corps gras, peuvent avoir un bon résultat.

Si donc les médecins proscrivent certains liquides et certaines pommades dont l'action est inutile quand elle n'est pas dangereuse, ils admettent fort bien l'emploi d'autres préparations que nos parfumeurs sérieux livrent en grande quantité et de façon à satisfaire les goûts les plus divers et les plus difficiles.

Ils ne diront rien, par exemple, contre la *Pommade Jacomy à la violette de Nice*, dans laquelle n'entre aucune substance douteuse et qui joint à la propriété de ne pas rancir facilement, celle de supporter les voyages les plus lointains et sous les plus chaudes latitudes. C'est là, en effet, le grand écueil contre lequel viennent se briser les prétentions de bon nombre de fabricants dont les produits, fort estimables du reste, ne peuvent supporter une température élevée, et c'est ce mérite qui me la fait remarquer.

Le sinapisme, cataplasme, apprêté avec la graine de moutarde noire pulvérisée et délayée dans l'eau, est l'un des remèdes populaires le plus fréquemment employés. Ses effets sont en relation avec le degré de susceptibilité de la peau, la qualité de la matière employée, le mode suivant lequel on l'a préparé, la durée de son application ; ils sont dus à une huile essentielle qui ne préexiste pas dans la farine de moutarde noire et ne se développe que par la réaction, l'un sur l'autre, sous l'influence de l'eau, de deux des principes que cette farine contient. L'un est un acide particulier, nommé acide myronique, à l'état de myronate de potasse ; l'autre, une substance ayant beaucoup d'analogie avec l'émulsine des amandiers et appelée myrosine.

On conseillait, il y a peu de temps encore, d'humecter la poudre de moutarde avec du vinaigre chaud, de l'acide acétique concentré, ou bien encore avec du vinaigre scillitique ou de l'acide hydrochlorique ; il est aujourd'hui prouvé que les acides, s'opposent, ainsi que l'eau très chaude au dégagement de l'huile essentielle et doivent être absolument proscrits de la préparation des sinapismes à moins qu'on ne veuille mitiger ceux-ci.

La farine de moutarde du commerce est très souvent altérée par un mélange de sciure de bois, de tourteau de graine de lin ou de farine de moutarde blanche, et, quand elle est pure, elle est sujette à différentes causes d'altérations. Il arrive donc fréquemment qu'un sinapisme ne produit aucun résultat. C'est ce que les médecins de la marine observent pendant le cours d'une campagne un peu longue, c'est ce qui est arrivé pendant la guerre de Crimée et ce que nous voyons, plus souvent que nous ne le désirerions, dans la pratique ordinaire.

M. Rigollot s'est efforcé de supprimer ces inconvénients et, en même temps, ce qu'a de désagréable et de malpropre la fabrication du sinapisme sous forme de cataplasme ; sa *Moutarde en feuilles* évite aussi l'emploi de linge, toile fine, mousseline ou gaze, ce qui constitue une économie très grande.

M. Rigollot a scrupuleusement respecté la tradition médicale ; la moutarde en feuilles n'est qu'une forme nouvelle de sinapisme plus commode et plus sûre, et ne prétend pas être autre chose.

Sur une feuille de papier ayant une certaine résistance, ce chimiste, l'un des plus distingués de Paris, fixe une couche uniforme de farine de moutarde noire, couche d'un millimètre d'épaisseur.

Il n'était pas difficile d'imiter, pour ce faire, le procédé industriel de la fabrication du papier de verre ou des papiers peints veloutés. Sur les premiers, en effet, un enduit de colle forte retient la poudre de verre et, sur les seconds, de la tontisse de laine. Mais il fallait trouver un liquide visqueux qui n'eut aucune action sur la moutarde et, par conséquent, ne contint ni eau ni alcool : l'eau eut développé l'huile essentielle, l'alcool eut coagulé la myrosine et empêché sa réaction sur le myronate de potasse. Tout corps gras emplastique ou résineux devait être également rejeté, car en englobant la poudre il eut été un obstacle à ce qu'elle s'imprégnât d'eau au · moment de l'application.

Une seule substance satisfait à ces conditions, c'est le caoutchouc dissous dans une huile volatile. Après l'opération le dissolvant s'évapore et laisse les molécules de farine emprisonnées dans un réseau de fibres adhérant au papier et perméables à l'eau comme les mailles d'un tamis.

Lorsqu'on trempe dans l'eau pendant dix ou douze secondes cette feuille ainsi préparée, et qu'on l'applique sur la peau du côté, bien entendu, où se trouve la moutarde, elle devient un sinapisme très actif. Six grammes de moutarde suffisent, sous cette forme, pour rubéfier avec énergie une surface de dix centimètres carrés. J'ai oublié de dire que M. Rigollot, avant de fixer cette substance, la débarrasse de son huile.

Il emploie dans ce but un procédé que M. Deiss a introduit, depuis une dizaine d'années, dans l'industrie. On sait combien le sulfure de carbone a de puissance dissolvante, et combien il est facile de le faire évaporer sans laisser de traces d'odeur ou d'un autre inconvénient quelconque des matières sulfurées, pourvu qu'il ait été pris bien pur. Si donc on soumet la moutarde à l'action du sulfure de carbone, après avoir extrait mécaniquement toute l'huile qu'elle peut fournir par pression, on la prive entièrement du reste de ce corps gras qu'elle contient encore.

Cette extraction a pour but d'augmenter l'activité de la poudre en lui enlevant 28 pour cent de matière inerte et de lui conserver ses qualités. Quelles sont, en effet, ses principales causes d'altération ? En première ligne, il faut noter l'oxydation de l'huile fixe qui rancit en se combinant avec l'oxygène de l'air ; d'un autre côté, les molécules de moutarde absorbent la vapeur d'eau atmosphérique qui opère une destruction lente, mais continue des éléments qui donnent naissance à l'huile volatile.

Or, en privant la poudre de moutarde de son huile fixe,

elle n'est plus hygrométrique et comme, d'ailleurs, elle ne peut plus rancir elle devient inaltérable.

La moutarde en feuilles, laissée en magasin pendant six mois au moins a été expérimentée dans les cinq ports militaires et, sur l'avis unanime des conseils de santé, le ministre de la marine vient de décider qu'elle serait employée au service de la flotte et dans les hôpitaux maritimes. Déjà, depuis le 13 février 1868, elle avait été adoptée par les hôpitaux de Paris.

Ce nouveau produit est disposé en feuilles de douze centimètres de longueur sur huit de largeur, renfermées dans une boîte en fer blanc. On peut le placer facilement dans une pharmacie de campagne ou dans un nécessaire de voyage et, en cas de nécessité, avec un peu d'eau froide dans une assiette, on lui donne toute son activité.

Que si l'on songe aux embarras qui accompagnent la confection d'un sinapisme ordinaire, à la difficulté de se procurer de la farine fraîchement préparée, du linge convenable, à l'habitude qu'ont la plupart des personnes de se servir d'une eau trop chaude qui détruit les propriétés de la moutarde, on admet le succès qu'obtient la préparation de M. Rigollot et on se sent disposé à y concourir.

En Angleterre, où l'on recherche ce qui est commode et comfortable en matière de médication, un pharmacien a remplacé le sinapisme par une préparation très élégante. Il recouvre une feuille de papier d'une solution de gomme dans laquelle est émulsionné le principe âcre du piment enragé.

Ce papier, mouillé et appliqué sur la peau, produit de la cuisson et une rubéfaction assez prompte, mais il a l'inconvénient d'agir aussi à la manière de l'huile de croton et il détermine quelquefois une éruption miliaire. Ce n'est pas là le sinapisme classique dont les médecins et les malades connaissent les propriétés, et, quoiqu'il soit nommé *mustard paper*, c'est un médicament nouveau dont l'appréciation est à faire.

La moutarde en feuille de M. Rigollot est un remède connu, rendu plus facilement, plus sûrement et plus économiquement applicable. C'est une excellente idée, bien conçue et parfaitement réalisée qui rendra, à la marine surtout, de signalés services et fera également fortune dans la pratique ordinaire.

Je me souviens d'avoir été très intrigué, à bord du *Tampico*, sur lequel je remplissais les fonctions de chirurgien, par la découverte que fit un jour mon infirmier d'une caisse en bois soigneusement clouée et qui, ne portant aucune étiquette, avait cependant été rangée parmi les provisions de la pharmacie.

Ouverture faite, je fus en présence d'une cinquantaine de kilogrammes d'une terre de couleur gris-jaunâtre, formé de petits grumeaux très-sec, dépourvue de toute odeur, d'une saveur métallique, fortement astringente et excitant une abondante salivation. Qu'était-ce et à quoi cela pouvait-il servir ? L'idée me vint que j'étais, peut-être, en train d'essayer un désinfectant ; je fis immédiatement apporter un seau plein de l'eau puante et corrompue de la cale, et je mis dans cette eau une poignée de ma mystérieuse composition. Toute odeur disparut presque instantanément. J'avais trouvé et, pendant toute la traversée, je me suis servi avec beaucoup d'avantages de ce produit qui n'était autre que le *Désinfecteur universel* inventé par M. F. Vaz.

Non-seulement tous les marins, mais toutes les personnes qui ont passé quelques jours à bord d'un bâtiment, savent combien les émanations de la cale sont désagréables. Les médecins de la marine, en particulier, apprécient ce qu'elles ont de fâcheux et quelquefois de funeste au point de vue de l'hygiène. Il est donc bon de signaler les moyens qui peuvent augmenter la liste des désinfectants les plus usuels, tels que le lait de chaux, les fumigations acides, les fumigations chlorurées, etc., et remplir les indications auxquelles ils ne satisfont pas ; aussi je rappelle avec plaisir les services que m'a rendus le désinfecteur universel.

Je crois pouvoir dire que le sulfate d'alumine et certains sels de fer entrent, en grande proportion, dans la composition de M. Vaz. Si je ne me trompe pas, son action n'a rien d'étonnant car l'alunage de l'eau a toujours été regardé comme un bon moyen de dépuration et, dans ces derniers temps, on a reconnu à maintes reprises la puissance désinfectante de proto-sulfate ferrique.

Quoiqu'il en soit les essais tentés jusqu'à présent avec le désinfecteur universel ont été suivis de résultats fort enga-geants. J'ai connaissance entre autres, d'expériences faites au camp de Beverloo, expériences qui ont provoqué une commande ministérielle pour le service de la guerre en Belgique.

Douze à quinze grammes par jour, en dissolution dans un litre d'eau, suffisent pour désinfecter et neutraliser toute odeur nauséabonde dans un ménage ordinaire.

Deux cent cinquante grammes, dissous dans vingt-cinq litres d'eau, peuvent neutraliser les émanations d'un mètre cube de fumier, sans nuire à la qualité fertilisante de cet en-grais; en l'augmentant, au contraire, par la fixation dans ses parties constituantes de l'azote contenu dans l'ammoniaque qu'absorbe la dissolution en les arrosant.

Le désinfecteur universel est sans odeur, ce qui n'est point à dédaigner ; son emploi et simple et n'offre aucun danger. Lorsqu'il est en poudre il se dissout rapidement et les effets qu'il produit ensuite sur les matières d'où se dégagent des miasmes dangereux ne se font pas attendre. La proportion pour la dissolution est, en poids, de un pour cent.

Un objet qui se recommande à l'attention est le *Vaporisa-teur* de M. Rimmel, dont l'usage est d'envoyer des vapeurs purifiantes et embaumées dans les riches salons et dans les salles d'hôpital, dans les cabines de navire et dans les bou-doirs de petite maîtresse.

Cet appareil se compose d'un vase en métal à double fond. Dans le compartiment inférieur se met l'eau qu'on chauffe à l'aide d'une lampe à alcool et dont la vapeur s'échappe, par un serpentin garni de trous, dans le compartiment supérieur qui renferme le parfum, lequel se vaporise à son tour et se répand à l'extérieur.

L'action de la vapeur sur les parfums est, à ce qu'il paraît très énergique; elle en divise à l'infini les molécules et les emporte dans l'espace avec force et rapidité. Ainsi, par le moyen du vaporisateur, on peut, en cinquante minutes, parfumer une salle de théâtre ou de bal.

Beaucoup d'hôpitaux, à Londres, ont adopté cet appareil, et le Collége royal des chirurgiens de la même ville s'en sert dans les amphithéâtres d'anatomie. Il est facile, en effet, de placer dans le compartiment supérieur du vaporisateur des substances antiseptiques et de charger ainsi de principes désinfectants les émanations qu'il dégage.

Dans certaines maladies de poitrine et dans quelques affections nerveuses cette invention pourrait servir à rendre médicamenteux l'air des appartements.

Lorsqu'il doit être employé pour la marine, le vaporisateur est disposé de façon à être suspendu comme une lampe et à se prêter à toutes les oscillations. C'est ainsi qu'on peut le voir sur les bateaux de la Compagnie anglaise péninsulaire orientale et sur ceux de la Compagnie des Indes occidentales.

Les savons, les eaux de toilette et la parfumerie de M. Rimmel sont en grande réputation. Les échantillons qu'il en donne montrent que le goût public ne s'est pas égaré.

La maison Leplanquais expose une multitude d'objets dont le classement est, au premier abord, assez difficile; mais trois séries principales attirent bientôt plus particulièrement l'attention. Dans la première se placent les instruments de chirurgie en gomme; dans la seconde, les produits en caoutchouc servant à l'hygiène et à la médecine; la troisième renferme les bandages et les appareils d'orthopédie. Un grand nombre d'inventions ingénieuses, ne se rangeant dans aucune de ces catégories, constituent un quatrième groupe qui, pour être moins important, offre cependant aussi beaucoup d'intérêt.

Les instruments en gomme comprennent les *bougies*, les *sondes* et les *canules*.

Les bougies, comme les sondes, se présentent sous la forme

de corps cylindro-coniques, lisses, flexibles, d'une longueur de 30 centimètres environ, d'une grosseur variable. Il y en a qui n'ont qu'un demi-millimètre de diamètre dans leur plus grande section transversale, cette dimension atteint un centimètre chez les plus fortes.

Les bougies peuvent être pleines ou creuses et, dans ce dernier cas, leur intérieur ne communique jamais avec l'extérieur. Les sondes, au contraire, sont toujours creuses et, vers leur extrémité conique, deux ouvertures oblongues traversent leurs parois, tandis que, vers l'autre extrémité, se montre l'orifice du canal qui les parcourt.

Les premières servent surtout à combattre les rétrécissements de l'urètre en le dilatant progressivement, les secondes ont plutôt pour emploi de pénétrer dans la vessie afin de la vider. Il est évident, d'ailleurs, que les bougies remplacent quelquefois avec avantage le stylet métallique pour l'examen de la profondeur et de la direction des plaies, et que les sondes font de très bons tuyaux de drainage pour l'évacuation du pus des abcès profonds.

Avant d'arriver à l'état sous lequel on les voit aujourd'hui ces instruments ont subi des transformations curieuses. D'abord, entièrement pleins, ils étaient faits en plomb; des tiges de différentes plantes, la mauve, le persil, le fenouil, du parchemin, la peau de souris appliquée sur du fil d'archal, la corne, la baleine, la corde à boyau, servaient aussi à leur confection. On employa également, dans ce but, les fils de lin et de coton réunis et cirés. Plus tard, on commença à les faire avec des bandelettes de linge demi usé enduites de cire. Il faut dire, de suite, que toutes ces bougies étaient plus ou moins enduites d'un onguent, soit caustique, soit adoucissant, et qu'on croyait davantage aux propriétés médicamenteuses des substances qui entraient dans leur composition qu'à leur efficacité comme dilatants.

La nécessité où l'on était de retirer les bougies afin de laisser le malade uriner, peut-être aussi l'idée d'empêcher le contact de l'urine avec la muqueuse de l'urètre pendant que devait agir sur elle la substance active dont ces bougies étaient munies, firent inventer les sondes vers le commencement du dix-septième siècle.

De toutes les anciennes préparations, il n'était guère resté dans la pratique que les cordes à boyau et les bougies ou sondes dites *à la Daran*, lesquelles étaient faites en trempant dans de l'emplâtre de diachylon vieux, mélangé avec de la cire et de l'huile d'olive, des bandelettes de linge triangulaires, en les roulant ensuite suivant leur largeur et en les lissant sur le porphyre, lorsque l'orfèvre Bernard inventa les bougies et les sondes élastiques composées d'un cordonnet ou d'un tube tressé en soie qu'il recouvrait successivement de plusieurs couches d'huile de lin épaissie sur un feu doux.

Enfin, les Anglais imaginèrent de remplacer l'huile de lin par un composé gommeux dont ils ont gardé longtemps le secret que M. Leplanquais a été chercher dans leur propre pays d'où il a ramené un personnel nombreux d'ouvriers au courant de tous les procédés de fabrication des bougies, des sondes et des canules.

Après nombre d'essais, l'industrie nouvelle s'est implantée en France, et l'usine de Vanves est citée aujourd'hui pour la production de ses gommes blondes.

Il faut une année pour préparer une bonne gomme, il faut aussi très longtemps pour faire une bonne sonde, chaque couche ne devant être appliquée que lorsque la précédente est parfaitement sèche; il va sans dire que le choix dans la pureté des matières premières, la régularité des surfaces, la beauté du poli, demandent des soins minutieux et de tous les instants.

Le travail du corps de la sonde ou de la bougie est très intéressant; autour d'un mandrin se croisent et s'entrelacent avec rapidité des fils de coton ou de soie que dirige une machine fort intelligemment conçue. En quelques minutes un enfant peut en terminer un.

Les canules à injection se fabriquent d'une manière analogue.

M. Leplanquais s'est aussi beaucoup occupé de l'industrie du caoutchouc et la vulcanisation, c'est-à-dire la combinaison du soufre avec cette substance n'a plus de secrets pour lui.

Parmi les produits de ce genre qui sortent de sa manufacture j'en remarque quelques-uns d'un usage commode et d'une incontestable utilité.

C'est, d'abord, l'*Irrigateur*, appareil de petit volume à l'aide duquel on peut obtenir une irrigation facile de toutes les parties sur lesquelles on a besoin de diriger un courant d'eau. Sa construction est des plus simples : imaginez un réservoir métallique de forme sphéroïdale et garni de trois tubulures; à la supérieure s'adapte une poire creuse en caoutchouc, à la médiane un tube à injection, l'inférieure est disposée en façon de pied creux et muni d'un obturateur.

Lorsqu'on presse sur la poire, l'air intérieur qui la remplit s'échappe, si alors on place dans un liquide le pied creux et si l'on cesse la compression ce liquide pénètre dans le réservoir d'où une nouvelle pression le chasse dans le tube d'injection, car une petite boule métallique placée dans le canal qui occupe l'intérieur de la tubulure inférieure, permet au liquide d'entrer, mais ne lui permet pas de sortir.

Comme rien n'empêche de donner aux pressions successives le nombre, la durée et la rapidité que l'on veut, on comprend facilement qu'on a là, dans les mains, un appareil d'injection indéfinie et graduée qui, de plus, a l'avantage de pouvoir être utilisé dans un bain.

Dans certaines affections assez communes, où il est bon que l'organe malade se trouve longtemps en contact avec le liquide servant à l'injection, l'irrigateur Leplanquais rendra de bons services, et il jouira, je crois, d'une grande faveur auprès des dames.

Le *Tire-lait atmosphérique* est fondé, lui aussi, sur le même principe : l'aspiration du liquide par des pressions successives exercées sur un poire creuse en caoutchouc ayant adapté à son col un tube en verre dans l'extrémité libre duquel on engage le bout du sein.

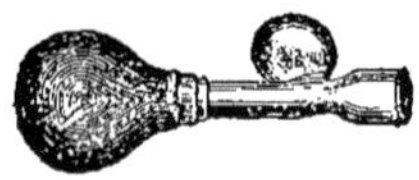

L'effet produit est celui de la ventouse et le lait qui jaillit est reçu dans une ampoule communiquant avec le tube.

On sait combien sont fréquents les accidents qui arrivent aux nouvelles accouchées par suite d'un engorgement des canaux galactophores et que nombre d'accès survenant dans le parenchyme de la mamelle n'ont pas d'autre cause ; le tire-lait atmosphérique permet d'éviter cet engorgement et il remplace sans désavantage l'aspiration par la pipe, les pompes aspirantes, les suçoirs de verre et autres moyens dont je ne conteste pas l'utilité, mais qui ne sont pas toujours commodes à employer. Sans doute, en pareille circonstance, la succion par la bouche vaudra toujours mieux et, à défaut d'homme ou de femme se prêtant à l'opération, les petits chiens, dont on a enveloppé les pattes, seront encore préférables à cet instrument. Il mérite, toutefois, d'être apprécié par sa simplicité, la facilité de son emploi et pour ce motif puissant que bien des femmes ont une invincible répugnance pour la succion pratiquée par une bouche étrangère ou par un animal.

Le *Tire-lait bout de sein* pourrait suppléer le tire-lait atmosphérique ; il est plutôt destiné à l'usage suivant : un petit enfant est malade et dans l'impossibilité de quitter son berceau, soit par suite d'une fracture, soit par une indisposition congéniale, soit pour toute autre raison ; comment lui donner le sein ? l'invention de M. Leplanquais a pour but de satisfaire à cette indication.

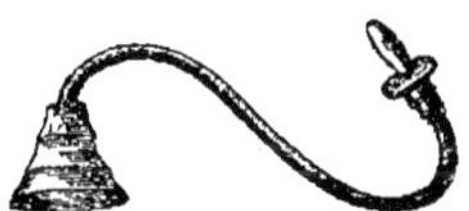

A cet effet, au sommet d'une cloche en porcelaine dans laquelle s'emboîte facilement le mamelon et la partie du sein que recouvre l'aréole, est fixé un tube en caoutchouc, lequel est terminé par un renflement en forme de bout de sein.

La nourrice applique la cloche sur son sein, amorce le tube et en présente ensuite à l'enfant l'extrémité libre. Celui-ci peut téter sans se déranger ; une petite plaque circulaire, en ivoire ou en corne, arrête les lèvres du nourrisson et l'empêche d'introduire dans sa bouche une trop grande longueur de tube.

Je m'arrête avec intention sur tous ces instruments qui

n'offrent pas certainement le puissant attrait des grandes inventions scientifiques ou industrielles et qui ne sont que des applications plus ou moins heureuses des principes les plus connus ; je m'y arrête parce qu'en médecine, c'est à l'aide de petits moyens qu'on fait de grandes choses, que la conservation de la santé et quelquefois de la vie dépend souvent d'un procédé en apparence insignifiant, et qu'il est bon d'attirer l'attention publique sur des objets d'un usage commun, bien faits, peu coûteux, d'un entretien facile et d'un emploi commode.

Un engin plus compliqué que l'irrigateur et les tire-lait est l'*Appareil complet pour chute de matrice.*

Je commence par dire, à propos de cet appareil, que le mot pessaire n'est point inscrit dans mon vocabulaire médical. Je professe une horreur qui va toujours croissant pour tout instrument qui porte ce nom, qu'il soit en liége, en bois, en ivoire, en or, en argent, en plomb, en cire ou en gomme élastique ; qu'il affecte une forme ronde, ovale ou élythroïdale, en cuvette, en huit de chiffres, en bondon, en bilboquet, en cercle ou en gimblette.

Cette horreur, du reste, à sa raison d'être. Quelle que soit leur forme ou la substance dont ils sont composés, les pessaires excitent toujours une inflammation locale et une grande secrétion de mucosités, et il faut, à chaque instant, en suspendre l'usage sous peine de voir apparaître des accidents très graves. Je ne parle pas de ce que ce moyen a de dégoûtant, des soins immenses de propreté qu'il réclame constamment pour être à peu près supportable.

Est-il au moins efficace ? non, dans la très grande majorité des cas, et, là où il a paru servir, il y a gros à parier qu'on s'en serait très bien passé.

Cependant pour contenir une forte hernie vaginale le pessaire peut être momentanément employé, et alors le meilleur sera celui qui ne comprimera pas les parties qu'il touche, ne gênera pas l'issue de l'urine et des matières fécales, s'introduira ou se retirera le plus commodément, pourra être entretenu propre avec le plus de facilité. Voyons si celui qu'expose M. Leplanquais offre les garanties désirées.

Ce nouveau pessaire est en caoutchouc pur, matière très

souple, très élastique, d'une grande légèreté, ne pouvant, grâce à son imperméabilité, s'imprégner d'aucune matière infectante et se conservant parfaitement dans l'humidité. Il a la forme d'une embouchure d'instrument à vent ; sa longueur totale est d'une douzaine de centimètres, sa partie cylindroïde et tubulaire commence à s'évaser à sept centimètres de l'extrémité conique et le diamètre de la circonférence du pavillon atteint cinq centimètres. Ses parois sont doubles, il existe donc entre elles une couche d'air qui augmente encore l'élasticité naturelle de la substance employée. L'extrémité évasée a sa paroi interne disposée en forme d'entonnoir dont le plus grand diamètre a deux centimètres et demi sur une égale profondeur ; au fond de cet entonnoir est l'ouverture d'un canal qui perfore l'instrument dans toute sa longueur et va aboutir à son extrémité conique.

Fabriqué dans des moules dont il garde scrupuleusement l'empreinte, on peut donner, d'ailleurs, à ce pessaire les modifications jugée utiles dans des circonstances particulières.

D'autre part, une ceinture très souple, d'un poids insignifiant, supporte quatre lanières de cuir dont on augmente et on diminue la longueur à volonté ; à l'extrémité inférieure des lanières situées du côte droit sont fixés les bouts d'un tube en caoutchouc, même disposition pour le côté gauche. Ces deux tubes sont réunis vers leur tiers antérieur par un coussinet périnéal, également en caouchouc et percé dans son milieu par une ouverture destinée à recevoir la petite extrémité du pessaire.

Supposons l'appareil en place, le col de la matrice repose dans l'entonnoir que présente le pavillon du pessaire et celui-ci est maintenu par le plancher périnéal qui, lui-même, est soutenu par les tubes en caoutchouc et peut, à l'aide des lanières de cuir, être remonté selon que besoin est. Pour marcher ou pour s'asseoir, les attaches se prêtent à tous les mouvements sans que le pessaire puisse bouger. Il ne peut davantage faire obstacle aux secrétions puisqu'il est perforé.

Les pessaires du commerce en caoutchouc vulcanisé, à air fixe ou avec insufflateurs sont un progrès sur les anciens outils dénommés plus haut. Mais, justement, à cause des qualités qu'on exige d'eux, ils ne peuvent avoir la résistance suffisante pour conserver leur forme, et en outre, soit par l'imperfection de leurs soudures, soit par suite des réactions chimiques qui s'opèrent dans leur substance, une perforation de leurs parois arrive assez vite, l'air s'échappe et l'on n'a plus rien.

L'appareil Leplanquais me parait donc être supérieur à tous les anciens appareils, cela va sans dire, et préférable aux nouveaux. Je ne l'ordonnerai pas souvent, mais il se pourra bien que je l'ordonne.

Des ceintures, de toutes sortes, pour les dames qui se trouvent dans une position intéressante et pour celles qui n'y sont pas, des ceintures *périodiques, périnéales, hypogastriques, hémorroïdales, ombilicales, contre l'obésité, le choléra, le mal de mer, des ceintures de natation, des ceintures de chasse*, en somme un peu trop de ceintures figurent au-dessus, au-dessous et aux côtés des objets en caoutchouc.

Quand je dis trop de ceintures, je m'explique mal ; ce sont plutôt les noms des ceintures que je trouve trop nombreux et quelques-uns d'entre eux me choquent. Pourquoi dire qu'une ceinture est contre l'obésité, est anti-cholérique, est contre le mal de mer ? Cela rappelle l'Ervalenta et la Revalescière.

Cette restriction ne m'empêche pas de rendre justice à la bonne fabrication de ces divers produits. Ils ont été jugés plusieurs fois favorablement par des autorités compétentes et je vois des signatures connues au bas de rapports élogieux les concernant.

J'arrive aux *bandages* qui sortent par milliers de la maison Leplanquais et qu'il est excessivement curieux de voir confectionner dans les ateliers de Vanves.

L'acier arrive en feuilles qui sont découpées, par une machine, en bandes de la largeur et de la longueur voulues. Ces bandes sont ensuite trempées et façonnées en ressorts. C'est là l'opération la plus importante, dans tout ce qui concerne la construction du bandage, le ressort étant la pièce capitale de l'appareil, aussi faut-il une grande habitude à l'ouvrier chargé de donner à cette pièce le degré d'élasticité qui doit être atteint et ne doit pas être dépassé.

Tout dépend de son coup-d'œil : en effet, lorsqu'après le refroidissement brusque d'une lame d'acier chauffée au rouge, on essaie de ployer cette lame, on la casse immédiatement. Si, au contraire, après ce refroidissement, on la réchauffe, on la voit subir des changements de couleur : elle devient jaune, puis orange, pourpre, violette, bleue, et enfin gris-noirâtre. A chacune de ces teintes, qui sont dues à une légère couche d'oxyde augmentant graduellement, correspond un degré différent d'élasticité et de dureté. Il faut donc que l'ouvrier chargé de la recuite saisisse avec précision la nuance indiquée par l'expérience.

Tandis que, toutes les minutes, s'achève un ressort, les peaux destinées à recouvrir le bandage sont tranchées en lanières uniformes, l'intérieur des pelotes est apprêté, les garnitures sont préparées et lorsque la lame d'acier sort des mains du trempeur elle passe rapidement et avec une inconcevable rapidité dans celles d'une demi-douzaines d'ouvrières qui l'habillent en un quart-d'heure.

Les machines à coudre sont employées à Vanves et la mauvaise foi s'est emparée de ce fait pour critiquer la solidité des coutures. J'ai essayé par une forte traction de séparer, sur plusieurs bandages, la bande du coussin ; j'ai vu la peau se déchirer, le fil se casser, mais je n'ai pu rien découdre. Semblable expérience avait été faite par le jury de l'Exposition universelle.

Les bandages ainsi construits sont d'un bon marché fabuleux ; en 1861, M. Leplanquais les livrait à M. Ménier au prix de seize francs la douzaine. Si je ne me trompe, il peut les établir aujourd'hui pour quatre francs de moins. Vingt sous un bandage ! Je ne suis point en général, et pour toutes marchandises, partisan des rabais excessifs et je le deviens moins encore lorsqu'il s'agit d'instruments de médecine ou de chirurgie. J'estime qu'un bistouri de cinq francs, dont la lame est polie et coupe, vaut mieux et coûte meilleur marché qu'un bistouri de quatre-vingt centimes, tout au plus bon pour éplucher des pommes. Mais nous n'avons pas affaire ici à un de ces outils ou appareils qu'on sait ne devoir servir à quelque chose que lorsqu'ils sont chèrement exécutés, et pour peu que l'on réfléchisse, on comprend que le bas prix du bandage Leplanquais n'est pas obtenu par l'infériorité des matériaux ou par une main-d'œuvre mal soignée ; on apprécie la distribution du travail, l'emploi des machines, l'intelligence de la direction.

D'ailleurs, ceux qui aiment à payer cinquante francs et plus une pelote et sa ceinture trouveront, rue de Rivoli, des modèles damasquinés, brodés, armoriés, etc., etc., avec lesquels ils pourront aller dans le monde.

Tout bandagiste ayant son système, M. Leplanquais en devait avait avoir un qui, bien entendu, lorsqu'il est appliqué augmente en notable proportion le prix de revient et celui de vente.

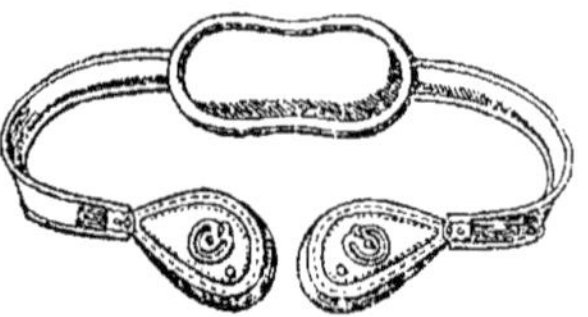

La pelote de ses bandages mécaniques peut s'incliner de manière à se présenter bien en face de l'anneau herniaire, se renverser et exercer un mouvement de pression vers le pubis pour empêcher la hernie de glisser; un mécanisme intérieur augmente ou diminue l'épaisseur de cette pelote et, comme elle est commandée par un ressort, il en résulte une pression progressive. Maintenant, le sujet pouvant engraisser ou maigrir, M. Leplanquais a pratiqué au collet des pelotes et à la partie dorsale des mouvements à pas de vis qui parent à ces changements et permettent un allongement ou un raccourcissement.

Ces perfectionnements ont été appliqués également aux ceintures hypogastriques.

M. Leplanquais se sert, pour ses appareils d'orthopédie, d'un mouvement mécanique de traction à l'aide duquel on peut obtenir l'inclinaison en arrière et en avant, à droite ou à gauche, ainsi que l'allongement de leurs différentes pièces. C'est le mode employé sur les chemins de fer pour attacher les wagons les uns aux autres : à l'extrémité d'une tige on pratique un pas de vis à droite et un pas de vis à gauche à l'extrémité d'une autre tige : par le moyen d'une douille on relie ces deux tiges qu'on éloigne ou qu'on rapproche à volonté.

Quelle que soit la place donnée aux tiges en question, dans un appareil quelconque, le mouvement d'allongement et de raccourcissement s'exécute de la même façon avec deux de ces couples, trois au plus, convenablement disposés. On a donc un système d'action des plus complets, qu'on peut graduer avec une précision mathématique.

On voit dans la vitrine de M. Leplanquais plusieurs corsets agencés selon ce procédé et diverses machines pour le redressement des membres.

Le *Suspensoir hygiéno aérifère* est un petit sac en mailles de coton suspendu à une ceinture élastique par deux bretelles à boucle qui le font monter ou descendre à volonté ; point de sous-cuisses, pas de coulisses, rien qui gêne et embarrasse.

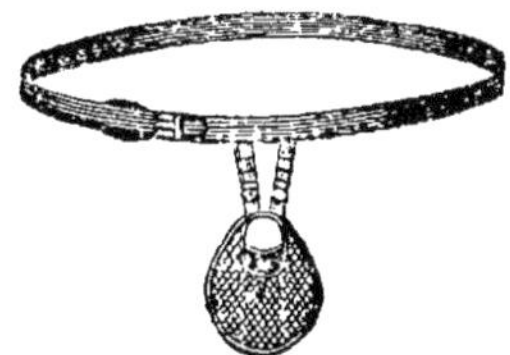

La poche soutient au degré nécessaire, sans resserrer ni comprimer. On connait l'utilité des suspensoirs en général pour tous les hommes qui fatiguent, pour les cavaliers, pour les personnes atteintes de varicocèles, d'hypertrophie, d'inflammation chronique, d'engorgement tuberculeux des testicules, etc. Celui de M. Leplanquais me paraît leur convenir sous tous les rapports et sa simplicité, son aération, son entretien facile le feront certainement adopter.

Les biberons sont en majorité dans le quatrième groupe formé par des objets sans classe bien déterminée.

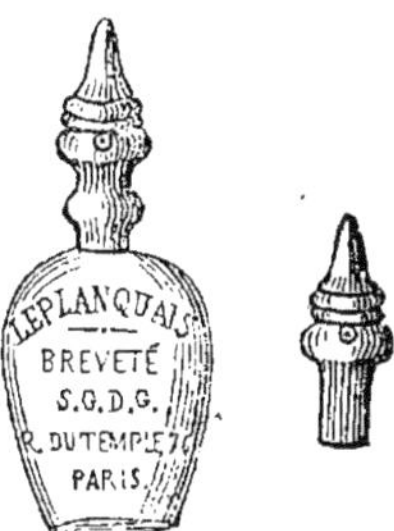

Je vois le *Biberon omnibus ordinaire* dont le bouchon s'adapte à toutes les bouteilles à l'aide d'un manchon en caoutchouc.

Le *Biberon à boules*, ainsi nommé parce que son goulot

se termine par un bout sphérique que traverse un canal très étroit. Ce biberon est percé sur l'une de ses faces par une ouverture qui permet d'introduire le liquide et d'en régler ensuite l'écoulement à l'aide du doigt qui peut la fermer plus ou moins.

Le *Biberon hygiénique*, dont le bouchon est en porcelaine et prolongé par un tube en cristal, lequel plonge dans le liquide et permet à l'air de pénétrer dans la bouteille. Je préfère ce système aux deux précédents et surtout au premier.

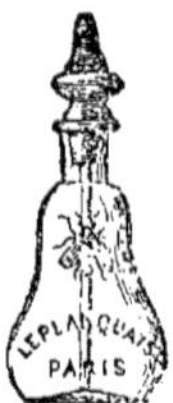

Le *Biberon à goulot flexible* : Celui-ci est plus compliqué. La flexibilité est transportée au col même de la bouteille au moyen d'un goulot en caoutchouc vulcanisé désulfuré. A l'extrémité supérieure de ce goulot est placée une rondelle en cristal qui porte un courant d'air en ivoire ; cette rondelle forme l'orifice et reçoit la pièce qui supporte le mamelon, laquelle est assemblée par le moyen d'une rotule avec un tube plongeur en cristal. L'autre extrémité du goulot s'adapte sur le flacon destiné à recevoir le liquide.

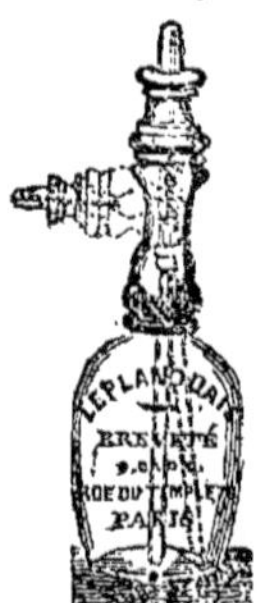

La flexibilité de cet appareil semble constituer la plus grande partie de son utilité. Il est clair qu'à la promenade, en voiture, en chemin de fer, en bateau, l'enfant sera garanti contre les résultats fâcheux des secousses au point de vue de la succion, pourtant je regarde comme plus avantageux l'introduction du courant d'air. Les tubes élastiques prolongés en dehors du biberon pouvant remplacer la flexibilité du goulot.

Dans tous ces biberons les tétines sont faites en caoutchouc vulcanisé, sans goût de soufre ou bien en ivoire végétal incorruptible.

J'ai encore à parler du *Bout de sein porcelaine* consistant en une capsule en cristal percée à son centre d'une ouverture à laquelle s'adapte une tétine. Il est d'un bon emploi et peut rendre des services aux nourrices délicates qui ne peuvent supporter la succion directe ou dont les seins sont gercés et fendillés.

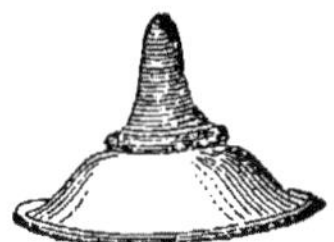

Que dirai-je, par exemple, du *Collier galvanique*, pour remplacer les colliers d'ambre ou de graines d'Amérique, et qui est fait de perles de cuivre et de zinc se succédant alternativement ? Que s'il ne produit pas grand effet il ne saurait causer le moindre mal et qu'on peut l'essayer, sans crainte, de se soumettre à l'influence du faible courant galvanique qu'il développe.

Je termine mon inspection en citant un gant fabriqué avec un caoutchouc vulcanisé, tout nouveau, produit qui fera parler de lui, et un appareil de précision, le *Molleteur*, imaginé par M. Malapert, pharmacien, professeur à l'Ecole de Poitiers.

Le molleteur sert à cuire les œufs à la coque. On le met, garni de ses œufs, dans une casserolle remplie d'eau froide, en quantité suffisante pour qu'ils soient couverts, et on place le tout sur le feu. Sous l'action de la chaleur, la liqueur rouge du thermomètre adapté au support du molleteur atteint successivement les numéros 1, 2, 3, 4, lesquels correspondent à quatre degrés de cuisson différents : blanc et jaune liquides, blanc et jaune demi-laiteux, blanc et jaune laiteux, blanc presque coagulé.

Selon les goûts et les besoins, on peut donc être certain de manger ses œufs cuits au point voulu en enlevant le molleteur de l'eau au moment où le thermomètre indique le degré de cuisson qu'on désire.

On chauffe des fragments de bois dans une cornue mise en communication avec un flacon immergé dans l'eau et muni d'un bouchon percé de deux trous : l'un destiné à recevoir le tube abducteur de la cornue, lequel va plonger au fond du flacon, et l'autre, un bout de tube permettant le dégagement des gaz combustibles. En même temps que s'échappe le gaz à éclairage, se condense dans le flacon un produit qui se sépare en deux liquides différents : l'un noir et résineux, surnage, l'autre est moins coloré et plus liquide. Le premier est le goudron de bois, le second le vinaigre de bois.

Le goudron employé en médecine s'obtient, industriellement, par la combustion dans de grosses fosses ou aires coniques, des tronçons, racines et copeaux de pin et de sapin qui ne sont plus aptes à fournir de la térébenthine. A côté de la fosse à combustion il en existe une autre inférieure et communiquant avec la première dans laquelle, après l'opération, on trouve le goudron surnagé par un liquide très fluide, qui est l'huile de cade des vétérinaires : on n'a qu'à séparer les produits. MM. Thomas et Laurens l'extraient par le moyen de la vapeur surchauffée à 300 degrés.

Ce goudron a la consistance d'une térébenthine. Il est noir, d'une odeur forte et tenace, d'une saveur âcre. Il contient de l'acide acétique, de la résine non altérée et plusieurs produits pyrogénés ; insoluble dans l'eau, il abandonne, toutefois, à ce liquide certains principes solubles et change de couleur par son contact prolongé avec lui. Il ne faut pas le confondre avec celui qui provient de la distillation du bois dans les fabriques d'acide pyroligneux, ni avec celui qui provient de la distillation de la houille, ni enfin avec le goudron minéral qu'on retire des bitumes naturels, des schistes bitumineux ou de la tourbe. Il en diffère par sa composition.

L'introduction du goudron dans la matière médicale remonte au dix-huitième siècle. Peut-être les Norwégiens et les Suédois s'en servaient-ils bien avant. Toujours est-il qu'il était en grande vogue vers 1751. Je trouve, à cette époque, la préparation suivante de l'eau de goudron : « Versez quatre pintes d'eau froide sur deux pintes de goudron liquide, remuez et mêlez bien le tout ensemble avec une cuillère de bois ou un bâton plat durant l'espace de cinq à six minutes : après quoi laissez reposer le vaisseau exactement bouché pendant trois jours et trois nuits, afin que le goudron ait tout le loisir de se précipiter au fond. Ensuite, l'ayant écumé avec soin, versez ce qu'il y a de clair et le tenez dans des bouteilles bien bouchées pour votre usage. »

C'est avec cette eau qu'on guérissait alors les fièvres et les pleurésies les plus dangereuses sans le secours de la saignée. Elle se trouvait être, à la fois, un altérant qui opérait insensiblement et un prompt fébrifuge, et le professeur royal en *chymie*, Nicolas Lefèvre, disait avec enthousiasme que, comme cet ancien philosophe qui, du haut des toits, criait à ses concitoyens : « Songez à bien élever vos enfants, » il voudrait pouvoir se placer sur un lieu assez élevé et avoir la voix assez forte pour crier à tous les infirmes de la terre : « *Beuvez* de l'eau de goudron ! »

Berkeley, évêque de Cloynes, en Angleterre, n'avait pas peu contribué au succès de cette nouvelle panacée qu'il avait, sinon inventée, du moins fortement préconisée, en 1744, dans ses *Recherches sur les vertus admirables de l'eau de goudron ;* vertus qui, paraît-il, l'avaient sauvé des dangers d'une épidémie. C'était en plein Océan ; l'équipage de son navire était décimé par un mal terrible, quelques matelots burent, par hasard, de l'eau ayant séjourné sur les parties goudronnées de la cale et furent guéris. Le savant missionnaire, observateur intelligent du fait, les avait imités et n'avait pas été atteint par le fléau; aussi avait-il expérimenté le baume bienfaisant dans toutes les circonstances possibles, et s'en était-il fait le zélé propagateur en le vantant comme un remède merveilleux à tous les maux.

Employé contre les vers, le scorbut, la dyssenterie, la variole, le rhumatisme, la goutte, la catarrhe vésical, le goudron a été plus particulièrement mis en usage contre les phlegmasies chroniques de la peau et la phtisie pulmonaire.

Il a réellement une action bien marquée sur l'organisme; donné à dose modérée, il excite les organes digestifs, il accélère la circulation, il active d'une manière remarquable les secrétions, surtout les secrétions urinaires, il augmente notablement l'énergie des fonctions de la peau, il est, en outre, anti-septique; il doit donc nécessairement jouir de propriétés médicales et s'il ne mérite pas les éloges trop chargés qu'il a reçus, il y a cent ans, l'abandon dans lequel on l'a longtemps laissé est souverainement injuste. Pour ma part, je l'emploie souvent et je m'en trouve bien.

Le goudron est facilement solidifié par un seizième de magnésie calcinée, il l'est aussi par la chaux ; ainsi tranformé, on l'administre en pilules. Le goudron calcaire du docteur Kemmerer employé *intus* et *extrà* contre les affections de la peau et des voies urinaires contient une assez forte proportion de chaux, pour pouvoir être réduit en poudre. Cette substance est prise également à l'intérieur sous forme d'électuaire, de sirop, et enfin on confectionne avec elle une pommade et un glycérolé. L'ancienne eau de goudron est néanmoins la forme la plus usitée et sa préparation est toujours à peu près celle de 1751.

Selon le Codex, on doit laisser macérer pendant vingt-quatre heures, en remuant de temps en temps, laisser ensuite déposer et décanter ; recommencer l'opération, mais en prolongeant le contact pendant dix jours, décanter et filtrer ; ses proportions sont dix pour trois cents.

Suivant M. Bouchondat, il faut dix de goudron pour cent d'eau, et dix jours de macération pendant la durée desquels on remue de temps en temps, on décante et on filtre.

Enfin, les gens peu soucieux des formules se contentent de faire enduire de goudron l'intérieur d'un pot dans lequel ils versent leur eau qu'ils remplacent à mesure qu'elle est consommée.

On comprend qu'avec tous ces systèmes, le dosage n'est pas commode, on voit aussi que la qualité du goudron est essentielle, et il arrive souvent qu'on se serve de toute autre chose que du goudron de sapin. M. Guyot a voulu remédier à ces

inconvénients en livrant au commerce une *Liqueur de goudron concentrée*, préparée par macération et par distillation, renfermant tous les principes salutaires de ce produit, donnant, une eau claire, limpide, douée de propriétés efficaces et titrée exactement.

Deux cuillerées à bouche de cette liqueur, laquelle, entre parenthèses, n'est point une liqueur, mais une solution aqueuse très concentrée, suffisent dans un litre d'eau pour la transformer en une excellente eau de goudron.

Pour obtenir des fumigations, il suffit de placer le vase qui contient la liqueur de goudron concentrée pure sur quelques charbons ardents ou sur la flamme d'une petite lampe à l'esprit de vin et de mener jusqu'à l'ébullition.

Parties égales de liqueur et d'eau forment un mélange propre à être introduit dans les bronches au moyen des appareils pulvérisateurs.

La liqueur peut être employée pure pour les lotions, au cinquième pour les injections. Il faut deux ou trois flacons pour charger l'eau d'un bain.

Ce nouveau mode de présenter un bon médicament en généralisera l'usage en le rendant aussi sûr que facile. Il n'a rien qui puisse effaroucher la conscience du praticien le plus scrupuleux, et les essais qu'il a subis dans plusieurs services des hôpitaux de Paris ont donné des résultats satisfaisants.

J'ai déjà dit que le goudron est anti-septique, il en résulte que son emploi est indiqué là où il y a agglomération d'individus et production constante de miasmes putrides.

Sous ce point de vue, la liqueur Guyot semble avoir été avantageuse dans l'épidémie qui a sévi au Caire en 1865, et pendant la récente expédition des Anglais en Abyssinie. Il y aurait donc lieu de la recommander aux capitaines de navires et aux compagnies chargées du transport des émigrants.

Les capsules gélatineuses de Mothes et, surtout, les capsules de gluten de Raquin ont rendu et rendent encore de précieux services. Elles permettent, en effet, de renfermer un médicament, d'un goût et d'une odeur désagréables, sous une enveloppe légère que son peu de volume, sa forme ovoïde, son extérieur poli, son manque complet d'odeur et de saveur, rendent éminemment propre à une déglutition facile tandis que, se dissolvant promptement dans les liquides de l'estomac, elle n'est point un obstacle à l'introduction du remède dans l'économie.

Par un nouveau procédé de fabrication, M. Bourgeaud a rendu plus commode encore l'emploi des capsules.

On peut reprocher à celles généralement usitées la dureté provenant de l'épaisseur relativement assez grande de leurs parois, dureté qui, dans certains cas, rend douloureux ou gênant leur passage au travers de l'isthme du gosier ; la quantité du médicament qu'elles renferment n'est pas, non plus, tout-à-fait en rapport avec leur grosseur ; dans certaines d'entre-elles le poids du contenant est le double de celui du contenu.

Il est évident, d'ailleurs, que plus il y a de gluten ou de gélatine à dissoudre, plus la digestion des capsules est lente et, bien que la quantité de l'une ou de l'autre de ces substances soit rarement assez considérable pour susciter quelques inconvénients, il y a là un élément dont le médecin doit tenir compte.

Les nouvelles *Capsules molles* de Bourgeaud ont d'abord, ainsi que leur nom l'indique, une grande souplesse ; leurs parois sont minces et transparentes, élastiques, imperméables, cela va sans avoir besoin d'être dit ; elles sont, en outre, sans odeur et de saveur sucrée.

Comparées aux autres, elles ont plus de capacité sous un égal volume et contiennent, en moyenne, 0,75 de médicament pour 0,25 d'enveloppe. On les avale avec la plus grande facilité, et il n'est point de pharynx, si susceptible qu'il soit, qui proteste contre leur introduction.

Ces capsules sont destinées à renfermer tous les médicaments que les malades n'acceptent qu'avec répugnance.

M. Bourgeaud en expose de diverses sortes, les unes vides dont il livre au commerce de la droguerie et à l'exportation de quatre-vingt à cent mille boîtes par an, les autres prêtes pour la consommation.

Je citerai parmi ces dernières :

Les capsules molles au baume de copahu, de la forme et de la grosseur d'une amande, pesant, chacune, deux grammes cinquante centigrammes et contenant deux grammes de médicament ;

Les capsules renfermant un opiat balsamique astringent, formé de baume de copahu et de poivre de cubèbe, ou de copahu et de goudron, ou bien encore de copahu associé soit au cachou, soit au ratanhia, soit au fer ;

Les capsules à l'huile de raie et de squale ;

Les capsules à l'huile de ricin extraite à froid. Il y en a de deux grosseurs : douze des moyennes contiennent dix grammes d'huile, cinq des grosses en renferment la même quantité ;

Les capsules au goudron médicinal, à l'essence de térébenthine, à la térébenthine de Venise ;

Les capsules de rhubarbe en poudre. (Toutes les poudres d'odeur et de saveur désagréables peuvent être mises en capsules par le procédé Bourgeaud) ;

Les capsules perles à l'éther pur, au chloroforme, à l'éther chloroformé, à l'éther térébenthiné, etc., etc. La capacité varie selon les indications tirées de la nature du remède ou du plus ou moins de facilité de déglutition du malade.

Sur la proposition de M. le directeur général de l'Assistance publique, les capsules molles ont été expérimentées par la commission médicale des remèdes nouveaux qui, après un rapport favorable, a conclu à leur admission dans tous les hôpitaux de Paris où elles sont journellement employées ; par autorisation spéciale du ministre de la guerre, le conseil de santé des armées les a mises en essai dans les hôpitaux militaires.

Les dangers que présentent l'administration du phosphore ont fait que, jusqu'à présent, cet agent si actif a principalement été employé à l'extérieur sous la forme de liniments et de pommades dans les rhumatismes et les paralysies. Une réaction a lieu aujourd'hui en faveur de son usage interne.

Dans les cas où le médecin le donne en potion, c'est toujours à l'huile phosphorée ou à l'éther phosphoré qu'il a recours, les préparations où le phosphore se trouve complètement dissous étant les seules dont il est permis de se servir car, lorsqu'il n'est que divisé ou suspendu, il abandonne avec la plus grande facilité la substance à laquelle il est mélangé et, se trouvant immédiatement en contact avec les organes, peut devenir la source des plus épouvantables ravages.

L'huile est préférable à l'éther qui ne contient qu'une très petite proportion de phosphore et doit, par conséquent, être donné en assez grande quantité.

M. Bourgeaud, pour faciliter l'usage d'un médicament précieux, mais dont le dosage réclame l'attention la plus soutenue, a préparé des capsules perles renfermant vingt centigrammes d'huile phosphorée qui représentent un milligramme de phosphore.

MM. les docteurs Delpech, à l'hôpital Necker; Baumès, à l'hôpital de la Pitié; Vigla et Gueneau de Mussy, à l'Hôtel-Dieu; Bouchut, à l'hôpital des Enfants-Malades, et nombre d'autres praticiens ont constaté les succès de cette préparation dans les névroses accompagnées de dépression de forces, dans les cas d'épuisement prématuré, dans les cachexies spécifiques.

Ils expérimentent en ce moment, pour combattre la diathèse scrofuleuse, d'autres capsules d'huile phospho-iodée dosée également à un milligramme; et, contre le croup, un extrait oléo-résineux de cubèbe en capsules perles en renfermant vingt centigrammes.

La fabrication des capsules Bourgeaud a pris une grande extension. Plus de six mille kilogrammes de capsules remplies de substances médicamenteuses différentes ont été, depuis le commencement de cette année, remis aux commissionnaires de la France et de l'étranger.

C'est une véritable industrie.

Les inventeurs ont de singulières idées! Voici M. Obez, de Douai, qui a trouvé la formule d'un excellent sirop permettant de fabriquer instantanément une boisson salubre et de bon goût, à un prix fort modéré et qui, au lieu de la baptiser, tout simplement, coco du dix-neuvième siècle ou, mieux encore, coco des armées, l'appelle *Sirop de Calabre.*

Allez donc, sur la foi d'une pareille dénomination, vous imaginer que ce composé renferme du bois de réglisse, de la gentiane, du café, de l'alcool, du sucre exotique, de la gomme arabique, du rhum, etc., substances qui viennent de Bourgueil en Touraine, de l'Auvergne ou des Vosges, de Moka, de Bourbon ou de la Martinique, de Montpellier ou d'Angoulême, des Antilles, du Sénégal, de la Jamaïque, mais jamais, au grand jamais, de la Calabre.

Je sais bien que les botanistes prétendent que la Glycyrrhiza Glabra, en français réglisse, croit abondamment dans cette province de l'Italie, mais Alexandre Dumas a prouvé qu'ils commettent la plus grossière erreur et qu'ils ont pris pour le nom d'une légumineuse celui de la maîtresse favorite du plus redouté des brigands calabrais.

Du cap d'Otrante au cap Spartivento, tout le monde parle de la belle Glycyrrhiza et raconte sa touchante histoire.

Les savants ont cru qu'il s'agissait de la racine de réglisse.

Enfin, si nul, parmi les gens, n'est responsable du nom que lui a infligé son parrain, — je connais des conseillers municipaux s'intitulant Arthur, Onézyme, Séraphin, — je ne vois pas pourquoi les choses ne jouiraient pas du même privilége. Que le sirop Obez soit donc, tant qu'il le voudra, de Calabre, je l'examinerai comme s'il n'était que du coco perfectionné.

Je viens de dire quels sont les principaux éléments qui entrent dans sa composition. Aucun d'eux n'est mauvais et l'ensemble constitue un liquide très brun de couleur, de consistance épaisse, d'une saveur agréable, d'une odeur qui rappelle le zeste du citron, le rhum ou la menthe, selon que l'un ou l'autre de ces trois parfums a servi à l'aromatiser.

Un litre de cette préparation suffit pour faire deux cents litres de boisson beaucoup plus agréable que les acidulages divers conseillés pour corriger l'eau que boivent les marins ou les soldats, ainsi que les ouvriers des manufactures pendant la saison des chaleurs.

Plusieurs régiments d'infanterie de ligne, entre autres, le 8e et le 92e de ligne, le 15e bataillon de chasseurs, le 3e régiment de voltigeurs de la garde impériale, le 2⁰ régiment du génie, en ont fait usage et s'en sont montrés satisfaits.

De grandes usines l'emploient depuis quelques années à Paris, à Lille, à Anzin, au Creuzot, à Tours, et la santé des ouvriers a paru être influencée favorablement par cette consommation qui revient à deux centimes le litre.

La fabrication de M. Obez a pris une très grande extension et son sirop se popularisera d'autant mieux qu'à toutes ses qualités hygiéniques il joint une facilité très grande de conservation.

Je viens, en ce moment, d'en goûter, pris dans une bouteille que j'ai entamée, il y a trois mois ; il est aussi bon qu'à cette époque et n'a point subi la moindre fermentation, bien qu'il n'ait pas quitté mon cabinet où il a fait excessivement chaud.

Je le voudrais voir introduire dans les pensions de jeunes gens si portés à boire pendant les récréations, et que, pendant l'été surtout, une eau, souvent malsaine, affaiblit ou indispose ; je le voudrais, davantage encore, admis dans la marine, où l'on a tant de peine à trouver pour les hommes une boisson qui ne les dégoûte pas au bout de quelques jours.

M. Charles Ducourtioux expose un métier à tisser, des *bas* et des *ceintures élastiques.*

Du métier, qui lui a valu une médaille d'argent à l'Exposition universelle de 1867, je n'ai rien à dire, si ce n'est qu'il est une ingénieuse modification des anciens mécanismes ordinairement employés et qu'il permet de donner au travail une grande précision.

Quant aux chaussettes, aux bas, aux mollets, aux genouillères, aux cuissards et aux ceintures-ventrières, je les signalerai d'une façon toute particulière.

Tout en s'occupant de la forme de ses produits, M. Ducourtioux attache la plus grande importance à leur solidité, et c'est avec un soin scrupuleux qu'est choisi le fil qui doit servir à leur confection, lequel fil est apprêté de telle façon qu'il n'offre pas de surface tomenteuse et réunit toutes les qualités de force et de souplesse.

J'ai vu soumettre des bas et des ceintures, pris au hasard dans les cartons, à des épreuves au milieu desquels je croyais à chaque instant que leur tissu s'allait rompre. Pas une maille n'a souffert, pas un contour n'a été déformé.

Les diverses confections se font avec ou sans couture ; en soie ou en coton ; fort ou demi-fort ; fin ou demi-fin. Les indications dépendent du plus ou moins de coquetterie du demandeur, de la puissance de contention qu'on désire obtenir, du siége du mal, etc.

Pour nettoyer tous les objets de cette fabrication on les met tremper dans de l'eau froide pendant trois ou quatre heures, on fait bouillir ensuite un morceau de potasse, gros comme une noix, dans un litre d'eau. On laisse refroidir la décoction et lorsqu'elle est tiède on la verse sur eux. On les brosse en frottant de tous les côtés, on les rince à l'eau froide en ayant soin de ne pas les tordre, puis on fait sécher en évitant d'étendre au soleil.

Solidité, élasticité, facilité d'entretien, sont donc les attributs des produits de la maison Ducourtioux, qui a plus de trente ans d'existence.

De tous les accidents, les plus fréquents sont, peut-être, les brûlures et il n'est pas, je crois, une personne qui, arrivée à l'âge de trente ans, n'en ait jamais ressenti plus ou moins les douloureux effets.

Par exemple, les remèdes n'ont pas manqué pour les combattre, et les trois règnes de la nature ont été mis à contribution pour fournir aux empiriques de toutes les classes les éléments de leurs secrets soi-disant merveilleux. Je ne parle pas des oraisons à différents saints, spécialités célestes et distinguées qui guérissent infailliblement ces cas particuliers de maladie.

Pour ma part, je connais bien soixante-dix-sept recettes,

toutes meilleures les unes que les autres, et j'espère en apprendre encore.

Ainsi, je ne serais point fâché d'orner ma mémoire avec celle de l'*Huile Joseph* que j'ignore complètement. Je sais que cette préparation contient de l'huile, mais il paraît qu'elle renferme autre chose et c'est cette autre chose que je ne sais pas.

La *France Médicale*, du 6 février 1867, qui s'occupe de ce produit, parle d'une plante à laquelle il doit son action curative. Mais quelle est cette plante ?

Se trouve-t-elle parmi la pimpernelle, la sauge, le mille-feuille, la menthe, la marjolaine, la sarriette, l'hysope, le pêcher, la rose rouge, qui contribuaient à former anciennement le baume souverain contre la gangrène et la brûlure ? Je ne puis le deviner, car, bien que l'huile Joseph dégage un parfum d'apothicaireric très remarquable, il est impossible de lui trouver une odeur caractéristique.

Je suis donc obligé de ne point la juger théoriquement et de m'en rapporter aux éloges qu'en font les habitants de la Seine-Inférieure en général et les pompiers d'Elbeuf en particulier, chez lesquels, en beaucoup de circonstances, elle semble avoir procuré des guérisons rapides.

Je n'y vois, du reste, aucun inconvénient, à la condition pourtant que M. Joseph n'empêchera pas les personnes brûlées qui auront appliqué son remède, au premier moment de l'accident, d'appeler ensuite un médecin.

Le traitement de la brûlure varie, en effet, selon sa profondeur, son étendue, selon le lieu qu'elle occupe et selon le tempérament de l'individu brûlé. La médication topique ne suffit pas toujours et les désordres qui accompagnent les brûlures dites du second et du troisième degré réclament énergiquement l'intervention de l'homme de l'art.

Ceci posé, dans l'intérêt même de l'invention de M. Joseph, j'appelle avec plaisir l'attention sur son huile. Pour moi, un remède est bon quand il fait du bien et, puisque celui-ci a déjà conquis une renommée sérieuse, on ne peut que gagner à s'en servir et à en observer attentivement les effets sans trop s'inquiéter de sa formule tenue secrète.

Lorsque M. Joseph aura fait sa fortune il rendra publique,

j'en suis certain, la mystérieuse composition qui lui vaut les bénédictions des populations normandes. Un homme qui, dans l'intérêt des masses, se brûle lui-même, afin de démontrer l'efficacité de son huile et de la populariser, ne pourra manquer de donner ce noble exemple de désintéressement.

Quand le caoutchouc est plongé dans une huile essentielle, il commence par l'absorber et finit par s'y dissoudre.

L'huile de houille légère, l'essence de térébenthine, le sulfure de carbone, sont les liquides généralement employés pour obtenir ces solutions. Mais les deux premiers doivent être rectifiés avec soin si l'on veut éviter d'avoir un composé gras et poisseux, tandis qu'avec un mélange d'une partie de caoutchouc et de trente parties de sulfure additionné de 5 pour 100 d'alcool anhydre, on obtient une dissolution limpide, pouvant se filtrer à travers une mousseline très fine et donnant, par son évaporation sur une glace, une feuille d'une finesse et d'une pureté extraordinaires.

Les dissolutions ont un très grand emploi dans l'industrie; c'est avec elles qu'on obtient l'enduit qui recouvre les vêtements imperméables.

Voici le moyen ordinairement en usage :

On prépare avec 3, 4 ou 5 parties d'essence pour une de gomme, un liquide, ayant la consistance d'une mélasse épaisse, qu'on fait passer sous des cylindres, de façon à ce qu'il ne reste aucun grumeau.

Les étoffes que l'on veut enduire sont roulées sur un cylindre en bois qui est ensuite posé devant l'outil qui sert à étendre la dissolution.

Celui-ci consiste en une règle en fer dressée avec soin à sa partie inférieure et maintenue par ses extrémités dans deux coulisses à l'aide de vis qui permettent de pouvoir l'abaisser ou l'élever à volonté.

Cette règle vient s'appliquer sur une partie également dressée et qui lui est parallèle. On peut, par conséquent, en abaissant ou relevant la règle faire coïncider les deux surfaces ou laisser entre elles un espace plus ou moins grand. Si l'on veut donner une couche mince de dissolution on laisse en écartement l'épaisseur de l'étoffe, plus un très léger intervalle; si c'est une couche épaisse, on élève un peu plus le couteau.

L'écartement voulu étant donné, on fait passer sous la règle la pièce d'étoffe qu'on déroule et qu'un aide tire d'une façon continue pendant que, de l'autre côté du couteau, on la recouvre de dissolution au fur et à mesure qu'elle va présenter sa surface au niveau qui étend l'enduit à l'épaisseur réglée d'avance.

Lorsque l'évaporation du dissolvant contenu dans le caoutchouc est complète, on donne une couche de vernis formée de gomme laque dissoute dans l'alcool.

Les enduits à une ou deux couches de vernis servent à faire les vêtements ordinaires; l'on en fait aussi où le caoutchouc n est pas apparent. Pour cela on recouvre de caoutchouc l'envers des deux étoffes et on les superpose en appliquant, l'une sur l'autre, les surfaces ainsi gommées.

Malheureusement, le soleil, la chaleur, les corps gras décomposent ces enduits et les rendent poisseux. Le froid les durcit, ils exhalent une odeur insupportable.

La vulcanisation du caoutchouc ferait disparaître une partie de ces inconvénients, mais elle exige une température que ne peuvent supporter la soie et la laine.

On faisait donc des étoffes imperméables, mais on ne pouvait appliquer les procédés que je viens d'indiquer à tous les tissus, et, à vrai dire, ceux qui se prêtaient à cette industrie n'étaient pas réellement rendus imperméables, ils étaient seulement recouverts d'une couche intérieure ou extérieure de caoutchouc.

D'un autre côté, la mauvaise qualité des dissolvants employés rendait le plus souvent d'un usage défectueux les produits qui n'étaient pas d'un prix très élevé.

Je me rappelle avoir acheté des par-dessus, soi-disant makintosch, qui me collaient à tous les murs contre lesquels je venais, par mégarde, à m'appuyer et qui faisaient, sur mon passage, se sauver tous ceux qui n'avaient pas le bonheur d'être au vent.

Aussi, les vêtements imperméables risquaient-ils fort d'être abandonnés et les dames, surtout, n'en voulaient-elles plus entendre parler.

Ils vont revenir de mode, grâce aux procédés de M. Roudier, de Paris.

Je ne puis les décrire, car leur inventeur en est très jaloux. Mais j'ai vu et essayé les étoffes qu'il rend imperméables à l'eau sans altérer en rien ni leur tissu, ni leur souplesse, ni la fraîcheur de leurs teintes.

Vous apportez à M. Roudier un manteau, une robe, un châle, n'importe quelle pièce d'un vêtement quelconque, et ce qu'il vous rend est identiquement semblable à ce que vous lui avez donné et, de plus, doué d'une précieuse qualité.

En outre, les pores de l'étoffe ne sont pas tellement fermés qu'elle ne laisse encore passer l'air, ce qui est une immense recommandation.

On a voulu, dans quelques-uns des grands magasins de nouveautés de Paris, qui envoient chez M. Roudier les tissus qu'ils veulent rendre imperméables, faire une petite malice.

Elle consiste à placer, sur les morceaux qu'il rend apprêtés, un cornet rempli d'eau, laissant s'échapper, goutte par goutte, l'eau qu'il contient. Jamais on n'a pu arriver à la faire pénétrer.

Je ne veux pas qu'on imperméabilise les chemises et les gilets de flanelle ou de coton ; je serais, par contre, très disposé à recommander aux personnes exposées à courir par la pluie ou l'humidité, les par-dessus et les pantalons rendus imperméables par le système de M. Roudier.

La question du chauffage des appartements est, dans nos contrées et dans celles qui ne jouissent pas d'un éternel printemps, d'une importance capitale ; cependant, on est bien obligé de l'avouer, elle n'a point encore été parfaitement résolue.

C'est qu'elle est loin d'être simple et que, pour en venir à bout, on doit tenir compte de divers éléments qui se combattent les uns les autres et qu'il s'agirait de concilier, ce qui n'est pas facile.

Pour chauffer l'air d'une pièce quelconque d'un appartement, on emploie généralement le feu. Ce feu résulte de la combinaison rapide des matières combustibles, telles que le bois ou le charbon, avec l'oxygène de l'air. Le combustible, en s'oxydant ou, pour parler un langage moins chimique, en brûlant, se transforme en produits gazeux qui constituent la fumée et en produits terreux qui sont les cendres. Pour obtenir une bonne combustion, il faut donc constamment amener de l'air nouveau sur le combustible, afin de lui donner sans cesse la quantité d'oxygène dont il a besoin pour brûler et éloigner l'air qui a servi et est devenu impropre à la combustion en se combinant avec certaines parties dudit combustible et en se convertissant en fumée.

De là, une première difficulté : entretenir une température à un degré donné en renouvelant continuellement l'air ambiant.

Examinons, maintenant, ce qui se passe dans une chambre munie d'une cheminée ordinaire à foyer découvert.

Ce foyer n'utilise que la chaleur rayonnée par le combustible et même ne l'utilise qu'en partie, l'air brûlé, qui s'échappe dans la cheminée, emportant avec lui une grande quantité de chaleur qui est perdue pour le chauffage. De plus, l'air de l'appartement, diathermane pour la chaleur rayonnante, se laisse traverser par les rayons calorifiques et ne s'échauffe qu'après que les parois de la chambre ont été elles-mêmes préalablement échauffées. Dailleurs, ce foyer produit un appel d'air beaucoup plus considérable que celui qui est nécessaire à la combustion, d'où grande dépense de combustible pour un assez médiocre résultat.

Les poëles sont plus avantageux. Ils absorbent une fraction notable de la chaleur dégagée par la combustion et la cèdent à leur tour à l'appartement, soit sous forme de chaleur rayonnante, soit en échauffant par contact l'air qui les entoure et qui se renouvelle continuellement autour d'eux. Par exemple, au point de vue de l'hygiène, ils présentent d'incontestables inconvénients. Si les foyers découverts attirent trop l'air extérieur dans l'appartement, les poëles ne l'attirent pas assez et la ventilation n'est pas suffisante pour l'entretien de la santé.

D'où encore l'alternative d'avoir de l'air, mais d'avoir froid, ou bien d'avoir chaud, mais de ne plus pouvoir respirer.

Il y a aussi le tirage des tuyaux de conduite des produits gazeux de la combustion qui nécessite des conditions particulières, et qui, lorsqu'il s'établit mal, vous aveugle et vous asphyxie ; or les causes ne manquent pas qui font fumer une cheminée :

La hauteur insuffisante ou la largeur trop grande de son tuyau, le peu de ventilation de la pièce, l'action réciproque de deux cheminées, le vent, etc.

Il y a enfin le combustible qui, selon qu'il est de telle ou telle nature, chauffe et fume plus ou moins, répand ou ne répand pas d'odeur.

On peut tourner la plupart des difficultés en installant pour la totalité d'une maison un système général de chauffage qui offre plus de régularité dans les effets produits. Les dispositions usitées dans ce cas se rapportent à trois types principaux : le chauffage par l'air chaud, le chauffage par la circulation d'eau chaude et le chauffage par la vapeur.

Toutefois, les propriétaires ne se décidant pas facilement à doter leurs immeubles des appareils nécessaires à l'un ou à l'autre de ces modes, on continue à se servir dans les appartements de foyers découverts qui chauffent l'air au-dessus des toits ou des poêles qui diminuent la ration des poumons. Heureux quand on possède une cheminée à la prussienne et des bouches de chaleur.

On va pourtant, je crois, arriver à de meilleurs agencements et à un confortable plus intelligent, grâce à l'invention de M. Jacquet. Dans ces derniers temps, on a imaginé de remplacer le bois et le charbon, combustibles antiques, par le gaz d'éclairage, et tout le monde a vu, placés dans des foyers *ad hoc*, des morceaux de fonte imitant les bûches de bois et servant de conduite au gaz qui s'échappe de leur intérieur par des ouvertures artistement ménagées et les entoure de flammes.

Ce procédé est ingénieux, on peut à volonté allumer ou éteindre son feu, lui donner l'intensité qu'on désire, supprimer le soufflet, la pelle et les pincettes. Seulement la combustion du gaz ne se fait pas sans répandre dans l'appartement des émanations désagréables et insalubres et les dangers d'incendie existent toujours pour les jupes qui s'approchent trop des flammes.

De plus, si l'on se sert d'un foyer découvert ou si l'on use d'un poêle, on tombe dans la généralité des désagréments cités plus haut.

M. Jacquet vient de modifier de tout au tout le système de *Chauffage par le gaz* et ses appareils me semblent combinés de manière à plaire à la fois aux physiciens, aux médecins et aux amateurs du bien-être.

Se fondant sur le pouvoir réflecteur des corps métalliques polis, lequel est, pour le cuivre, de 0,93, il dispose ses foyers de façon à ce que leur intérieur, garni de ce métal, renvoie tous les rayons calorifiques qui émanent des jets de gaz placés à la partie supérieure desdits foyers.

Un enfant peut s'approcher impunément d'eux, une femme n'a plus à craindre ces accidents terribles qui ont occasionné tant de deuils. Plus de flamme apparente, plus d'étincelles. D'ailleurs, le réflecteur reste froid et ne peut causer la moindre brûlure.

C'est là déjà un immense progrès qui donnerait à M. Jacquet de nombreux partisans. Mais avec son système on arrive à se chauffer très bien, ce qui est encore à considérer lorsqu'avec tous les autres on ne peut que difficilement atteindre ce but.

Cela se comprend : dans un foyer ordinaire une grande partie des rayons calorifiques s'en vont chauffer la cheminée; dans celui de M. Jacquet ils tombent tous sur le réflecteur et sont renvoyés par lui, sans que la perte s'élève au-dessus de 7 ou 8 pour 100.

Je craignais une odeur et j'ai plusieurs fois, sans la rencontrer, expérimenté ces nouveaux appareils, les jets lumineux étant attirés dans le sens horizontal et d'avant en arrière par un puissant appel d'air.

Je redoutais aussi une ventilation insuffisante; j'ai pu m'assurer qu'il existait un tirage excellent passant au-dessous même de la plaque du réflecteur, si bien qu'une substance légère et combustible, attisée par le courant d'air, n'est pas entraînée dans le foyer, mais au-dessous, ce qui augmente la somme déjà considérable des garanties.

J'avoue que j'ai voulu, comme saint Thomas, voir et toucher, car j'étais loin d'être partisan du chauffage par le gaz, auquel je trouvais une foule d'inconvénients, mais *les procédés de M. Jacquet* m'ont séduit et je le dis hautement.

Pas d'odeur, pas de cendres, pas de bois vert ou mouillé, pas de houille puante et salissant tout, surtout pas de danger, en voilà plus qu'il n'en faut pour vous convertir.

Je regrette bien un peu la poésie de la bûche qui pétille... j'ai regretté aussi la diligence.

Parlerai-je de l'application à la cuisine du nouveau mode de chauffage? Oui, car elle est très hygiénique, en ce sens qu'elle enlève toute odeur de cuisson. J'ai vu et je n'ai pas senti griller par réflexion, au beau milieu d'une chambre, des boudins et des côtelettes de porc frais. Les exhalaisons étaient aussitôt emportées que produites. Les volailles, les pièces de boucherie ou de venaison, se rôtissent pareillement sous l'action des rayons réfléchis. La flamme du gaz ne touche jamais les aliments, elle se trouve au-dessus d'eux, et ne pourrait même pas les échauffer directement. Aucune fumée, aucun produit carburé, ne peut donc les souiller ou leur communiquer des qualités malsaines.

Il y a réellement là une innovation fort importante par ce temps d'appartements contenant six pièces dans huit mètres carrés et la cuisine dans un placard.

Villeneuve-de-Berg est une charmante petite ville, à 27 kilomètres de Privas, à 656 kilomètres de Paris. Cette localité est ornée d'un maire, d'un juge-de-paix, de trois notaires, de deux huissiers et d'un médecin; elle possède, en outre, un percepteur et un brigadier de gendarmerie.

Un pareil concours de notabilités ne la rend pas fière le moins du monde et elle les donnerait, je crois, avec son conseil municipal et Messieurs les marguilliers par-dessus le marché, pour conserver l'*Elixir du Coiron*.

J'ignore si M. Deleuze fils aîné, est l'inventeur ou seulement le fabricant et le propagateur de cette liqueur, ce que je puis affirmer c'est que son produit est excellent et peut être hardiment mis au rang des plus fines et des plus suaves préparations que l'art du distillateur a su créer.

Le talent du liquoriste ne semble, tout d'abord, consister que dans l'art de savoir associer convenablement à l'alcool et au sucre les divers parfums qu'on peut extraire des plantes ; mais, lorsqu'en tirant de certains végétaux les plus agréables arômes, il sait aussi leur emprunter des vertus bienfaisantes, ce talent s'élève et rend à l'hygiène d'incontestables services.

La myrrhe, le benjoin, le storax, le mastic, le matico, le mille-feuille, le genièvre, l'absinthe, la camomille romaine, l'angélique, le fenouil, le carvi, la coriandre, l'aneth, le cumin, l'anis, l'hysope, le lierre terrestre, les menthes, le romarin, la sauge, la lavande, la mélisse, le teucrium polium, le marum, l'origon, le thym, le serpolet, le capillaire, la véronique, la scabieuse, le tussilage, la bétoine, la bugle, le calament, le chamœdris, la pervenche, l'arnica, la sarriette, l'hypericum, la badiane, l'oranger, le citronnier, la vanille, la canelle, le girofle, la muscade, le calamus, le basilic, la marjolaine, la bergamote, le cédrat, l'aunée, le millepertuis, le sureau, le galanga, le macis, la réglisse, le céleri, le cassialignea, l'impératoire, l'aloës, la gentiane, la rhubarbe, la cascarille, le pouliot, la cataire, l'erysimum, le dictame, le safran, le tilleul, etc., etc., en résumé, les racines, les tiges, les feuilles, les fleurs et les graines, qu'emploie la médication stimulante, ont servi, servent ou serviront à la confection des liqueurs, depuis le vespétro et l'eau des sept graines jusqu'à l'eau-de-vie de Dantzick et au parfait-amour, sans oublier l'huile d'œillets, le scubac et l'anisette.

Le difficile n'est donc pas de formuler des recettes ; tout le monde sait, d'ailleurs, qu'avec 25 litres d'alcool à 85°, y comprenant la quantité d'esprit parfumé, et 12 kilogrammes 500 grammes de sucre, on peut fabriquer un hectolitre de liqueur ordinaire ; qu'en portant la dose d'alcool à 28 litres et la quantité de sucre à 25 kilogrammes, on obtient une qualité demi-fine ; que 32 litres d'alcool et 43 kilogr. 750 grammes sont nécessaires pour avoir une liqueur fine, et qu'enfin, la

surfine est sucrée à 562 grammes 50 centigrammes par litre, pour une proportion d'alcool s'élevant quelquefois à 62 centilitres.

On n'ignore pas non plus que les liqueurs peuvent être parfumées soit, ce qui est le meilleur, en employant des esprits distillés sur les plantes qui doivent leur céder leurs parfums, soit, tout simplement, au moyen de la dissolution dans l'alcool d'une ou plusieurs huiles parfumées.

Mais ce qu'il est moins commode d'acquérir c'est la science qui place les diverses substances dans des rapports qui leur permettent de se combiner avec facilité le plus promptement et le plus intimement possible ; c'est l'habileté qui, pendant l'opération, conserve les propriétés de chacune de ces substances.

Le vrai fabricant doit connaître aussi, non-seulement les ingrédients qui forment des composés agréables, mais ceux qui peuvent corriger ou augmenter la force du parfum d'une liqueur.

Ainsi un peu d'anis vert et de fenouil font disparaître la petite odeur qu'on reproche à la badiane ; l'ambre seul ne donne presque pas de parfum, une très petite quantité de musc lui ajoute le relief nécessaire ; l'arrière-goût de la cannelle est modifié par le girofle.

Enfin si, comme le fait M. Deleuze, on veut livrer en même temps une consommation de premier choix et un agent carminatif excellent, il faut rechercher parmi tous ces végétaux que j'ai nommés et parmi bien d'autres encore ceux que leurs qualités rendent le mieux appropriés au but que l'on recherche.

L'Elixir du Coiron est d'une belle couleur jaune, d'une odeur qui rappelle les senteurs mélangées qu'on respire avec bonheur le soir d'une chaude journée d'été sur le versant des montagnes des Vosges ou de la Suisse.

Son goût est exquis, il passe dans la bouche en y laissant un parfum qui n'est accompagné d'aucune sensation de brûlure, il échauffe doucement l'estomac et le dispose merveilleusement à remplir ses fonctions.

Il a paru, en dehors des qualités qui lui assurent la faveur des gourmets, avoir été avantageusement employé pour certains cas de spasme des organes de la digestion et c'est, dans l'Ardèche et les départements environnants, un remède populaire contre la cholérine et les vomissements des dames enceintes.

On a essayé de traiter cette dernière affection par l'administration de l'eau-de-vie à l'intérieur et ce genre de médication compte d'assez nombreux succès, je ne suis donc pas surpris de voir aussi réussir l'Elixir du Coiron auprès des intéressantes malades qui lui doivent certainement accorder la préférence même sur le vieux cognac. Quant à la cholérine, elle trouve, en cette préparation, un stimulant diffusible qui peut aider à la combattre, et de sérieux rapports de médecins montrent qu'il en a été ainsi.

Pour ma part, je puis dire lui avoir trouvé une action réelle dans les digestions lentes, avec accompagnement de renvois gazeux acides. Je n'ai pas eu l'occasion de l'essayer dans d'autres indispositions.

Si l'on pouvait arriver à se passer d'entonner aux gens, pour la moindre irrégularité dans leur santé, les détestables choses que renferme l'armoire à poisons des apothicaires, et si l'on parvenait à traiter les maladies avec du bouillon, du lait, de l'eau, du vin et des liqueurs de Mme Amphoux, je crois qu'on ferait un grand pas vers la saine raison et que les patients ne s'en plaindraient pas.

Je suis donc très partisan d'accorder la plus grande publicité possible aux bonnes préparations qui, sous la forme d'aliments solides ou liquides, peuvent quelquefois servir de médicaments.

Il est bien entendu, toutefois, que, lorsque j'en signale un, ce n'est pas pour en faire une panacée universelle.

L'Elixir du Coiron, par exemple, est pour moi une des meilleures liqueurs de table que je connaisse, il est utile dans les affections dont j'ai parlé plus haut. C'est tout ce que je puis et ce que je veux dire.

Quand une gentille cameriste apporte à sa jeune et jolie maîtresse un bol de fine porcelaine à demi-plein d'un potage au tapioca, ni l'une ni l'autre ne se doutent que cet aliment provient de la racine du Jatropha manihot, plante des plus vénéneuses cultivée sur une grande échelle, sous le nom de manioc ou cassava, aux Indes orientales, dans l'Amérique centrale, au Brésil et sur les côtes d'Afrique.

Hâtons-nous de dire, pour les rassurer, que, l'orsqu'on extrait de cette plante la matière amylacée qu'elle renferme, on râpe les racines, on renferme la pulpe ainsi obtenue dans des sacs qu'on soumet à une pression graduée sous l'influence de laquelle s'échappe le suc empoisonné et que, pour plus de sûreté, on lave soigneusement le résidu.

La fécule préparée de cette façon, et, de nouveau rapée en grumeaux encore humides, est alors séchée sur des plaques chaudes. Au contact de celles-ci quelques-uns des granules de fécule se mettent en empois, et soudent les uns aux autres ceux qui les entourent, de manière à former de petits grains irréguliers, secs, cassants, transparents, parfaitement solubles dans l'eau froide et se transformant, quand ce liquide est chaud, en une gelée transparente. Ce sont ces grains qui constituent le tapioca.

Celui qu'expose M. Mauprivez est naturel et peut montrer ses certificats d'origine, sa qualité lui a valu sa réputation, car il y a fécule et fécule, et non-seulement on falsifie le produit du manioc, mais on le fabrique de toute pièce avec de la fécule verte de pomme de terre.

Le *Tapioca naturel de Rio-de-Janeiro* est en grains irréguliers, inodore, blanc-jaunâtre, demi-transparent ; le vase qui a servi à sa cuisson ne peut être nettoyé qu'à l'aide d'eau chaude, et c'est là un signe infaillible de sa pureté que démontre encore la facilité avec laquelle on n'a, quand on veut s'en servir, qu'à l'abandonner dans un liquide en ébullition, sans être obligé de le remuer continuellement.

Enfin, tandis que le tapioca factice est insoluble dans l'eau froide, où il ne fait que se ramollir, le tapioca naturel concassé se dissout presque complètement. En une demi-heure ses grains se forment en gelée perlée sans toutefois se confondre entre eux.

Beaucoup de maisons pulvérisent le tapioca, M. Mauprivez préfère le concasser, et si l'on transvase le sien d'une main dans l'autre on ne remarque aucune poussière. Son mode de procéder s'appuie sur ce qu'une substance réduite en poudre voit souvent ses qualités se modifier ; c'est ce qui arrive au sucre, par exemple, qui perd de sa saveur par la pulvérisation. Ensuite, il est bien plus facile d'altérer une poudre par des mélanges frauduleux.

La maison de Rio qui expédie à M. Mauprivez la matière première est une des plus honorables d'Amérique, et, d'ailleurs, des analyses fréquentes et répétées sur chaque envoi préviennent toute altération, soit par défaut de soins dans la préparation, soit par des additions de fécule ordinaire, soit encore par avaries pendant le voyage.

J'ai essayé cet aliment et je l'ai trouvé bien supérieur à ses similaires. Je le regarde comme précieux dans les convalescences des maladies graves, dans les affections de l'estomac et pour la nourriture des jeunes enfants.

M. Mauprivez expose encore une lampe, dite tricastine, dont la forme peut varier, mais dont la matière est toujours et entièrement en porcelaine, ce qui la rend d'un entretien commode.

Ce petit appareil ne renferme aucun mécanisme intérieur.

Il se compose d'une bouteille et de son bouchon.

La bouteille sert de récipient au liquide inflammable.

Le bouchon est percé suivant son axe longitudinal pour donner passage à une mèche et s'adapter parfaitement au goulot de la bouteille.

Le tout fonctionne sans prétention et le plus simplement possible. Le liquide monte dans la mèche et lorsqu'on allume celle-ci s'enflamme avec rapidité et continue à brûler avec éclat jusqu'à ce qu'il soit totalement disparu, et sans que le vent produit par une marche rapide, par une porte ouverte ou fermée violemment, par un courant d'air enfin, puisse l'éteindre.

Ceci s'explique par le peu de conductibilité du goulot de porcelaine qui fait que la mèche contenue dans son intérieur est toujours chaude, que, partant, le liquide qu'elle renferme dans ses fibres est lui-même à un degré de température tel qu'un rien suffit pour la gazéifier.

Les lampes tricastines peuvent éclairer douze heures sans

qu'il soit besoin de s'en occuper. Elles ne renferment aucune parcelle de métal, la bouteille et son bouchon sont de porcelaine émaillée que le moindre entretien suffit à conserver brillante et neuve.

Si j'étais partisan de l'éclairage par les essences et les huiles minérales, j'adopterais volontiers ces coquets appareils.

Lorsqu'on veut, par le moyen de l'eau froide, exercer une action puissante, taxo-dynamique, régulatrice des grands systèmes de l'organisme et spécialement de l'innervation et de la circulation capillaire, il faut nécessairement employer des douches qui soient douées d'une force de projection déterminée.

Dans ce cas, l'hydrothérapie à domicile n'est pas chose commode et les différents appareils imaginés pour mettre dans les mains des médecins les ressources physiques et mécaniques qui doivent aider à son habileté et à son expérience ont rarement atteint d'une manière complète le but recherché par leurs inventeurs.

Aussi vois-je avec plaisir la *Chambre d'hydrothérapie* de M. Charles (Georges), constructeur à Paris.

Sur quatre montants creux en cuivre occupant les angles d'un piédestal carré sont fixés des robinets articulés auxquels s'adaptent les ajutages dont on a besoin : pommes d'arrosoir, lances, lames concentriques, lames simples, etc.

Ces montants s'infléchissent de façon à former berceau, et au point où ils se réunissent est placée une prise d'eau à laquelle on peut, de même, adapter un ajutage.

Deux tuyaux en caoutchouc vulcanisé prennent naissance sur la plate-forme du piédestal et sont terminés chacun par un robinet à raccord.

Déjà l'on voit qu'avec ce système ingénieux on peut faire prendre à une personne :

1º Une douche en cercles : les douze robinets articulés sur

les montants convergeant vers l'axe de l'appareil, il suffit pour
cela de leur adapter des pommes d'arrosoir ;

2° Une douche en pluie, en colonne ou en lames, verticale,
oblique de haut en bas ou de bas en haut : un ajutage appro-
prié fixé au raccord du sommet ou bien, selon le cas, à l'un
des robinets articulés supérieurs ou inférieurs permet d'envoyer l'eau selon la direction voulue ;

3° Une douche mobile : au raccord des tuyaux en caoutchouc s'adapte alors l'ajutage désiré.

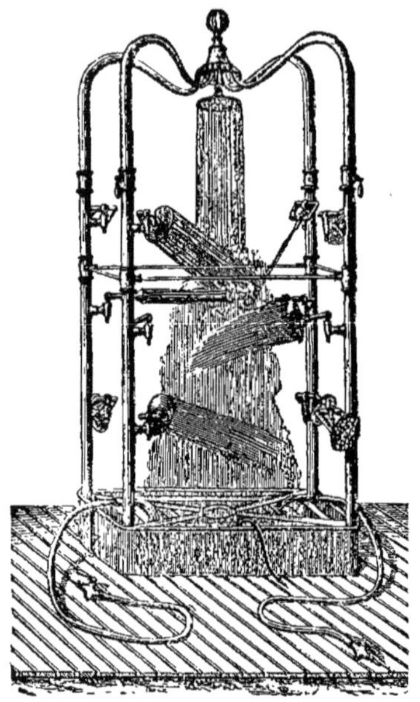

Mais le piédestal est, lui aussi, machiné comme un dessous
de théâtre. Levez deux des panneaux en bois qui constituent sa
plate-forme : celui du centre, d'abord, et, après, l'un des laté-
raux ; vous apercevez un siége en métal placé sur quatre tiges
mobiles que vous éleverez à la hauteur voulue pour la commodité du malade, et un dossier auquel vous donnerez l'obliquité
qui vous semblera nécessaire ; alors à l'aide d'un tube mobile
vous pourrez donner une douche vaginale ou rectale ; vous
l'aurez périnéale en ouvrant une prise d'eau placée au-dessous
du siége.

Que si c'est un bain de siége qu'il vous faut, vous placez de la même façon le patient ou la patiente sur la sellette, vous disposez le dossier, vous faites descendre un rideau métallique qui sort pareillement des profondeurs du piédestal et qui est destiné à garantir les jambes, puis vous ouvrez le robinet inférieur et le tube en cercle.

La chambre hydrothérapique a tout prévu, sa construction est solide. Elle peut s'installer avec la plus grande facilité. Deux tubulures placées sous les planches inférieures du piédestal reçoivent les tuyaux de conduite pour l'eau chaude et pour l'eau froide.

Je me permettrai cependant une petite critique : mieux compris, sous certains rapports, que l'appareil Eydt, l'appareil de M. Charles n'a pas, comme celui de l'ingénieur de Luxembourg, de réservoir à air comprimé pouvant donner telle pression atmosphérique que l'on veut, pression indiquée avec une rigoureuse exactitude par un manomètre.

Il faut, nécessairement, avoir recours à des bacs, placés à douze ou quinze mètres de hauteur, et, si ce n'est pas un grand inconvénient quand la chambre est destinée à rester toujours ou, du moins, fort longtemps dans le même endroit, ce serait un désavantage si l'on voulait la transporter souvent d'un lieu à un autre.

Cette restriction faite, je déclare parfait l'appareil que je viens de décrire, auquel rien n'est plus facile, du reste, que d'ajouter une pompe à eau et à air et un réservoir spécial.

Il serait à désirer que chaque établissement hospitalier fut enrichi de ce moyen de traiter rationnellement les affections pour lesquelles la médication par l'eau a été reconnue efficace.

Un détail remarquable de la chambre d'hydrothérapie est le *robinet articulé* inventé par M. Charles.

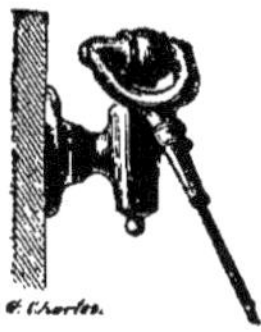

Il se compose d'un corps de robinet ordinaire dans lequel un système de boisseau-clef articulé reçoit l'écoulement des eaux qui sortent par un demi-cercle muni, vers le milieu de l'arc qu'il forme, d'un ajutage mobile.

Cette modification présente l'avantage de donner d'avance à la douche la direction qu'on désire.

Le robinet articulé est disposé pour recevoir toute espèce d'ajutages.

On peut le fixer par un raccord à n'importe quel tuyau d'alimentation.

Si commode qu'elle soit, la chambre hydrothérapique ne peut être emportée et placée partout. La *Pompe de voyage* ou *de camp* a été conçue pour faciliter le traitement, dans quelque lieu qu'on se trouve, voire même sous la tente.

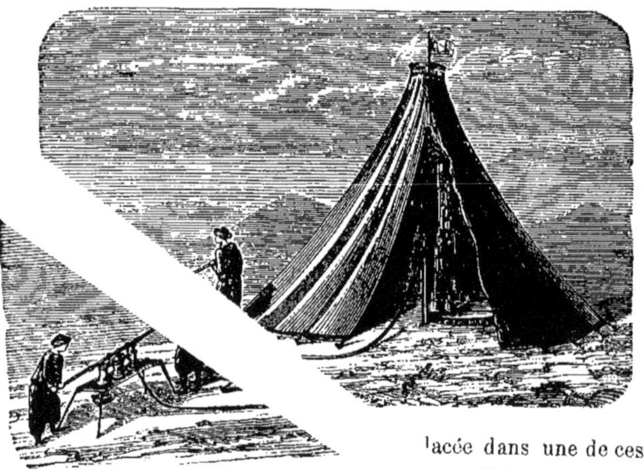

Elle est construite de façon a être p\- lacée dans une de ces caisses appelées cantines, qui servent aux officiers en campagne et que portent facilement les mulets.

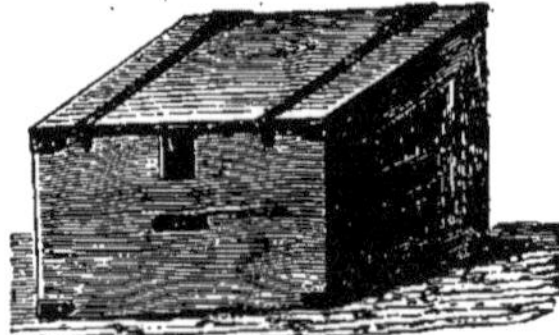

Lorsqu'on veut la monter on emboîte les quatre pieds dans les gaines du plateau, on dispose le balancier, on ajuste le tuyau de prise et celui qui doit correspondre à la pomme de douche en pluie ou à tout autre ajutage selon le besoin.

Deux hommes alors se mettent à pomper et l'eau est lancée avec la force nécessaire pour assurer l'efficacité de son action.

Le tout se démonte et se replace dans la caisse avec la plus grande facilité.

La pression moyenne de cette pompe est de une atmosphère et demie, ce qui donne au liquide une action égale à celle qu'il aurait en sortant d'un réservoir placé à quinze mètres de hauteur.

Pour les personnes qui n'auraient besoin que de la *douche en pluie*, M. Charles construit un appareil très simple qui se raccorde avec une prise d'eau et qui est muni d'une pomme et d'un robinet fermant seul, qu'on commande à volonté à l'aide d'un cordon.

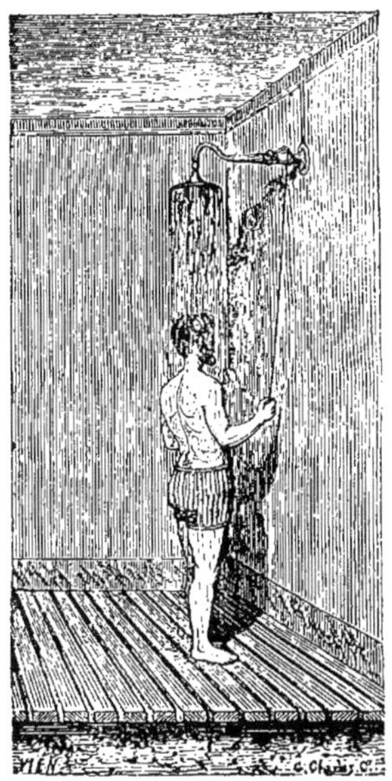

Enfin, si à cette douche verticale elles veulent joindre une *douche horizontale*, M. Charles leur offre un autre appareil ayant 3 jets de 7, 9 et 11 millimètres, une lance à fouetter, une gerbe et une lame, le tout préparé pour être placé avec beaucoup de facilité sur une prise d'eau. Tous les ajutages et robinets sont en bronze.

Avec ces deux systèmes on peut installer chez soi un petit

cabinet hydrothérapique qui, pourvu que la prise d'eau ait une pression suffisante, fonctionne très bien et commodément. Leur prix est modéré, ce qui ne gâte rien.

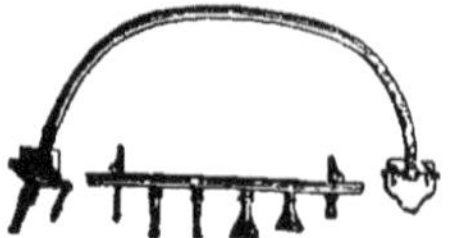

J'aime moins la *douche en pluie pour appartements*. Si toutefois on veut me promettre de ne pas essayer de faire de l'hydrothérapie ave elle et si on la regarde seulement comme un appareil d'hygiène et de propreté corporelle, je louerai sa simplicité, le peu d'espace qu'elle occupe, son prix d'un bon marché réel.

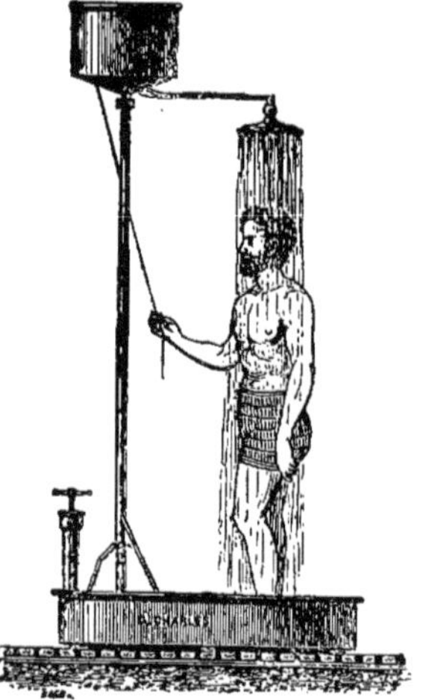

Pour se servir de cet appareil on met de l'eau dans le bac du bain et on pompe afin de faire monter cette eau dans le réservoir supérieur. La personne alors se place dans le bac et reçoit son petit arrosage en tirant un cordon qui fait mouvoir la soupape du réservoir.

Le *chauffe-bain* accompagné de sa baignoire constitue un meuble précieux, dont il n'est pas difficile de faire usage. La circulation de l'eau se fait avec rapidité par les deux tuyaux qui font communiquer la baignoire avec le chauffe-bain, elle s'arrête à volonté. On peut donc, à volonté, graduer la température du liquide. Le prix du chauffe-bain et de sa baignoire varie évidemment selon la nature du métal employé. Mais il faut savoir gré à M. Charles de s'être appliqué à établir un modèle très solide et très confortable qu'il peut livrer pour cent francs.

C'est un service à ajouter à la liste de ceux qu'il rend tous les jours à l'hygiène.

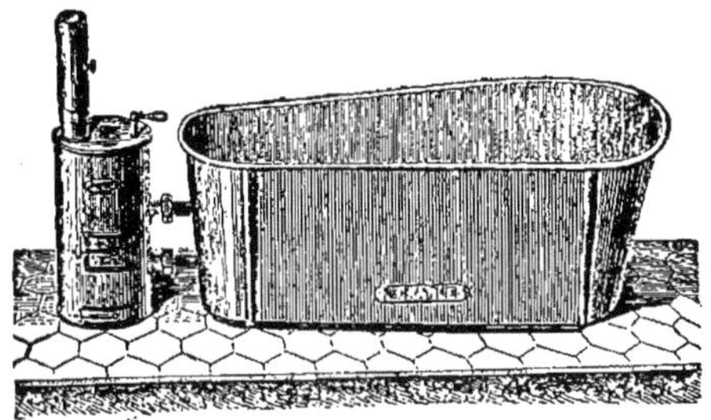

Tous les engins à l'aide desquels l'eau peut être administrée à l'extérieur sont admirablement compris par M. Charles. On reconnaît en lui un des maîtres dans la construction des appareils balnéaires, et si son exposition est remarquable pour tous, elle l'est encore plus pour les médecins qui ont fait une étude spéciale de l'hydrothérapie, cet art ou plutôt cette science qui, se servant de moyens d'une extraordinaire simplicité, recourant aux procédés les plus naturels, arrive à des résultats que n'atteindra jamais la médecine chimique.

Le service de l'eau à l'état liquide n'épuise pas la liste des appareils de M. Charles. Il nous montre encore un *Système mobile pour bains de vapeur et fumigations*, lequel se compose de six tiges en fer creux s'emboîtant dans des gaines et maintenues en haut par des crochets. Une housse en toile imperméable enveloppe le chassis dans l'intérieur duquel une petite chaudière amène la vapeur.

Le tout avec un tabouret pour s'asseoir et un banc pour mettre ses pieds est renfermé dans une boîte de 50 centimètres cubes.

Il ne faut pas oublier non plus son *Appareil de sudation à air chaud*.

L'intérieur de cet instrument est occupé par un fourneau ; dans le bas et sur la circonférence sont placées cinq prises d'air, lequel tourne autour du foyer et va, quand il est échauffé, se rendre dans la boîte ou se trouve le patient.

On peut charger cet air, selon les indications, de substances médicamenteuses ou aromatiques. A cet effet, l'on a pris des dispositions particulières très ingénieuses.

Ce qui épouvante surtout les blessés et ceux qui les viennent secourir, c'est une perte de sang abondante et continue, et ce qui embarrasse souvent le médecin, c'est la difficulté d'arrêter cette perte.

Lorsqu'en examinant la plaie on peut voir l'orifice béant du vaisseau divisé et le saisir entre les mors d'une pince, une ligature suffit. Malheureusement, cet orifice n'est pas toujours apparent: le vaisseau s'est rétracté et s'est perdu au milieu des tissus ou bien, dans les lésions profondes, anfractueuses, il est impossible d'aller à sa recherche. Dans d'autre cas, on a affaire à un écoulement en nappe, les parois de la blessure suintent de tous les côtés, l'hémorrhagie a sa source partout. Enfin, l'état général des blessés apporte aussi sa complication.

Il est des individus qui paraissent doués d'une malheureuse disposition constitutionnelle et chez lesquels une piqure de sangsues produit une hémorrhagie intarissable, il en est encore que des maladies antérieures et de nature adynamique ont placé dans la même situation.

Quand on a sous la main des aides intelligents, qu'on dispose d'une lumière suffisante, des drogues nécessaires, de linge, de charpie, de bandes de sparadrap, on finit toujours par arriver au but et, au pis aller, il reste l'opération qui consiste à aller rechercher l'artère qui fournit le sang au vaisseau divisé sur lequel on ne peut agir et à la lier.

Mais, lorsqu'on se trouve dans un lieu mal éclairé, entouré de gens ineptes ou affolés par la peur, loin de toute pharmacie, sans instruments chirurgicaux ou dans l'impossibilité de s'en servir on se donne à tous les diables.

Aussi verrais-je d'un bon œil se propager l'habitude d'avoir chez soi et sur soi les porte-feuilles qu'expose M. Gabillon. Il y en a de deux dimensions. Sur les plus grandes on lit ces mots : *Compresses anti-hémorrhagiques sèches, préparées avec l'eau hémostatique, par Jean Pagliari.* Les plus petites portent cette indication : *Papier Pagliari préparé par d'Homs, pharmacien à Paris.*

Les premières renferment, soigneusement enveloppé dans du taffetas gommé, un morceau de flanelle imprégné d'une solution normale de perchlorure de fer ; dans les secondes, également mise à l'abri de l'air, par du taffetas, une feuille de papier imbibé de la même solution.

La vertu de ces préparations ne surprendra pas ceux qui connaissent les propriétés du perchlorure de fer. Cet agent est, en effet, un hémostatique puissant, prompt et sûr. Il produit, il est vrai, sur les plaies au moment de son application une sensation douloureuse, vive, mais il ne les enflamme pas, il les protége contre l'irritation extérieure et contre la décomposition putride des caillots.

Si le mérite de M. Gabillon n'est pas d'avoir inventé le papier et le tissu que Pagliari, chimiste romain, avait fait connaître, il faut lui rendre cette justice qu'il en a perfectionné la fabrication et qu'il a trouvé le seul moyen d'en assurer l'emploi en les enveloppant de taffetas gommé.

Cela n'a l'air de rien et cela est tout ; enlevez cette enveloppe et au bout de quelque temps ni le papier ni le tissu n'auront d'action, conservez-la ils restent inaltérables. Ce n'était pas difficile à imaginer, seulement il fallait l'imaginer.

Une commission composée des docteurs Du Planty, Tamin des Palles, Balesta de Roveredo, Desparquets, Godefroy, Boyer, Servaux, du commandant Duhousset, de MM. Boissonneau, Liger, Lutti de Riva, Lenoir et Châtel, a expérimenté les produits de M. Gabillon et les a reconnus supérieurs.

Ils ont depuis obtenu· de francs succès dans un grand nombre d'applications différentes et ont été d'autant mieux accueillis qu'ils permettent de placer dans les mains les plus inexpérimentées un agent comme le perchlorure de fer.

Je ne dirai pas qu'avec une des compresses de M. Gabillon ou avec un morceau de son papier on viendra à bout de toutes les hémorrhagies et qu'en possédant ses portefeuilles on pourra se dispenser de toute chirurgie et de tout chirurgien.

Bien que la commission que j'ai nommé ci-dessus ait ouvert l'artère brachiale sur un membre antérieur d'un veau par une incision transversale qui avait pénétré jusqu'à l'os, qu'elle ait désarticulé la patte antérieure d'un mouton et que, dans ces deux cas, une application de papier ait arrêté l'hémorrhagie au bout de quelques minutes.

Je prétends seulement qu'avec ces moyens on pourrait toujours parer au plus pressé, et attendre sans danger et sans inquiétude le moment d'opérer avec sécurité. Qu'enfin, lorsque se présentent ces blessures légères qui arrivent souvent aux ouvriers et suspendent leur travail, ils jouissent d'une complète efficacité. J'ajoute encore que, par les qualités propres au perchlorure, le papier et le tissu peuvent être utiles dans les brûlures, peuvent agir comme cicatrisants et contre les morsures ou piqures d'animaux venimeux.

M. Gabillon, outre ses porte-feuilles, a dans sa vitrine du *Candi ferrugineux*, bonbon destiné aux jeunes filles pâles et languissantes, de l'*Oxyde de fer au maximum*, même emploi, de l'*Esprit de Pyrèthre*, que feront sagement de goûter les malheureux atteints de maux de dents dépendant d'un état d'atomie des gencives, et enfin de charmantes petites trousses de poche à 4 ou 6 flacons, enrichies de quelques instruments de première nécessité, lesquelles sont d'une grande utilité en voyage, à la campagne et à la chasse.

J'allais passer sous silence de délicieux carnets, ayant 4 centimètres de hauteur sur 3 de largeur et renfermant une tablette du cachou le plus parfumé qui se puisse trouver même à Bologne.

M. Jardain s'est dit que, puisque l'on faisait des liqueurs et des élixirs digestifs, il n'y avait aucune raison de ne point essayer d'associer à la farine et au sucre les substances qui formaient avec le sucre et l'alcool des préparations si chères aux estomacs paresseux.

Il s'est souvenu de ces bonbons parfumés, confectionnés avec amour par la blanche main des nonnes et dont la vertu est toute puissante pour chasser de l'estomac et des intestins les gaz qui s'y développent ; il a médité, il a cherché et, finalement, il a trouvé les *Biscuits digestifs.*

C'est un produit havrais qui date déjà de quelques années et s'est acquis une réputation méritée.

J'ai entre les mains des certificats émanant des plus honorables médecins et signalant les biscuits de M. Jardain comme pouvant être utilement employés chez les enfants faibles, d'une constitution lymphatique et chez les grandes personnes atteintes de dyspepsie ou ayant besoin de stimulants toniques.

J'ai mieux que des attestations, j'ai la formule de la composition de ces gâteaux, et, dans les huit substances de nature végétale qui servent avec de l'eau, de la farine et du sucre, à les fabriquer, je n'en vois pas une qui ne puisse être approuvée et qui n'ait sa part d'utilité.

Les ménagères allemandes savent faire une foule de petits gâteaux aromatisés qui, eux aussi, remplissent assez bien après dîner les fonctions d'un petit verre de bénédictine, d'élixir du Coiron ou de liqueur d'Hendaye.

En goûtant les biscuits digestifs, je me suis rappelé ces gourmandises auxquelles je donne la préférence sur les fusils à aiguille.

Je joins ma voix à celle de mes confrères et j'ajoute le nom de M. Jardain à ma liste des producteurs de choses bonnes au goût et à la santé.

Ce fabricant a, d'ailleurs, un autre titre à notre bienveillance. Il fournit bon nombre de navires de commerce de biscuits, non sucrés ceux-là et point du tout aromatisés, mais réunissant toutes les qualités qu'on peut raisonnablement exiger d'un aliment qu'il faut accepter comme tout ce qui est de nécessité absolue, toutefois, sans lui accorder une valeur hygiénique qu'il n'aura jamais.

Fournisseur du ministère de la marine, du ministère de la guerre, de l'amirauté anglaise, du gouvernement russe, de la ville de Paris, etc., etc., honoré du prix Monthyon pour les arts insalubres, deux fois lauréat de l'Institut impérial de France et vingt fois médaillé dans les concours régionaux, ainsi que dans les expositions, M. Galibert envoie son *Appareil respiratoire*, permettant de pénétrer et de séjourner un temps très notable dans les milieux asphyxiants.

C'est tout simplement un sac en toile qu'on remplit d'air à l'aide d'un soufflet et qui se place sur le dos.

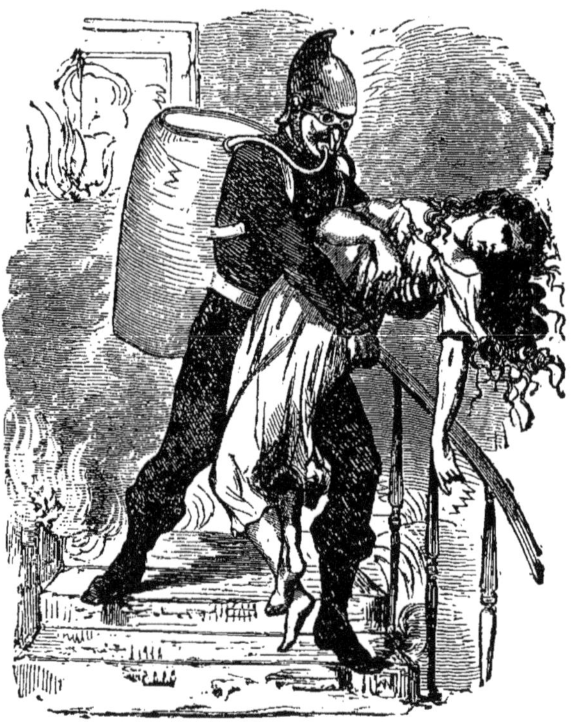

Entre le réservoir et les poumons on établit une communication par deux tubes aboutissant à une embouchure qu'on place dans la bouche, les narines sont fermées par un pincenez.

Au bout d'un certain temps, il est clair que l'air renfermé dans le sac ne vaut plus rien, mais ce temps, dont la durée varie de 15 à 30 minutes selon les personnes, est plus que suffisant pour opérer un sauvetage ou faire une exploration.

Aussi l'appareil Galibert a-t-il rendu et rend-il toujours d'immenses services.

En une minute il est facile de le gonfler et de le revêtir ; aucun exercice n'est nécessaire pour s'habituer à son usage.

Non-seulement il devrait faire partie du matériel de toutes les compagnies de pompiers, mais il conviendrait que tous les entrepreneurs de curage ou de réparation des fosses d'aisance, des puits gâtés, des égoûts mal entretenus, de tous les lieux où s'amassent les gaz délétères qui, chaque année, font de nouvelles victimes, fussent obligés d'assurer par ce moyen la sécurité de leurs ouvriers.

On connaît la façon de faire une excellente soupe aux choux avec un pavé. On prend d'abord ledit pavé qu'on lave soigneusement et, lorsqu'il est dans un état de propreté hollandaise, on le place délicatement dans une marmite qu'on remplit aux trois-quarts d'eau. (Il faut avoir soin de choisir le vase de façon à ce que sa capacité soit égale à quatre fois le volume de la pierre.) On met dans l'eau du sel gris, du gros poivre, des panais, des carottes, des navets, une gousse d'ail, un bouquet composé de poireau, persil et céleri.

Le tout est posé sur ou devant le feu et l'on mène jusqu'à ébullition.

On laisse bouillir une bonne heure, après quoi l'on ajoute au contenu de la marmite une queue de bœuf normand, un saucisson fumé de Strasbourg, du petit salé de Lorraine, de la poitrine de mouton, et l'on fait mijoter pendant trois heures. Ce laps de temps écoulé, on introduit le chou dans le bouillon, l'on pousse un peu le feu et, quatre-vingt minutes après, on peut goûter le plus délicieux potage qui oncques ait charmé le palais d'un gourmet.

Quant au pavé, il se sert entouré de légumes, flanqué de la queue de bœuf, du saucisson, de la poitrine et du petit salé. En mange qui veut, mais généralement on le laisse, vu qu'il est rarement cuit à point.

Eh bien ! dans le pot-au-feu de famille, ce pot-au-feu dans

lequel Henri IV voulait que chacun de ses sujets put mettre une poule le dimanche, le bœuf est, à peu près aussi délaissé que le pavé de la soupe aux choux et bien des gens se privent du bouillon pour ne pas avoir à manger une viande, qui, la plupart du temps, ne vaut pas le quart du coup de dent qu'il faut lui octroyer pour en venir à bout.

Ce serait donc un service qu'aurait déjà rendu à la société M. le baron *de Liébig* en inventant l'*extrait de viande* (extractum carnis) qui porte son nom et à l'aide duquel on peut, avec de l'eau chaude et quelques grains de sel, préparer un bouillon d'un excellent goût, ayant toutes les qualités nutritives de celui qu'on obtient par la méthode ordinaire et possédant sur lui cet avantage immense de supprimer le bouilli.

Mais envisageons de plus haut la question.

Lorsque, dans ses annales de chimie et de pharmacie ainsi que dans ses lettres sur la chimie, l'illustre savant dont s'honore l'Allemagne publiait ses données sur la préparation de l'extrait de viande, il se préoccupait, sans doute, fort peu d'enlever aux amateurs de consommé le souci de manger la substance animale qui avait servi à le faire.

Ce qu'il avait en vue, c'était d'utiliser des masses énormes d'aliments jusqu'à ce jour perdus, c'était de donner aux pauvres des villes et, surtout, à ceux des campagnes, aux marins, aux voyageurs, à tous ceux que prive la cherté de la viande ou l'impossibilité de se la procurer, le moyen d'avoir le réconfortant, dont ils ont besoin, sans la moindre difficulté et à un prix relativement minime.

Il existe dans les immenses prairies du bassin de la Plata des troupeaux innombrables de bœufs dont on abat chaque mois des centaines de mille et dont les os, les cornes et les cuirs sont seuls utilisés, la chair musculaire étant abandonnée sur place.

Si l'on songe au bien-être qui résulterait pour nos contrées de l'importation de cette chair, à la révolution économique qui en résulterait, on ne s'étonnera pas que bien des essais aient été faits pour en assurer la conservation pendant le temps qu'exigerait son transport des lieux de production à ceux de consommation. Malheureusement les procédés de salaison, qui, seuls, ont encore pu être raisonnablement employés, offrent des imperfections telles que le problème est loin d'être résolu.

Mais si la difficulté ne peut être tranchée, rien n'empêche de la tourner.

Au lieu d'exporter intégralement la chair des animaux, on concentre sous un petit volume les principaux éléments nutritifs et sapides qui la constituent et on réalise un extrait de viande qui se conserve parfaitement des mois et des années et s'expédie avec la plus grande facilité.

C'est ce qu'a imaginé M. de Liébig.

A cet effet, l'animal étant fraîchement abattu, sa chair, hâchée menue, est délayée dans son poids d'eau. On fait bouillir ce mélange et on maintient l'ébullition pendant un quart-d'heure, puis on jette le tout sur une toile et on recueille le liquide qui passe au travers. Ce qui reste sur la toile est soumis à la presse hydraulique qui en exprime toutes les parties liquides. On réunit tous les bouillons provenant de ces diverses opérations et on soutire pour éliminer les matières grasses qui surnagent. Le liquide soutiré est chauffé à feu nu dans une chaudière jusqu'à ce que son volume soit diminué des cinq sixièmes. Il est alors amené à consistance d'extrait par une ébullition à basse température et à l'abri du contact de l'air dans un vase où l'on fait le vide au moyen d'une pompe pneumatique.

Il y avait à peu près vingt ans que M. de Liébig appelait l'attention sur cette fabrication, lorsqu'en 1862, M. Giebert, de Hambourg, après lui avoir demandé ses conseils, partit pour l'Uruguay et s'établit à Fray-Bentos.

Deux ans plus tard, en décembre 1864, M. Giebert expédiait son premier approvisionnement et M. de Liébig permettait que la compagnie, formée pour le commerce en gros de l'extrait de viande, prit le nom de compagnie Liebig, toutefois aux conditions suivantes : trois chimistes nommés par lui ont été placés : l'un à Fray-Bentos, l'autre à Anvers, port d'arrivage, le troisième à Munich. Le premier surveille la fabrication, et, sur chaque boîte d'extrait de viande, un échantillon est remis à chacun des deux derniers qui l'analysent, s'assurent qu'il est absolument pur de gélatine, de graisse ou de toutes autres substances étrangères et donnent l'autorisation de vente. L'extrait est alors mis en pots et livré au commerce.

Grâces à ces garanties, l'extrait de viande Liebig a reçu le plus magnifique accueil.

L'Exposition universelle de 1867 lui a donné deux médailles d'or ; la presse entière à applaudi à une récompense aussi méritée, et le public, vrai juge de ce qui lui convient, a confirmé le succès.

Il y a bien eu quelques critiques. L'Uruguay est loin, a-t-on dit, qui sait ce qui s'y passe ? quels animaux choisit-on ? ne sont-ce pas des viandes de rebut, échauffées, malsaines qui servent à la préparation ? n'utilise-t-on pas aussi des chevaux.

Quelques mots suffiront pour prouver que la compagnie ne saurait être malhonnête qu'à son détriment.

Au Plata, les routes sont rares, les moyens de transport n'existent pas, la main-d'œuvre est très chère.

S'il fallait acheter seulement à dix lieues de l'usine et y amener la viande d'un bœuf malade ou tué, elle reviendrait à des prix fabuleux. Peu d'heures suffiraient, du reste, si elle était morte, pour la décomposer pendant le jour.

Un bœuf vivant, au contraire, et bien portant, car autrement il ne pourrait faire la route, ne coûte que quarante francs environ rendu à Fray-Bentos.

D'un autre côté, la consommation journalière de la compagnie s'élève à 400 têtes de bétail ; est-il possible qu'elle s'amuse à chercher des bêtes malades ?

Obtenir beaucoup d'extrait et diminuer les frais de main-d'œuvre est pour elle la vraie question et, dans ce but, il faut nécessairement qu'elle choisisse la meilleure matière première.

Les animaux, arrivés depuis quinze jours à l'établissement et bien reposés, sont abattus le soir, le lendemain matin, de bonne heure, on en prend les morceaux les plus succulents pour ne pas remplir les chaudières de matières inutiles et le reste sert en partie comme combustible.

Disons, en passant, que les chevaux sont d'un prix plus élevé que les bœufs.

M. de Liebig a exclu expressément de l'extrait, la gélatine et

autres matières qui, sans être nuisibles, n'ont aucune valeur
au point de vue sous lequel il s'est placé.

D'après le rapport fait par un chimiste du laboratoire
d'Insterburg au ministre de l'agriculture de Prusse, une partie
d'extrait sur 80 à 100 parties d'eau chaude suffit pour une
bonne soupe. L'extrait se conserve parfaitement pendant plusieurs mois sans que le récipient soit fermé bien soigneusement. L'extrait contient une certaine partie d'oxyde de fer et
de phosphate alcalin qui le rend très précieux. Ce savant termine en disant :

« J'exprime le désir que de hautes influences rendent
» obligatoire la présence de l'extrait de viandes dans toutes
» les pharmacies de l'Etat comme déjà, grâce à l'influence de
» Liebig, cela existe en Bavière.

» Si le malade riche rencontre certaines difficultés à la
» préparation du bouillon, celles que le pauvre éprouve sont
» bien plus grandes encore, soit dans la ville, soit à la cam-
» pagne; dans nos contrées il ne peut même pas y songer. Je
» pense que les effets favorables que m'a donné l'emploi de
» l'extrait sur les enfants anémiques et rachitiques, ainsi
» que sur les hydropiques peuvent être attribués à la grande
» abondance des sels précités. »

Un litre de bouillon ordinaire revient, à peu près, à
45 centimes le litre, celui qu'on peut obtenir avec l'extrait ne
coûte que 22 centimes. On voit donc que son prix n'arrêtera
pas la progression des services qu'il pourra rendre.

Maintenant il ne faut pas dire qu'avec de l'eau bouillante
seule et un peu d'extrait on obtient un bouillon en tous points
semblable à celui du bœuf bouilli selon la méthode usuelle.
Il le vaut pour l'alimentation, mais non pour le goût. Si l'on
veut qu'il soit difficile de distinguer les deux potages, il est de
toute nécessité de délayer de l'extrait dans de l'eau où l'on a
fait bouillir pendant une demi-heure poireau, panais, carotte,
céleri, persil et d'ajouter une quantité suffisante de sel.

Voici deux mois que je déjeûne tous les jours avec un bol
de bouillon préparé de cette façon ou en versant dans l'eau
chaude salée, en même temps que l'extrait, une cuillerée de
l'essence de légumes préparée par M. Alexis Joffroy, l'actif et
intelligent agent général en France de la compagnie Liébig,

et je déclare en avoir recueilli les meilleurs résultats. Je m'associe entièrement aux vœux du chimiste d'Insterburg et je serai très heureux le jour où je pourrai prescrire sur une ordonnance et envoyer chercher chez le pharmacien les trois grammes d'extrait nécessaire à un pauvre malade pour lui faire une assiette de soupe. Il faut que ce produit soit détaillé.

?iberon Darbo? Il jouit d'une réputation
? eu les honneurs du vaudeville et
?'est point, à coup sûr, pour le
? tient une place trop consi-
du passage Choiseul
tout le monde ne

Qui ne connait le D.
plus qu'européenne et il ?
de la chanson. Si j'en parle ce ?
faire connaitre. Mais, d'une part, ?
dérable dans l'exposition de la maison
pour que j'omette de le citer et, en outre,
sait pas d'où lui vient son succès.

?nt est
?a

Dans les biberons à tube plongeur ordinaires l'en... forcé, chaque fois qu'il reprend le mamelon, de humer ... colonne d'air qui remplit le tube dès que cesse l'aspiration; ... dans le biberon Darbo, deux soupapes retiennent le lait dans ... ce tube. Elles épargnent au petit être une fatigue inutile. Ce ... n'est rien et c'est énorme. Le bonchon est, d'ailleurs, articulé de manière à permettre toutes les inclinaisons possibles.

En outre, toutes les matières propres à inspirer du dégoût aux bébés ont été soigneusement écartées. Le tube plongeur et le tube métallique sont en métal; les billes des soupapes sont fixées avec des tiges en argent; le mamelon est en liége flexible.

Les intérêts des nourrissons sauvegardés, M. Darbo a pensé aux mères pour lesquelles il a construit une *Pompe à sein avec modérateur*, qui offre un moyen commode de dégorger graduellement les mamelles lorsque, par une trop abondante sécrétion de lait ou par une cause quelconque s'opposant à la libre sortie de ce liquide, ces organes délicats se trouvent distendus d'une manière anormale.

Ce système a été également appliqué aux ventouses sèches et agit sans avoir les inconvénients de la pompe simplement aspirante dont l'emploi occasionne toujours des douleurs plus ou moins vives.

Une autre spécialité de l'éminent industriel est le *Réservoir à médicaments*.

On ordonne souvent des lavements composés avec des substances qui ne se dissolvent pas dans l'eau, avec du camphre, par exemple, du musc, du copahu. Pour les mélanger au liquide on les fait, dans certains cas, dissoudre dans de l'huile, dans d'autres on se sert d'un jaune d'œuf ; mais il arrive d'abord que ces substances encrassent l'instrument, seringue, irrigateur ou clyso-pompe, et que, par conséquent, il s'en perd tout ce qui adhère aux parois, qu'ensuite, lorsqu'il s'agit d'huiles, d'émulsions ou de solutions plus légères que l'eau, il devient très difficile sinon impossible d'arriver à les introduire convenablement, d'où incertitude du dosage, variabilité des effets produits.

Avec le réservoir à médicaments aucun de ces inconvénients n'est à redouter. L'agent actif ne se mêle avec l'eau du lavevent que dans l'intérieur de l'intestin. A cet effet, le réservoir est placé entre le corps de la seringue et la canule, et l'eau en chasse entièrement le contenu.

Des réservoirs en cristal sont destinés spécialement aux solutions qui altèrent les métaux.

C'est là un perfectionnement très heureux, déjà passé dans la pratique.

Le *Clyso-pompe de voyage* est un petit meuble sur l'utilité duquel il n'y a rien à apprendre au public. Celui de M. Darbo a le corps de pompe ovale. Les rainures dans lesquelles circulent les vis d'arrêt qui retiennent la chemise du piston ont ainsi plus de profondeur. La chemise se défait facilement pour nettoyer le ressort du corps de pompe. L'élastique se trouve fixé au clyso au moyen d'un raccord à vis, ce qui en facilite l'usage et évite le frottement.

Cet appareil intime se démonte pièce à pièce, il est fait d'un métal inoxydable et peut être, avec un peu de précaution, toujours tenu dans un excellent état de propreté. Seulement M. Darbo lui donne pour logement un écrin trop mignon, trop luxueux et ayant trop de ressemblance avec celui dans lequel on a l'habitude de renfermer les lorgnettes dites jumelles. Il arrivera certainement des erreurs et l'on verra, par un beau soir de cet hiver, aux Italiens et à l'Opéra, quelque main, finement gantée, extraire délicatement, *coram populo*, d'un étui de velours ou de cuir de Russie, un instrument jusqu'à présent réservé pour les doux et modestes plaisirs de l'intérieur.

Le jet fourni par le clyso de trousse est à volonté continu ou intermittent. Il peut servir aux grandes injections même dans un bain. Toutefois, pour cet usage particulier, M. Darbo construit des *Pompes jumelles* aussi solides qu'élégantes et dont les soupapes se nettoient aisément.

En somme, les produits renfermés dans sa vitrine ne démentent pas une réputation basée sur un mérite réel comme conception et fabrication.

Il est assez difficile de raccommoder les tissus élastiques fabriqués au métier; aussi M. Flamet continue-t-il à faire tricoter à la main les bas et les ceintures dont il expose d'excellents échantillons. Il trouve aussi à ce procédé l'avantage de produire une élasticité en tous sens et une compression plus régulière. Et il faut croire qu'il a raison, car les médecins s'accordent à donner aux objets sortant de sa maison une préférence marquée.

Sans doute, au point de vue de la coquetterie, ils ne sauraient lutter avec certains de ceux qu'exposent des industries similaires. Mais je ne vois pas qu'on ait encore l'habitude de montrer en public ce qui vous sert à soutenir le ventre ou à comprimer des varices, et jusqu'au jour où elle viendra, il n'y a pas plus de nécessité à se servir de tissus rivalisant de finesse et d'ornementation avec les étoffes à jupon, qu'il n'y en a à employer pour les hernies, des bandages ciselés et damasquinés.

Je félicite donc M. J.-M.-E. Flamet d'avoir suivi les errements de son père, J.-L. Flamet, le véritable créateur des *bas* et *ceintures élastiques*.

J'ai, sous les yeux, les trois sortes de fil employées pour le tricot. Autour d'un fil central en caoutchouc naturel s'enroule, dans la première, un fil de coton gris; dans la seconde, un fil de coton écru; dans la troisième, un fil de soie. Fil enveloppé et fil enveloppant, sont plus gros dans la sorte grise que dans l'écrue et dans celle-ci que dans la sorte de soie. Par conséquent, suivant que l'on se sert de l'une ou de l'autre, on obtient un tissu plus ou moins fort.

On sait comment les ménagères refont des talons, des pieds ou des jambes aux bas tricotés par elles et qui viennent à s'user sur un ou plusieurs points. Il est aussi facile de réparer les bas de M. Flamet et ce n'est point là un mince avantage, car ils sont d'un prix assez élevé, que justifie, d'ailleurs, le soin apporté à leur confection.

L'expérience prouve qu'une compression méthodique et permanente peut retarder les progrès de la dilatation variqueuse des veines et du gonflement œdémateux et quelquefois amener par le rétablissement de la circulation une guérison inespérée.

On voit aussi, tous les jours, certaines affections des organes abdominaux traitées efficacement par un appareil les soutenant d'un façon régulière et permanente.

C'est pourquoi l'usage des bas et des ceintures élastiques s'est, depuis quarante ans, propagé, et c'est aussi la raison pour laquelle il serait à désirer qu'on y eut encore plus souvent recours.

Seulement le résultat à espérer dépend surtout de la bonne fabrication de l'appareil et de l'intelligence qui préside au choix des mesures servant à en fixer la forme.

Sous ce double rapport, la maison Flamet a conservé son ancienne et incontestable supériorité.

L'amidon chauffé doucement dans une cuillère sur la lampe à alcool et agité de façon à ce qu'il ne se colle pas contre le métal, se transforme en une poudre jaunâtre qui jouit de la propriété de se dissoudre dans l'eau froide et dans l'eau chaude, tandis que l'amidon est insoluble à froid et se gonfle seulement dans l'eau bouillante.

On a donné à cette poudre, dont la composition est identiquement la même que celle de l'amidon, le nom de *Dextrine* à cause de la propriété que possède sa solution de dévier à droite le plan de polarisation de la lumière polarisée.

Pour obtenir la dextrine industriellement, on suit, d'habitude, le procédé de M. Payen. On verse, par exemple, 2 kilogrammes d'acide azotique à 36 ou 40 degrés dans 300 kilogrammes d'eau, on mélange ensuite 1,000 kilogrammes de fécule sèche à cette eau acidulée, puis on fait des pains qu'on porte dans un séchoir à air libre. Quand la dessication est arrivée au point où les pains se brisent spontanément on achève de les écraser, et l'on étend la fécule remise en poudre dans des plateaux de tôle, sur une hauteur de 3 ou 4 centimètres.

Ces plateaux sont ensuite portés dans un four où circule un courant d'air chaud.

Plus la chaleur est considérable, plus la métamorphose est rapide. Si la température est soigneusement maintenue à 100 degrés, quatre heures sont nécessaires ; si elle atteint 110 à 120 degrés, deux heures et demie suffisent pour la transformation ; elle se terminerait en 30 ou 40 minutes si la chaleur etait portée à 130 degrés, mais le produit serait légèrement jaunâtre, tandis qu'autrement il conserve la blancheur de la fécule.

On peut, au lieu d'acide azotique, employer de l'acide chlorydrique ; dans ce càs, on diminue d'un tiers la quantité d'eau. On réussit également en substituant à l'acide chlorhydrique une égale proportion d'acide sulfurique.

L'application de la dextrine est très importante en chirurgie. On emploie surtout sa solution à imbiber des bandes qu'on applique méthodiquement pour obtenir la réduction de certaines fractures. Cette préparation est simple et se fait au moment même du besoin. On délaye 100 grammes de dextrine avec 60 centilitres d'eau-de-vie camphrée ; le mélange opéré, on ajoute 40 grammes d'eau tiède ; la dextrine s'hydrate, ses grains se gonflent, se désagrègent et se dissolvent graduellement. En deux ou trois minutes, le liquide est devenu assez mucilagineux pour qu'il soit permis d'y tremper le linge.

Lorsque la solution a été bien faite, qu'on a exprimé avec soin l'excédant du liquide mouillant inutilement le bandage, on peut, à l'aide de ce procédé, obtenir une enveloppe exactement moulée sur le membre blessé et qui devient, en séchant, d'une solidité telle qu'elle évite le danger des fausses positions pendant le temps nécessaire à la consolidation des os fracturés.

Mais cette méthode offre parfois de grands inconvénients dans la pratique, quand la dextrine n'a pas été préparée spécialement pour l'usage précité. Aussi, vois-je avec plaisir M. Tissot fils, qui s'occupe en grand de la fabrication des produits dérivés de l'amidon, consacrer ses soins particuliers à ce qu'il désigne sous le nom de *dextrine A*, dextrine du chirurgien.

Cette poudre, dont il expose un magnifique échantillon, se dissout sans laisser de résidu. La solution est d'une fluidité extrême et pénètre dans tous les fils du tissu. En séchant elle devient plus dure que le plâtre sans être cassante comme lui; l'eau tiède la redissout avec rapidité.

La dextrine trouve encore son emploi dans la fabrication des pains de luxe, dans la confection des tisanes mucilagineuses, de la bière, du cidre, de l'alcool, des liqueurs; elle a été employée avec succès dans les hôpitaux pour édulcorer les tisanes.

L'importance de ce produit est donc considérable au point de vue de l'hygiène; elle ne l'est pas moins si l'on considère son utilité dans l'encollage des tissus, l'application et l'épaississage des apprêts des tissus et tulles, dans l'impression des couleurs sur les étoffes d'indienne, de soie et de laine, l'impression des couleurs sur les tissus de coton; dans l'industrie des papiers peints pour le fonçage des tons et le gommage des couleurs.

Selon que l'amidon a été soumis à une chaleur plus ou moins grande, la couleur de la dextrine varie du blanc au jaune brunâtre.

On appelle *Gommeline* le produit très blanc obtenu sous l'influence de l'acide chlorydrique et d'une chaleur modérée; on désigne sous le nom de *Leïocomme* ou d'*Amidon grillé*, celui dont la transformation n'est due qu'à l'action de la chaleur.

Le résultat de l'expérience de laboratoire citée au commencement de cet article est du leïocomme plutôt que de la dextrine ordinaire.

Pour le fabriquer en grand, on peut se servir des fours à dextrine, mais on préfère généralement exécuter l'opération dans un appareil dont les dispositions rappellent celles des brûloirs à café. Celui-ci se compose d'un cylindre de fonte disposé horizontalement et fermé par deux disques verticaux : l'un, mobile, servant à l'introduction de la fécule ; l'autre, fixe, et par le centre duquel passe l'arbre d'un agitateur intérieur disposé suivant l'axe. Ce cylindre est enfermé de toutes parts dans un bain d'huile placé directement sur le feu. On introduit dans le cylindre 100 kilogrammes de fécule sèche puis, en agitant constamment la masse, on élève peu à peu la température à 200 degrés et on l'y maintient pendant trois heures environ. Le leïocomme est aussi soluble que la dextrine, et ses usages industriels sont à peu près les mêmes.

Les différentes qualités de gommeline, de dextrine, de leïocomme dépendent d'ailleurs de la pureté des fécules choisies. J'ai pu me convaincre, en visitant l'usine d'Asnières, combien, sous ce rapport, M. Tissot se montre scrupuleusement exigeant.

J'ai pu me rendre compte en même temps de la supériorité que doivent donner à ses produits certaines modifications dans les méthodes de préparation, modifications dues à sa connaissance parfaite des transformations de l'amidon et à ses recherches incessantes sur les matières protéiques.

Je ne m'attendais point, par exemple, à une véritable surprise qui fera grand bruit dans le commerce de droguerie. Je savais parfaitement que la dextrine et le leïocomme, étant doués des propriétés de la gomme arabique, on s'en était servi pour faire des *gommes factices*, des *gommes céréales*. Je savais que la colle fluide à froid n'était autre chose qu'une solution de dextrine, mais j'ignorais qu'on fut arrivé à fabriquer de toutes pièces, avec l'amidon pour base, une gomme ayant l'aspect, la dureté et presque le goût de la gomme du Sénégal — je dis presque, à cause d'une saveur empyreumatique qu'un léger perfectionnement fera sans nul doute disparaitre.

Et qu'on ne se presse pas trop de me jeter la pierre, car l'invention de M. Tissot fils est toute récente. La *Gomme Française*, je le répète, fera parler d'elle, et je serai heureux d'avoir été l'un des premiers, sinon le premier, à la signaler.

M. Tissot a envoyé à l'exposition des specimens de tous les produits de son usine ; ils étaient déjà très honorablement connus. L'examen nouveau qui en a été fait par les nombreux visiteurs appartenant à la classe industrielle n'a pu qu'augmenter leur réputation. Quant aux médecins, il les ont jugés très favorablement.

Dans tous les jus sucrés se trouvant en présence d'un ferment, à une température de 20 degrés environ, la matière sucrée se dédouble, au bout d'un certain temps, en acide carbonique et en alcool. Aussi, lorsque les raisins ont été écrasés de manière à mêler le ferment qu'ils contiennent au jus sucré renfermé dans leurs cellules et que la température est au degré nécessaire, le liquide rassemblé dans la cuve entre en fermentation : le gaz acide carbonique se dégage peu à peu, puis plus vivement et ramène à la surface les débris de raisin, formant ainsi ce que l'on appelle le chapeau de la vendange. En même temps, la chaleur du moût s'élève graduellement et l'alcool remplace dans le liquide le sucre qui lui a donné naissance.

Lorsqu'on veut avoir du vin coloré, on le laisse séjourner sous la grappe dans une cuve fermée. Pour les vins blancs, au contraire, afin d'éviter les chances de coloration, on ne doit pas laisser fermenter le moût avec les débris du raisin. Ainsi la majeure partie des *vins blancs mousseux de Champagne* se prépare avec du raisin rouge dont le jus est, en général, plus riche en matière sucrée que celui du raisin blanc.

En examinant, à l'Exposition, les produits groupés dans la troisième section de la classe VII, j'ai remarqué grand nombre d'échantillons de ces derniers vins et, laissant de côté les marques fastueuses et les prix exagérés, je me suis attaché à savoir s'il est possible de donner pour trois francs, ainsi que le fait M. E. Pasquier, de Port-à-Binson, une bouteille de vin qui soit du vin d'abord et qui ait ensuite les propriétés du Champagne au point de vue médical.

Je me rappelle, en effet, avoir vu dans les hôpitaux de la marine, et en particulier à Toulon, le champagne souvent ordonné ; nos anciens s'en servaient dans l'hypocondrie, dans l'hystérie nerveuse ; nous le donnons avec succès pour faire cesser les vomissements par irritation nerveuse et surtout ceux des femmes enceintes ; il a été trouvé quelquefois utile dans les affections calculeuses ; dans l'épidémie de fièvre jaune de 1819, à la Nouvelle-Orléans, il a rendu de grands services ; enfin, je lui dois de la reconnaissance car, en 1856, je l'ai employé avec succès, dans quantité d'affections adynamiques et dans le choléra, lorsque j'étais chirurgien du *Tancrède*.

Si donc le vin de M. Pasquier est bon et s'il peut le livrer à un prix abordable, c'est une bonne fortune pour les pauvres diables qui regardent, avec juste raison, à payer huit ou dix francs, et qu'on épouvante en criant sur les toîts que tout champagne offert à moins n'est que du pétrole plus ou moins raffiné.

J'ai l'honneur d'être Champenois et j'ai conservé d'assez bonnes relations sur les rives de la Marne ; aussi me suis-je empressé d'écrire à un viticulteur d'Ay, dont voici la réponse :

« Les vins de Champagne ne se récoltent point naturelle-
» ment ; ils sont tous fabriqués. Par conséquent, si vous
» admettez, et vous pouvez l'admettre, qu'on ait une bonne
» bouteille de vin blanc pour un franc, qu'il faille un autre
» franc pour transformer ce vin blanc en vin de Champagne
» prêt à être consommé, il n'y a rien de surprenant à ce que
» vous trouviez pour trois francs quelque chose de très bon.
» Si, d'ailleurs, le fabricant connait son métier, je ne serais
» pas étonné que ce quelque chose fut excellent. Maintenant
» il est clair que le champagne préparé avec du vin blanc des
» meilleures côtes, qui vaudra, naturel, trois, quatre et cinq
» francs le litre, sera d'un goût plus fin, mais il ne vaudra pas
» mieux pour le médecin. »

Rassuré théoriquement, j'ai voulu l'être pratiquement et

j'ai goûté les produits que M. Pasquier destine surtout à l'exportation. Ils soutiendront dignement partout où ils iront la vieille renommée du pays.

C'est un très joli travail que celui des vins de Champagne. On évite soigneusement, pendant la vendange, tout ce qui pourrait écraser une petite quantité de raisin et, par suite, colorer le jus en développant avant son extraction une fermentation prématurée dans la partie lésée. Le raisin récolté par un temps chaud doit même être recouvert de linges mouillés en le portant au pressoir afin d'éviter la désagrégation du tissu renfermant les matières colorantes.

Par une première pression on extrait un liquide qui donne le vin le plus blanc ; puis, le marc étant foulé et soumis à une pression nouvelle, en obtient un jus légèrement rosé.

Les vins blancs ou rosés sont mis dans des tonneaux où la fermentation tumultueuse s'établit : le vin se débarrasse soit par le dépôt, soit par les écumes, d'une partie de son ferment ; au bout de vingt-quatre heures, on soutire dans des tonneaux que l'on remplit, et lorsque la fermentation entière a cessé on remplit de nouveau, puis on ferme avec une bonde peu serrée.

Au bout d'un mois on soutire et on colle une première fois, un mois après on recommence cette opération ; dans le mois d'avril qui suit la vendange on colle une troisième fois et l'on met en bouteille, en ajoutant de 3 à 5 pour 100 d'un sirop composé de parties égales de sucre candi et de vin blanc.

Les bouteilles, munies de bouchons tenus avec un fil de fer, sont couchées. Alors a lieu une nouvelle fermentation pendant laquelle le gaz développé fait subir au verre une pression de dix atmosphères et détermine parfois la rupture d'un cinquième des bouteilles.

On laisse les bouteilles reposer, couchées horizontalement, pendant six mois, alors la fermentation ayant produit une certaine quantité de levure qui trouble le vin il faut enlever ce dépôt en perdant le moins possible de gaz et de vin.

Cette opération nommée dégorgeage est très délicate et demande beaucoup d'adresse.

La fabrique de M. Pasquier est située à Port-à-Binson, à dix-huit kilomètres d'Epernay, c'est-à-dire en pleine campagne. Il est donc facile à ce négociant de se procurer tous les jus, blancs ou rosés, dont il a besoin.

D'un autre côté, ses frais généraux étant diminués par les économies qu'il peut réaliser, dans ce pays où les loyers et la main-d'œuvre sont d'un prix beaucoup moins élevé que dans les grands centres, tels que Reims, Epernay, Châlons, il n'est pas étonnant qu'il puisse livrer à bon marché de la bonne marchandise.

De même qu'un liquide sucré en contact avec l'air et avec un corps azoté facilement décomposable se convertit en liqueur alcoolique sous l'influence d'une température de vingt degrés environ, de même cette liqueur alcoolique soumise à une température de trente à quarante degrés, en contact avec l'air et avec une substance acide facile à décomposer, se métamorphose par la transformation de l'alcool en acide acétique.

C'est aux dépens de l'oxygène de l'air qu'a lieu cette dernière réaction.

Lorsqu'on veut obtenir une acétification rapide et complète il faut donc exposer le liquide alcoolique renfermant un ferment convenable à l'action de l'air et sur la plus grande surface possible, il faut, en même temps, avoir soin que la température soit élevée au degré suffisant.

Deux méthodes sont principalement employées pour réaliser ces conditions.

La première est la méthode orléanaise : Le vin rouge ou blanc, est filtré dans des tonneaux remplis de copeaux de hêtre bien tassés. Il est bon que ce vin ne contienne pas plus de dix pour cent d'alcool en volume ; quand il est parfaitement clair on en introduit dix litres dans un tonneau de deux cent trente litres rempli d'un bon vinaigre jusqu'au trois quarts de sa capacité, puis on laisse le tout en repos en ayant soin de maintenir le cellier à la température de trente degrés. Les huit jours passés, on ajoute dix nouveaux litres de vin puis, au même intervalle, on renouvelle deux fois encore cette addition de dix litres de vin. Peu à peu l'alcool que celui-ci renferme s'oxyde aux dépens de l'air et se transforme en vinaigre. Huit jours après la dernière addition la réaction est terminée. On retire alors du tonneau quarante litres de vinaigre, puis on recommence l'opération précédente.

Ce procédé a l'inconvénient d'être un peu long ; M. Schuzenbach a imaginé un appareil qui permet de transformer en vingt-quatre heures de grandes quantités d'alcool en vinaigre. C'est tout simplement un tonneau fortement cerclé ; à une certaine distance du fond se trouve un faux fond en bois, percé de trous serrés, sur lequel on place des copeaux de hêtre rouge débarrassés de leur matière extractive par une macération et une ébullition dans l'eau ; le tonneau est rempli de ces copeaux jusqu'aux deux tiers de sa hauteur. Au-dessus se trouve de nouveau un faux-fond percé de trous assez étroits ; dans chacun de ceux-ci passe un brin de mèche en coton ; un tube établit la communication entre l'intérieur du tonneau et l'air extérieur tandis qu'un autre tube fait communiquer également l'extérieur avec l'espace intercepté entre le faux-fond supérieur et le couvercle.

Lorsque sur ce fond supérieur on vient à verser une liqueur alcoolique, celle-ci suinte à travers les fibres des mèches et vient, goutte à goutte, mouiller les copeaux en offrant une très large surface à l'air atmosphérique qui circule en sens inverse pénétrant dans le tonneau par des trous ménagés au tiers environ de sa hauteur et aspiré par le tube dont j'ai parlé. Le passage à travers un seul tonneau ne suffirait pas en général pour opérer complétement l'acétification ; on réunit trois tonneaux semblables disposés de telle sorte que le liquide sortant du premier puisse être aisément transvasé dans le second et ainsi de suite. Cette réunion constitue ce qu'on appelle un appareil de graduation.

Tous les liquides renfermant de l'alcool peuvent servir à la fabrication du vinaigre ; le cidre, le poiré, la bière surtout sont employés comme le vin à sa production. Il en est de même des eaux-de-vie de grains, de betteraves, de pommes de terre, des matières sucrées comme la glucose, les mélasses exotiques, les jus de fruits.

M. Riquer-Debats, négociant à Dunkerque, expose deux types de *vinaigre* fabriqués l'un d'après le système orléanais, l'autre d'après le système allemand avec des alcools de grains. Ces vinaigres qui représentent 3,81 pour cent d'acide acétique pur dit monohydraté ont un excellent goût et ne contiennent aucune substance nuisible à la santé. Ils sont dans les meilleures conditions pour être employés à terre comme sur mer aux usages de la table et dans la préparation des conserves.

Les petits enfants s'habituent généralement très bien à l'usage des grands bains et les difficultés qu'on éprouve quelquefois à les leur faire supporter, la répugnance qu'ils éprouvent pour entrer dans l'eau, leurs pleurs et leurs cris pendant tout le temps qu'on les y maintient, les accidents convulsifs auxquels certains d'entre eux, particulièrement indociles ou peureux, sont soumis lorsqu'on ne cède pas à leur volonté d'être immédiatement retirés de la baignoire, sont dus, presque toujours, à la maladresse des parents ou des personnes chargées de surveiller cette opération.

Il faut dire aussi que dans la nation la plus civilisée, dit-elle, prendre un bain est encore, pour quelques millions d'individus, de l'un et de l'autre sexe, une chose énorme dont l'idée seule épouvante l'imagination et, lorsque le médecin prescrit ce mode de médication, il n'est pas toujours certain que ceux auxquels il s'adresse ne croient pas tout perdu.

Combien de fois dans les maladies du premier âge, dans les troubles qu'occasionne la dentition, dans les inflammations intestinales, si communes dans l'enfance, n'ai-je pas rencontré une opposition absurde à l'emploi des bains. — L'enfant n'en a jamais pris, ou bien l'enfant ne veut pas en prendre, ou bien encore il aura des convulsions. — Dans tous ces cas je tiens bon et je place moi-même le moutard dans le liquide où il finit toujours par se plaire quand il se sent amusé et soutenu de façon à ne pouvoir glisser.

Là est le grand point, il faut soutenir d'abord et amuser ensuite. Soutenir surtout, mais ce n'est pas toujours chose

commode ; la baignoire dont on dispose est disproportionnée à
la taille, quelquefois on se sert d'un simple baquet et la position de la personne qui maintient l'enfant est, le plus souvent,
impossible à garder après quelques minutes.

C'est pour obvier à ces inconvénients que madame Jullienne, de Paris, a inventé un petit appareil sur lequel
M. Bouvier a fait à l'Académie de médecine un rapport excessivement favorable.

Cet appareil a pour but de fixer dans le bain les malades
et les enfants trop jeunes ou trop indociles pour s'y maintenir d'eux-mêmes.

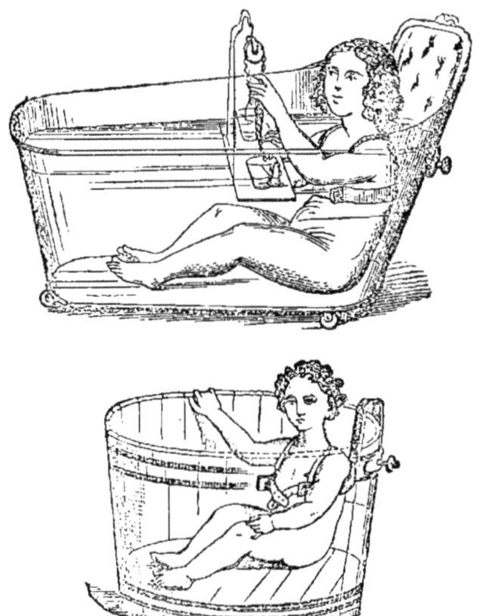

A une pièce métallique recourbée s'accrochant sur le bord
de la baignoire ou du baquet où elle est fixée par des vis est
adapté un arc également métallique qui forme la partie postérieure d'une ceinture qu'on attache autour de la taille du
baigneur. Au besoin les épaules sont assujetties par deux bretelles attachées à la ceinture comme le scapulaire des bandages de corps. Les parties métalliques sont convenablement
garnies il est même facile de couvrir la partie du crochet qui
plonge dans la baignoire par un coussin bien rembourré.

Par cette disposition, dit M. Bouvier, le sujet, la baignoire et l'appareil forment un tout inséparable, l'enfant indocile, l'enfant craintif, se sentent retenus par une puissance fixe qui en impose au premier et qui rassure le second. Le savant académicien a vu l'emploi de ce moyen calmer promptement une agitation difficile à vaincre lorsqu'on se contentait de tenir l'enfant avec les mains. Il est clair, d'ailleurs, qu'avec la *ceinture Hélène Jullienne* tout danger de submersion est évité.

La ceinture hamac, autre invention de madame Jullienne, permet de transporter les malades sans changer la position qu'ils occupent dans leur lit. Ce système sera d'une grande utilité dans le traitement de plusieurs maladies au nombre desquelles je citerai la coxalgie.

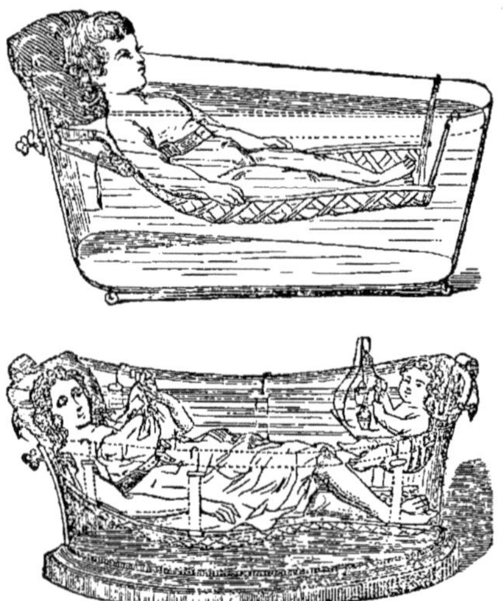

La sollicitude maternelle de madame Jullienne n'a point oublié la question d'amusement dont je parlais tout-à-l'heure ; divers jouets imaginés par elle et construits spécialement en vue de leur emploi dans l'eau, servent à faire passer dans les rires le temps qu'on trouvait si long.

Tout le monde s'est arrêté à l'Exposition devant cette baignoire dans laquelle une jeune mère était supportée dans son bain par une ceinture-hamac tandis qu'à ses pieds jouait, sans réclamer aucun soin, un petit être gracieux, maintenu dans sa ceinture et suspendu par le petit siége hamac.

L'administration de l'assistance publique, à Paris, a pourvu les hôpitaux d'un certain nombre de ces différents appareils qui sont tous les jours ordonnés par nos confrères.

Pour se mettre à la tête d'une fabrique d'instruments de chirurgie il ne suffit pas d'avoir des capitaux et de l'intelligence, il faut connaître le métier et avoir été soi-même ouvrier, sans quoi l'on risque fort de n'acquérir jamais la confiance des médecins qui savent combien est difficile cette branche d'industrie et qui, d'ailleurs, ont été gâtés par le mérite d'hommes tels que Charrière, Mathieu, Lucr, etc.

M. Favre, de Paris, est un digne élève de semblables maîtres ; après avoir travaillé dans les ateliers les plus renommés il s'est, à son tour, senti la force de marcher seul et je le trouve, à l'Exposition, nous montrant des produits d'un très beau fini, d'une excellente qualité, pouvant même déjà soumettre à notre appréciation des appareils nouveaux créés ou profondément modifiés par lui.

Je ne parlerai ni des couteaux à amputation, ni des bistouris, ni de ces innombrables petites machines inventées pour rendre plus faciles les opérations et que tout le monde connaît, qu'on trouve partout, qui constituent le fonds commun à chaque maison ; je dirai cependant que, sous le rapport du tranchant des lames, de leur pointe et de leur poli, on peut faire aussi bien mais qu'il est impossible de faire mieux.

J'arrive à tout ce qui m'a paru mériter une mention spéciale et je signale, premièrement, les modifications apportées par M. Favre, à la *Pince à trois branches* du Dr Laborde, imaginée par ce savant praticien en 1862 pour faciliter l'introduction de la canule dans l'opération de la trachéotomie et complètement adoptée depuis cette époque à l'hôpital des Enfants.

La troisième branche A, ou branche surajoutée au dilatateur ordinaire, se terminant par deux extrémités bifurquées et légèrement coudées en dehors, s'adapte à coulisse, au moyen de la fente qui résulte de cette bifurcation, à la tête de la vis B, qui maintient les deux autres branches ; les extrémités bifurquées sont reçues dans deux petits pivots percés et mobiles C C ; le mécanisme ordinaire ou par pression de la dilatation de l'instrument produit un écartement proportionnel de la troisième branche, laquelle glisse alors d'avant en arrière jusqu'au point d'arrêt constitué par l'extrémité supérieure A, de la fente.

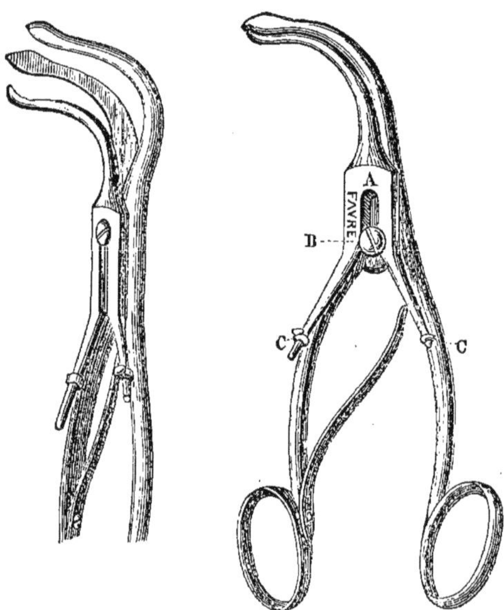

Il résulte de là que l'écartement des trois branches étant ainsi borné, l'opérateur est plus maître de l'instrument et peut parfaitement introduire lui-même la canule. De plus, la troisième branche se démonte et peut être instantanément remise en place, d'où grand avantage pour nettoyer l'instrument quand il a servi et possibilité d'adapter à volonté une autre branche dont le parcours plus grand donne, en cas de besoin, une plus grande dilatation. Très solidement fixée cette troisième branche ne vacille d'aucun côté.

Enfin, un petit renflement, ménagé à l'origine des deux branches supérieures, permet une dilatation égale dans tout le parcours de ces deux branches et fait que la canule, s'y trouvant engagée dès l'abord, est plus sûrement conduite dans la trachée. L'essai de l'instrument, ainsi modifié, fait un grand nombre de fois à l'hôpital des Enfants, a montré qu'il avait une incontestable supériorité.

Un joli petit instrument est le *scarificateur à six lames* de la grosseur d'une sonde d'adulte pour l'urêtre ; il renferme une pince porte-éponge et peut facilement se glisser dans une trousse ordinaire.

Sur les indications de M. le docteur Carcassonne, M. Favre a construit un *métrodynamomètre*, appareil destiné à mesurer les contractions de l'utérus. Cet appareil consiste en un

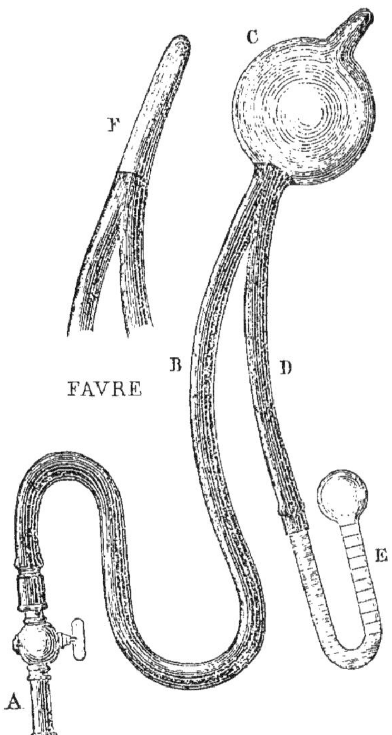

tube en caoutchouc B, terminé, d'une part, par un ajutage A, auquel on peut adapter la canule d'une seringue à injection ; et, de l'autre, par une ampoule qui, lorsqu'elle n'est pas dilatée F, est aisément introduite dans la matrice à l'aide d'un conducteur; de cette ampoule, et communiquant avec elle, part un second tube en caoutchouc D, terminé par une éprouvette E.

La manière de se servir de cet instrument est des plus simples. On introduit l'ampoule, on pousse ensuite une injection de façon à ce qu'elle se dilate et remplisse la cavité de l'organe C ; en examinant les oscillations du liquide dans l'éprouvette, on arrive à se rendre compte du nombre, de l'intensité et des variations des contractions utérines dans un temps donné.

L'intention de M. Carcassonne était de rechercher, par ce moyen, la part d'action de l'utérus dans les convulsions hystériques, dans le tétanos, dans l'anesthésie générale ; il se proposait aussi d'introduire le métrodynamomètre dans le cas d'hémorrhagies graves de l'utérus par inertie de l'organe, faisant jouer à l'instrument, à la fois, le rôle d'obturateur et de corps étranger, arrêtant l'écoulement du sang et, dans le même temps, excitant des contractions faciles à constater. Je parle de 1866.

M. Carcassonne avait fait alors une expérience très curieuse sur un chien qui semblait mort et qu'on allait jeter à la voirie. Il eut l'idée de lui introduire le métrodynamomètre dans l'anus. De légères oscillations de l'éprouvette lui firent reconnaître que la vie n'était pas éteinte, l'animal fut sauvé. J'ignore si, depuis, on a de nouveau appliqué cet instrument au diagnostic de la mort.

Parmi les inventions destinées à produire une anesthésie locale, l'une des plus employées est celles du docteur Richardson. M. Duchesne aîné, médecin dentiste, désireux de pouvoir la faire fonctionner d'une seule main, a donné, à M. Favre, quelques indications d'après lesquelles ce fabricant construit aujourd'hui *l'Appareil Richardson modifié*.

Il se compose d'un flacon A, d'un tube plongeur B, terminé par le tube injecteur C, d'une poire aspiratrice D, fixée au goulot du flacon et munie d'une soupape E, d'un tube en caoutchouc conduisant l'air aspiré au réservoir d'air G, d'un second tube H, amenant l'air du réservoir dans l'intérieur de l'appareil et d'une bague en caoutchouc I J, pouvant se mouvoir avec le pouce et recouvrant ou laissant libre, à volonté, l'orifice d'une ouverture pratiquée dans le goulot du flacon.

Pour se servir de cet instrument on applique le bout du tube injecteur sur la partie à anesthésier et on presse sur l'olive D ; l'air comprimé chasse l'éther en pluie fine. En découvrant le trou du goulot on arrête instantanément le jet. La dépense du liquide a été diminuée ; il en faut très peu pour obtenir un effet remarquable.

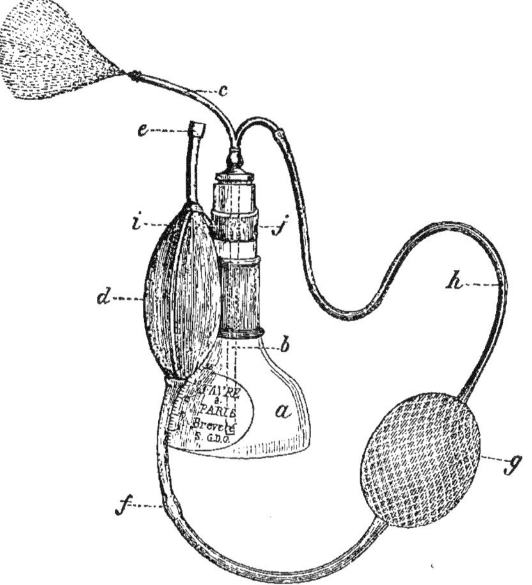

Des étuis pour oculistes, renfermant tous les outils nécessaires à leur spécialité, des étuis à amputation, des séries d'instruments pour dentistes, attirent une attention qui ne se dément pas lorsqu'on examine le soin avec lequel les moindres pièces ont été exécutées. J'ai remarqué aussi un *dilatateur de la bouche* avec abaisse-langue pouvant être employé d'un seul côté ou des deux côtés à la fois ; une *seringue de Pravaz* en ivoire noir, ayant l'avantage de coûter un tiers de moins que celle du commerce ; un ingénieux système de réunion des deux branches du forceps.

M. Favre a deux modèles de boîtes de secours contre l'asphyxie. Le modèle n° 1 renferme tout ce qu'il y a de plus nécessaire pour donner les premiers soins et, de plus, un appareil, imaginé par M. Favre pour aspirer les mucosités et insuffler de l'air dans les bronches, qui remplace l'opération faite de bouche à bouche, laquelle n'a rien de fort agréable.

Le modèle n° 2 est plus complet et est surtout destiné aux navires ayant un médecin à bord. Comme, en fin de compte, il ne faut pas penser qu'aux vivants, la vitrine de l'honorable fabricant renferme encore une boîte d'embaumement d'une disposition nouvelle avec pompe à double effet.

Quand les Gaëls, ou Gaulois, primitifs envahirent un jour les pâturages et les forêts qui devaient un jour devenir la France, ils rencontrèrent, au pied des Pyrénées, une race d'hommes bruns, secs, opiniâtres et rusés, sobres et durs à la fatigue et au travail qui ne purent être débusqués des vallées du versant septentrional de la chaîne dans laquelle ils s'étaient retranchés.

Ces hommes étaient les Euskes d'où sont descendus les Basques actuels.

En ces temps primitifs on ne s'occupait guère de la fabrication des liqueurs de table et l'hydromel aromatisé servait seul à faire passer les bières d'orge ou de froment dont l'emploi commençait à peine à se substituer à celui de l'eau pure des gaves. Aussi n'est-il pas probable que la *liqueur d'Hendaye* fut connue à l'époque dont je parle, et, s'il faut dire la vérité, M. Paulin Barbier, distillateur actuel du célèbre digestif, ne paraît pas tenir beaucoup à le faire remonter au déluge car il apprécie assez peu l'antique *eau-de-vie d'Hendaye* qui, dans les deux derniers siècles, a cependant joui d'une certaine réputation qu'expliquait, il est vrai, l'absence à peu près complète de liqueurs superfines.

La recette de ladite eau-de-vie était assez compliquée : il y entrait de l'esprit d'anis, de coriandre, d'amandes amères, de racines d'angélique, de cardamome majeur, de cardamome mineur, de citrons, d'oranges, de l'infusion d'iris, de l'eau, du sucre et de l'alcool.

Le tout, plus ou moins bien mélangé, ne constituait pas un mélange approchant de celui dont Hendaye s'honore aujourd'hui, du moins si je m'en rapporte à des souvenirs personnels, datant déjà d'assez loin et, mieux, au témoignage plus compétent d'autorités sur la matière.

La liqueur Barbier est plus qu'un perfectionnement de l'ancienne eau-de-vie, c'est presque une création nouvelle, et les disciples du révérend père Garnier n'ont qu'à serrer leurs rangs et s'apprêter à la lutte car les flacons blancs, jaunes et verts, du pays des Euskes, s'apprêtent à faire une rude concurrence aux bouteilles vertes, jaunes et blanches des illustres Chartreux.

Je ne dirai pas de quel côté restera la victoire car je serais désolé que l'un des deux partis fut vaincu. Il en est, suivant moi, des vins et des liqueurs comme de la littérature et de la musique : les vers d'Alfred de Musset ne doivent pas empêcher d'admirer ceux de Victor Hugo, ni ces derniers faire dédaigner la muse de Lafare ou de Chaulieu ; s'il y a des pages sublimes dans les partitions de Rossini ce n'est point à dire que Verdi écorche les oreilles et qu'Offenbach soit un gâteux ; si la liqueur d'Hendaye est excellente, il ne faut point pour cela briser les cornues des successeurs de saint Bruno, chercher querelle aux habitants de Villeneuve de Berg et à leur élixir du Coiron et pendre, haut et court, M. Legrand, de Fécamp, une bouteille de bénédictine au cou. Demandez à M. le baron Brisse ou au sage Monselet, si leur amour pour le clos Vougeot, les oblige à trouver détestable le Château-Laffitte.

Les petits fils du joyeux curé de Meudon ont certes le palais assez éclectique pour apprécier justement les mérites particuliers aux différentes bonnes choses, et de la variété des saveurs que présente chacune des *grandes liqueurs* dont je viens de citer les noms, naîtra pour eux la variété des plaisirs.

Je me trouve en belle compagnie pour dire du bien de la liqueur d'Hendaye : mon confrère, le docteur Lapointe, de Saint-Dizier, en conseille l'usage aux estomacs paresseux et je suivrais son exemple si je ne craignais de voir ces estomacs persister dans leur vice pour avoir le plaisir d'être aussi agréablement stimulés ; M. Pierre Larousse, auteur du grand Dictionnaire universel du XIXe siècle, la tient en une estime aussi vaste que son œuvre ; M. Aymar Bresson, lui fait, dans un rapport à l'Académie nationale de Paris, des éloges que ne désavoueront ni les gourmands, ni les physiologistes, et la savante compagnie décerne une médaille d'or à M. Barbier, qui obtient en 1865, une médaille d'argent à l'Exposition de Bordeaux. Enfin le *Moniteur des Spiritueux* s'exprime ainsi dans son numéro du 16 mai 1867 : « Grâce aux perfectionnements que MM. Barbier (Paulin et Alfred), ont apportés récemment dans la fabrication de l'antique Hendaye, cette liqueur peut être classée aujourd'hui comme liqueur de premier ordre. »

Je n'ai pas la prétention d'en savoir si long que les rédacteurs de ce journal spécial qui, plus habitués que moi à déguster les liquides et à les comparer entre eux, doivent moins se laisser surprendre par un parfum séduisant ou par une saveur délicieuse et je suis heureux de voir que mes ignorantes papilles et celles des experts les plus redoutés ont rendu semblable jugement.

Parmi les appareils imaginés dans le but de réaliser les conditions nécessaires pour permettre à l'homme de séjourner sous l'eau sans danger, il en est un qui, depuis près de vingt ans, participe à tous les travaux sous-marins exécutés en France. C'est le *Scaphandre Cabirol.*

Cet appareil se compose d'un casque muni de sa pélérine, d'un vêtement imperméable, d'une pompe avec ses tuyaux.

Le casque est en cuivre étamé. En avant se trouvent quatre glaces protégées par un grillage en fil de cuivre. L'une, celle du milieu, est circulaire ; les deux de chaque côté et celle du dessus, sont elliptiques. Au-dessous de la glace ronde est une espèce de soupape-robinet à laquelle M. Cabirol a donné le nom de sifflet et qui sert au plongeur à diminuer ou à augmenter, à sa volonté, la quantité d'air qu'il reçoit. Sur l'arrière du casque arrive la conduite d'air. Sur le côté droit est la soupape qui laisse échapper l'air respiré et celui en excès fourni par la pompe, enfin cette coiffure porte des crochets supportant les cordes auxquelles sont suspendus les poids qui maintiennent le plongeur au fond de l'eau.

La partie inférieure du casque est à vis et ses filets s'engagent dans la partie supérieure de la pélerine. Ces deux parties portent en outre deux portions de collet percées de trous où l'on passe une cheville de cuivre.

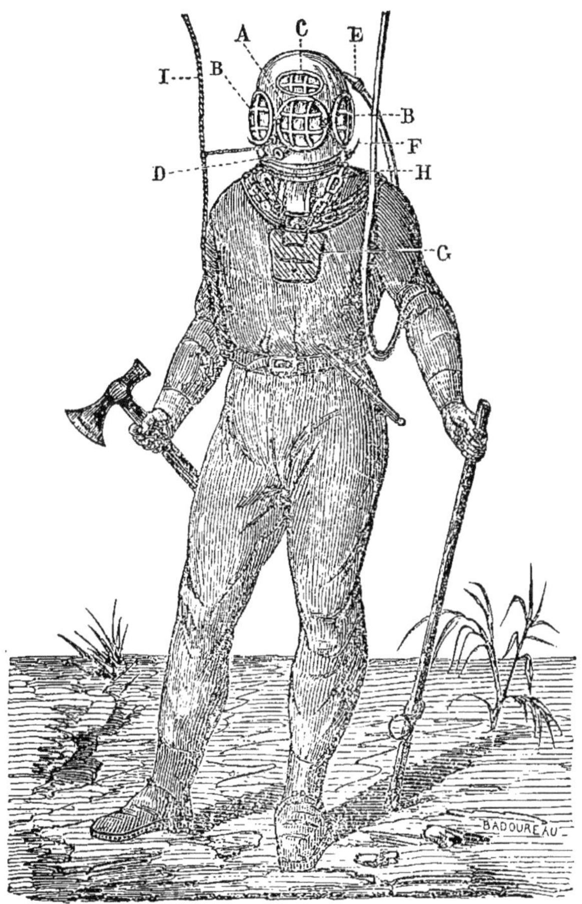

Le vêtement est d'un seul morceau de tissu de toile ou de coton doublé d'une épaisse couche de caoutchouc; les manches sont terminées par des manchettes en caoutchouc par-dessus lesquelles ont met encore des bracelets qui ferment hermétiquement le passage à l'eau. Le haut est terminé par un morceau de cuir percé de trous, des broches de cuivre faisant corps avec la pélerine passent dans ces trous et dans ceux d'une bride métallique que des écrous à oreilles serrent fortement.

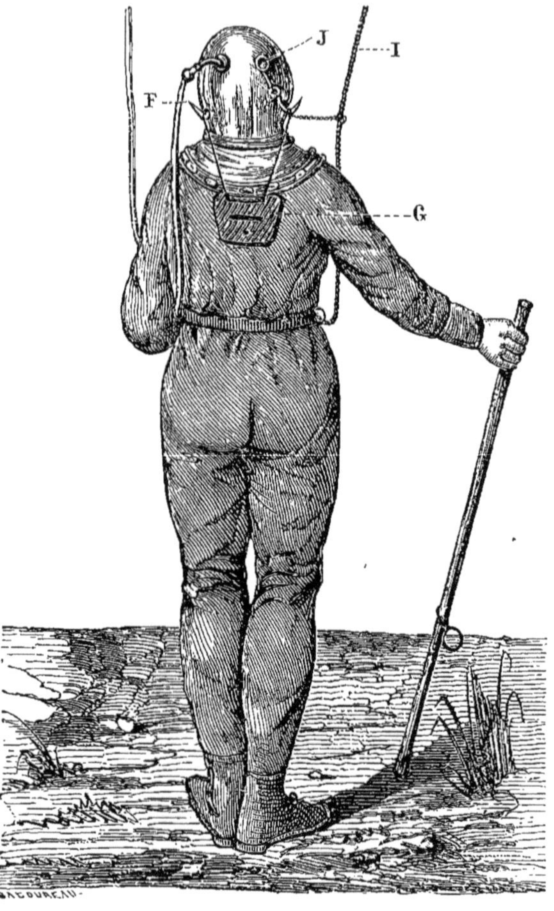

La pompe est composée de quatre corps ; trois, d'un même diamètre, ont leurs pistons menés par les vilebrequins d'un arbre dont les extrémités reçoivent les manivelles de manœuvre ; les vilebrequins font entre eux un angle de 120 degrés ; il résulte de cette disposition que l'aspiration et le refoulement sont égaux et réguliers. Les pistons sont en cuivre, garnis de cuir, emboutis d'après le système Letestu ; c'est au-dessous du piston que se trouve la soupape d'aspiration ; la soupape de refoulement est au-dessous du fond du corps de pompe. Les pompes aspirent l'air qui arrive librement par le haut du cylindre et le refoulent dans un conduit commun sur lequel se visse le tube conducteur. Le conduit commun porte encore un petit tube qui établit la communication avec un manomètre.

Une quatrième pompe, également aspirante et foulante, dont le piston est mené par un excentrique calé sur l'arbre des vilebrequins, envoie de l'eau froide dans un bassin qui entoure les trois autres corps de pompe de façon à ce que l'air qu'elle refoule ne soit pas échauffé, ce qui peut arriver quand il faut obtenir une pression de trois à quatre atmosphères.

Il ne suffit pas, en effet, d'envoyer de l'air au plongeur, il est nécessaire que cet air ait une pression égale à celle qui résulte des pressions extérieures qu'il a à supporter et qui se composent d'autant d'atmosphères qu'il y a de fois dix mètres dans la profondeur où il est descendu, plus une. Si, par exemple, le travail a lieu à vingt-cinq mètres, la pression de l'air envoyé devra être de trois atmosphères et demie sinon des troubles graves arriveraient dans la circulation du sang et la vie serait en danger. Du reste, une armure intérieure imaginée par M. Cabirol, permet de rester sans malaise à cinquante mètres. L'honorable inventeur n'a point oublié que le plongeur doit porter sous le Scaphandre un bonnet, un caleçon, un gilet et des chaussettes de laine, pour que la transpiration soit absorbée ; il le munit aussi d'une pèlerine rembourrée destinée à diminuer l'effet du poids de la pèlerine métallique.

Par-dessus le vêtement imperméable le plongeur chausse des brodequins en cuir, garnis de fortes semelles en plomb ; sur le dos et sur la poitrine il porte des poids en plomb suspendus aux crochets du casque ; il boucle une ceinture en cuir à laquelle est fixé le fourreau d'un poignard et qui reçoit le dormant d'une corde maniable dont l'autre extrémité est tenue à la surface par un homme intelligent. C'est cette corde qui établit la communication et sert aux signaux. J'ai eu l'occasion de parler à plusieurs ouviers qui m'ont dit avoir travaillé très à l'aise revêtus du Scaphandre Cabirol.

Si l'on remplit à moitié d'eau froide un flacon plein d'acide carbonique le doigt qui en ferme l'orifice se trouvera attiré vers l'intérieur de la bouteille, ce qui prouve qu'il s'y est produit un vide. Le gaz acide carbonique s'est dissous dans l'eau; celle-ci à la température ordinaire et à l'air libre en absorbe un volume égal au sien et, sous pression, elle se charge d'autant de fois son volume qu'il y a d'atmosphères de pression. Elle acquiert alors un goût sensiblement acide et la propriété de mousser due au gaz qui se dégage tumultueusement.

On a mis en usage cette propriété pour la préparation des eaux gazeuses artificielles dont la consommation tend à devenir chaque jour de plus en plus considérable et en particulier pour l'*eau de seltz*.

Dieu et l'employé chargé d'enregistrer les brevets, au ministère de l'agriculture et du commerce, savent seuls combien d'appareils ont été imaginés dans le but de produire cette eau rapidement et économiquement. Non-seulement on en a construit un grand nombre qui remplissent par jour des milliers de bouteilles, mais on en a fait des masses pour la production en famille. Tout le monde connaît, parmi ces derniers, le gazogène Briet qui est l'un des meilleurs et beaucoup se rappelleront, avoir été attrapés par une cruche à double compartiment laquelle vous versait une solution gazeuse de tartrate de soude qui n'était point un purgatif trop désagréable. Des ennuis plus sérieux ont suivi l'emploi d'instruments dans la construction desquels entrait le plomb. Je ne parle que pour mémoire des accidents causés par des explosions qu'on jugera devoir être assez fréquentes lorsqu'on se rappellera que la plupart des siphons fonctionnent sous une pression de quinze atmosphères, c'est-à-dire que chaque décimètre carré de leur paroi supporte un poids de 103 kilogrammes 360 grammes.

Pour qu'un appareil à fabrication d'eau gazeuse soit bon

il faut qu'il produise le gaz acide carbonique aussi pur que possible et que le gaz produit sature l'eau au degré désiré ; il faut, en outre, que la solidité de l'instrument ne laisse craindre aucun danger, que son mécanisme soit simple, que son entretien soit facile.

Les *appareils Greffier* présentent, sous tous les rapports, des garanties telles, qu'ils ont été admis au Conservatoire impérial des Arts-et-Métiers pour y servir aux cours publics. Ils se composent : 1º d'un générateur où la décomposition du bicarbonate de soude par l'acide tartrique produit le gaz acide carbonique ; 2º d'un flacon laveur que traverse ce gaz et dans lequel il laisse les impuretés qui pourraient le souiller ; 3º d'un saturateur où l'eau, qui doit servir de boisson, absorbe le gaz purifié. Le degré de saturation est indiqué par un manomètre ; quelques modifications de détail et l'adjonction d'une pompe d'alimentation, rendent à volonté ces appareils propres à une fabrication continue. Il en est de diverses grandeurs ; dans tous, les cylindres sont en cuivre rouge de 1er choix, les autres pièces en verre ou en bronze.

Une machine à mettre en bouteilles et à boucher, une autre machine à ficeler fort ingénieuse, qui n'exige pas l'emploi de la force, et que peut manœuvrer une seule personne, ont été mises, par M. Greffier, à la disposition de ceux qui ne se servent pas des siphons dont l'usage est bien préférable, et que notre habile inventeur a modifiés de façon à ce qu'ils ne présentent aucune difficulté de démontage et de remontage.

Les appareils Greffier saturent à une pression qui ne dépasse jamais dix atmosphères et sont garantis inexplosibles. M. Payen les recommande comme réunissant toutes les qualités d'hygiène ; l'Académie de Médecine et le Conseil d'hygiène ont émis, sur leur adoption, un avis favorable.

M. Greffier m'en voudra d'avoir parlé de lui, car, ne voulant pas qu'un seul appareil sorte de ses ateliers sans avoir été soigneusement examiné par lui, ou par l'un de ses fils, il redoute une publicité qui pourrait augmenter le nombre des commandes dont il ne peut déjà accepter qu'une partie. Mais je ne pouvais me dispenser de le nommer et, le nommant, il fallait bien que je dise pourquoi.

Si je ne trouve pas bon l'emploi continuel des boissons

gazeuses, il me paraît utile en beaucoup de circonstances. Indiquer les meilleurs moyens de fabrication était donc aussi un devoir à remplir.

Les navires sont soumis à des influences malsaines qui réclament l'emploi de moyens d'assainissement. Parmi ces causes de maladies viennent au premier rang la fermentation putride du bois, de l'eau de la cale, la décomposition de matières organiques provenant des approvisionnements et des chargements, la mauvaise qualité de l'eau douce, le voisinage des côtes insalubres, les animaux embarqués vivants, ou ceux qui s'embarquent sans permission, tels que les rats et les cancrelats, enfin, l'agglomération des hommes.

L'encombrement à bord, surtout, est un fléau, qui peut, dans certains cas heureux, rester à l'état latent mais qui, le plus souvent, éclate et répand la désolation et la mort. Et, qu'on ne s'y trompe pas, c'est celui contre lequel les moyens préventifs de l'hygiène et l'action répressive de la médecine ont le moins d'influence. Une seule arme, en effet, le combat avec efficacité, c'est l'air. Or, de tous les logements, l'habitation nautique est celui qui reçoit avec le plus de parcimonie cet agent essentiel de la bonne conservation de la santé.

Les constructeurs de navires n'ayant point encore trouvé le moyen de leur assurer une ventilation qui entraînerait, aussitôt leur formation, les miasmes putrides développés par une cause quelconque, il a fallu recourir aux désinfectants, c'est-à-dire à des substances qui, par une action chimique, détruisent ou neutralisent les matières étrangères viciant l'air atmosphérique.

Et, alors, se présente une question de la plus haute importance : quel est, au point de vue de la navigation, le meilleur désinfectant ?

Pour se guider dans cette recherche il faut se placer dans la condition particulière aux gens de mer. Autre chose est de purifier une salle de caserne ou de lycée ou d'assainir un entrepont. A terre, si la substance employée répand des vapeurs

suffocantes, comme le font, par exemple, le chlore et les chlorures alcalins, ou bien une odeur par trop désagréable, telle
que celle de l'acide phénique, les habitants peuvent s'é-
loigner momentanément et ne rentrer chez eux que lorsque
bon leur semble. Mais, à bord, il faut, bon gré mal gré, que le
nez et les poumons acceptent tout ce qui leur est envoyé par
ladite substance.

Le meilleur désinfectant du navire sera donc celui qui,
tout en détruisant les molécules organiques, dont la décomposition engendre l'infection, ne sera pas lui-même une source
de danger ou de gêne.

A ce titre, les solutions aqueuses de manganates et de permanganates alcalins sont reconnues, maintenant, pour offrir
toute la sécurité désirable.

En contact avec une matière organique, elles lui abandon-
nent immédiatement une forte proportion de l'oxygène qu'elles
contiennent et ce gaz, à l'état naissant, fait subir à cette matière une combustion immédiate. Elles suppriment donc le
mal en en supprimant la cause. Du reste elles sont parfaite-.
ment inodores et complétement inoffensives.

C'est à M. Henry Bollmann Condy, de Battersea (Angleterre), que revient la priorité de l'emploi des sels de manganèse comme désinfectant. On ne s'en était servi antérieure-
ment que pour des analyses chimiques. Au commencement de
1857, la *liqueur Condy* fut offerte au public et, depuis, de
nombreux travaux et des expériences fréquemment renouvelées en ont démontré la bienfaisante vertu. Aussi, les navires,
du bureau d'émigration, du gouvernement anglais, sont-ils
tenus, depuis sept années, d'en avoir un approvisionnement
obligatoire et, par un acte récent du Parlement, sur les navires
marchands, fait-elle partie des médicaments renfermés dans le
coffre réglementaire.

Les recherches faites en France sur les usages du permanganate de potasse devront aussi faire adopter dans ce pays
la liqueur de Condy. M. le Dr Bérenger-Féraud, chirurgien
du *Jérôme-Napoléon*, proclame le permanganate de potasse
supérieur à tous les désinfectants. M. O. Réveil s'exprime
ainsi dans les archives générales de médecine : « De tous les
désinfectants que nous avons essayés, depuis bientôt quatre

ans, le permanganate est celui qui nous a le plus satisfait, le plus commode dans son emploi, le plus constant dans ses effets ; pouvant être employé à toutes doses et de toutes les manières sans danger, il doit être préféré, selon nous, à tous ceux qu'on a proposés jusqu'à ce jour. Sa solution, d'une belle couleur violette, est agréable à la vue ; il est complètement inodore, avantage immense qu'il possède sur les divers coaltars, l'acide phénique et les phénates. Comme anti-miasmatique il ne neutralise pas l'action des miasmes, des venins et des virus, comme le font le chlore, le brome, l'iode, l'acide phénique, etc., il les détruit et les annihile de sorte qu'il n'en reste plus trace, et cela avec une rapidité d'action qui tient vraiment du prodige et qui est d'autant plus grande que les solutions sont concentrées. »

La liqueur de Condy, en dehors de son utilité pour le renouvellement et le rafraîchissement de l'air du faux-pont et des cabines, l'épuration de l'eau gâtée, le rétablissement des provisions, etc., etc., sert également à la propreté personnelle et dans beaucoup d'affections pathologiques externes ; l'odeur épouvantable exhalée par certaines plaies est instantanément enlevée par son emploi ; elle est détersive, efficace contre les morsures et les piqûres des animaux et des insectes venimeux ; c'est un antidote de certains poisons organiques.

Il est bon de dire que, dans le cas où, possédant cette liqueur, on aurait besoin de chlore, on peut se le procurer immédiatement dans un grand état de pureté en versant dans ladite liqueur de l'acide chlorydrique. Il y a là un moyen d'obtenir facilement ce gaz dans les pays tropicaux où les chlorures de chaux du commerce se trouvent souvent avariés ou éventés.

Deux petites cuillerées de liqueur de Condy, dans un verre d'eau, suffisent pour obtenir un liquide d'une grande puissance désinfectante.

Nous n'avons plus l'onguent de Fier-à-Bras, ce merveilleux topique sous l'influence duquel se réunissaient incontinent

les bords des entailles les mieux conditionnées et qui recollait
les morceaux détachés de votre individu en moins de temps
qu'il n'en faut à une jeune fille pour baisser modestement les
yeux sous les regards d'un joli garçon, mais nous possédons
encore ce cordial tout puissant, dont l'archevêque Turpin et
la belle Mélusine n'ont point heureusement emporté la recette ;
nous possédons l'*eau-de-vie*.

Quel joli nom et quelle délicieuse liqueur ! Pourquoi faut-
il que, trop souvent, l'un n'ait aucun rapport avec l'autre
dans ces produits débités, sans vergogne, par des milliers
d'industriels et dont sont infectées les boutiques des distillateurs ?

L'eau-de-vie, c'est le pur esprit, extrait, par une distillation savante, des vins les plus généreux et gardant leurs
vertus et leurs parfums ; c'est l'âme de la vigne que les rayons
du soleil ont échauffée et qui remonterait vers lui si les dou-
ves du chêne gaulois ne la retenaient captive ; c'est ce bienfaisant nectar dont quelques gouttes raniment les vieillards
épuisés, répandent en leurs veines une chaleur depuis longtemps inconnue, appellent le sourire sur leurs lèvres trem-
blantes et qui, chez les jeunes et les forts, excite la vie et
l'intelligence.

Quand vous confectionnez d'horribles mélanges d'alcool de
grains, de betteraves ou de pommes de terre avec du caramel
et de l'eau, vous ne faites pas de l'eau-de-vie, vous fabriquez
une chose sans nom qui déprave le goût, abrutit le cerveau,
désorganise les tissus du canal digestif.

Certes, l'ivresse n'est pas un beau spectacle : comparez,
toutefois, celle qui naît d'un bon vin ou d'une eau-de-vie de
vin, ce qui revient au même puisque le vin ne grise que par
l'eau-de-vie qu'il contient, aux troubles provenant de l'absorption des autres liquides alcooliques et vous serez surpris de
la différence des effets.

Le mal, sans doute, serait moins grand si les alcools d'industrie pouvaient être rectifiés au point d'être chimiquement
purs. La boisson produite en les coupant avec de l'eau n'aurait pas, il est vrai, le bouquet de l'eau-de-vie de vin, mais
posséderait, à peu près, les mêmes qualités au point de vue
médical ; malheureusement cette condition est impossible à

réaliser. Dans toute distillation de jus sucrés, passent avec l'alcool une huile essentielle et des produits éthérés formés par la combinaison de divers acides avec l'alcool, et ces matières étrangères, dont la saveur, l'odeur et l'action physiologique, varient avec les substances qui ont servi à la fabrication, ont un goût détestable et produisent sur l'organisation de fâcheux résultats.

Dans la distillation du vin, au contraire, cette huile et ces éthers forment, pour la majorité des cas, l'arôme précieux de l'alcool et l'essence de ses propriétés.

Justice ainsi faite des boissons frelatées qui se parent d'un nom qui ne leur appartient à aucun titre, disons quelques mots des véritables eaux-de-vie et parlons, par exemple, de la splendide exhibition de la maison L. Arnaud et Cⁱᵉ, de Cognac. Nous y trouverons, d'ailleurs, réuni tout ce que le dégustateur le plus difficile peut rêver de meilleur, en *grande* et *petite Champagne*, en *fins bois* et en *bons bois*.

Et d'abord, pourquoi ces appellations ? Que vient faire la Champagne sur les bords de la Charente et quel rapport les bois ont-ils avec de l'eau-de-vie ? Eh bien ! si les étymologistes n'avaient jamais à trouver aux noms des origines plus difficiles, leur métier ne serait pas malin. Champagne, en vieux français, signifie plaine cultivée en céréales quelconques et bois, depuis que ce mot existe, a toujours voulu, je crois, et veut toujours dire lieu planté d'arbres. Or, vers le seizième siècle, paraît-il, existaient autour de Cognac, comme autour de beaucoup d'autres villes, une Champagne d'abord et, plus loin, des bois ; seulement, et ceci était tout à l'avantage de Cognac, sa Champagne était d'un merveilleux rapport en légumes, en blés, en avoines et en vins.

Lorsqu'on y commença à distiller le vin et à faire de l'eau-de-vie on s'aperçut vite que cette eau-de-vie était de beaucoup supérieure. La Champagne devint une vigne immense et les possesseurs des bois, jaloux d'une source de revenus qui enrichissait les propriétaires voisins, abattirent leurs arbres et les remplacèrent par des ceps. Alors, pour classer les produits, on leur donna le nom du lieu de production.

La grande Champagne est située entre la rive gauche de la Charente et le ruisseau du Né ; la petite Champagne, plus vaste, entoure la grande en forme de fer à cheval. Les Fins Bois sont sur la rive droite du fleuve, bornés par les Bons Bois qui ont eux-mêmes pour ceinture les Bois ordinaires. Le sol varie de l'une à l'autre de ces contrées et la qualité de l'eau-de-vie n'y est pas non plus la même. La meilleure vient de la grande Champagne, puis, arrivent par ordre de bonté, la petite Champagne, les Fins Bois, les Bois Ordinaires et enfin les Derniers Bois qui comprennent les côtes de la Saintonge et de l'Aunis, les iles de Ré et d'Oléron.

Les vignobles d'où proviennent les quatre premières qualités, forment une espèce de cercle dont la Charente, qui le traverse de l'est à l'ouest, peut être considérée comme un diamètre ayant environ 24 lieues de longueur et dont le centre est Cognac. Le nom de cette ville est devenu le nom générique sous lequel sont connues partout les eaux-de-vie du département de la Charente et de la Charente-Inférieure.

La vigne, qui étale ses rameaux sur tous ces territoires, est d'une espèce qu'on nomme Folle-Blanche ; on lui donne des soins suffisants sans trop s'en occuper et le vin blanc qu'on en retire est placé dans la chaudière après un mois de fermentation.

Les grands appareils à distillation continue n'ont pas un brillant succès sur les bords de la Charente. Les producteurs tiennent beaucoup, et probablement avec raison, à leur petit alambic, du modèle ancien que chacun connaît. Ils font deux chauffes ; le résultat de la première est le *brouillis* qui donne, à la seconde opération, dite bonne chauffe, l'eau-de-vie incolore, limpide et parfumée, laquelle est aussitôt logée dans des fûts parfaitement construits en chéne de Riga, de Dantzig, ou mieux du centre de la France.

Le chêne, cet emblême de la force créatrice, cet arbre par excellence, sous l'ombre duquel vivaient les Druides, donne au précieux liquide la couleur ambrée si plaisante à l'œil et lui communique, peu à peu, des vertus singulières. Aussi, toutes choses égales d'ailleurs, la qualité et la valeur vénale d'une eau-de-vie de Cognac, dépendent-elles du temps qu'elle a passé dans le fût, temps qui, seul, représente son âge réel. Une Champagne de 1830, logée, depuis vingt-cinq ans, dans une bouteille de verre, serait aujourd'hui plus jeune qu'une

Champagne de 1850 enfutaillée depuis sa naissance. Le cognac ne doit être mis dans le verre, où il n'acquiert ni ne perd de qualité, qu'au moment de le consommer ou lorsqu'arrivé à son apogée, c'est-à-dire après trente-cinq ou quarante ans au plus d'emprisonnement dans un fût, il commence à décliner.

On ne sera donc pas étonné si l'hectolitre d'une Fine-Champagne qui a passé de vingt-cinq à trente ans, dans de parfaites conditions d'enfutaillement, se vend de 12 à 1,500 francs ; il atteint, et dépasse quelquefois, le prix de 2,000 francs, lorsqu'elle est à son maximum de perfection.

Que de soins il a fallu d'ailleurs, pendant ce laps de temps, pour préserver de toute injure un liquide que ses propriétés mêmes rendent plus susceptible de détérioration. C'est l'évaporation qu'on doit surveiller, c'est le goût, ce goût si délicat et si fin, qu'un vice inaperçu de la barrique pourrait altérer, vice qui ne se déclare, quelquefois, qu'au bout d'un certain nombre d'années et qui exige un changement immédiat de domicile, c'est une foule de détails, insignifiants en apparence, et de la plus sérieuse portée. Les frais de magasins sont aussi nombreux et aussi considérables que les soins ; calculez en plus l'intérêt qu'aurait produit, tandis que l'eau-de-vie se transforme lentement en une divine boisson, l'argent qu'elle a coûté tout d'abord au sortir de l'alambic.

Il n'est pas besoin de dire que les cinq cent mille hectolitres vendus chaque année par les négociants de Cognac n'ont pas été soumis tous à ce traitement qui n'est appliqué qu'aux qualités vraiment supérieures et à des quantités relativement minimes de ces qualités. Mais, comme la jeune eau-de-vie pèse de 65 à 68 degrés, ou, autrement, que, sur cent parties, elle ne contient que 35 ou 32 parties d'eau, si l'on ne confie pas au temps le soin de lui enlever de sa force, il est nécessaire de la réduire avant de la livrer à la consommation, ce qui se fait en lui ajoutant la quantité d'eau pour la ramener à ne peser que 50 degrés environ. Enfin, pour lui donner la couleur, qu'elle ne peut emprunter au bois de chêne, on additionne le mélange d'un peu de caramel préparé avec le plus grand soin et avec la meilleure qualité de sucre.

De cette façon, si l'on n'obtient pas une liqueur aussi parfaite que celle dont nous avons parlé tout-à-l'heure, on a cependant, soit qu'on ait opéré sur des Champagnes, soit qu'on ait employé des Bois, d'excellents produits qui sont ceux dont nous nous délectons dans les meilleurs établissements, car les eaux-de-vie de trente ans de fût ne circulent pas souvent sur les tables des restaurants et des cafés même les plus renommés.

Presque tous les propriétaires de vignes, dans les deux Charentes, font, chacun chez soi, la vendange, le vin et la distillation. L'eau-de-vie obtenue, le paysan en remplit ses futailles qu'il dépose dans son chais et il attend. Lorsqu'il a besoin d'argent il apporte aux maisons de commerce de la ville la plus proche un échantillon de ce qu'il veut vendre. Le marché conclu, il va chercher ses barriques et les échange contre de beaux écus sonnants et ayant cours.

C'est ainsi que s'approvisionne la maison Arnaud qui, placée au centre même de la Fine-Champagne et connaissant particulièrement les qualités spéciales aux différents crûs et le plus ou le moins d'habileté de chacun des distillateurs, peut acheter, en s'entourant de toutes les garanties désirables, et rassembler dans ses magasins les eaux-de-vie dont les types remarquables ont été si justement appréciés et qui ne diffèrent en rien, là est l'important, des expéditions qu'elle fait journellement à sa clientèle.

Son honorable chef a voulu affirmer le soin et la loyauté qu'elle apporte à ses opérations commerciales. Du reste, indépendamment de la question de probité, tout est disposé dans ses magasins pour que nulle erreur ne puisse être commise. Les cognacs y sont classés par âges et par crûs similaires. Les différences géologiques entrainent, en effet, nous l'avons dit, des variétés de saveurs ; en Champagne, par exemple, un produit sec avoisine un produit moelleux, l'un préférera le premier, l'autre aimera mieux le second, un troisième trouvera qu'ils gagnent à être mélangés et qu'ils se complètent mutuellement. Au moins, avec de pareilles précautions, on est sûr d'avoir ce que l'on veut.

En général, les types demandés en France sont les eaux-de-vie ayant leur teinte et leur force naturelles depuis le cognac blanc de 65 à 68 degrés, quelquefois plus fort, jusqu'à la liqueur de table ayant de 45 à 50 degrés et possédant la couleur du vieux vin de Xérès.

L'Angleterre, les Etats-Unis, l'Australie, les Indes-Orientales, préfèrent les eaux-de-vie un peu réduites et sucrées.

L'Allemagne et la Russie exigent d'elles la preuve marchande. On regardait jadis l'eau-de-vie comme étant de bon aloi et au titre convenable lorsque, après l'avoir agitée fortement dans un vase qui n'en était pas entièrement rempli, elle faisait la *perle* ou le *chapelet*, c'est-à-dire quand un cercle non interrompu de petites bulles venait se former à la surface du liquide, contre la paroi interne du vase. C'est ce qu'on appelle encore la preuve marchande ou preuve de Hollande.

Il existe peu de pays vignobles qui ne fabriquent des eaux-de-vie. On connaît celles de *Marmande*, d'*Armagnac*, de *Montpellier*, etc., mais aucune n'égale l'eau-de-vie de Cognac, *Champagne ou Bois*, et il en est que leur saveur, dépendant du terroir, rend presque impossibles ; j'ai donc été heureux de trouver, à propos des produits exposés par la maison Arnaud, l'occasion de donner quelques détails, peut-être intéressants pour quelques-uns, sur une industrie considérable, l'eau-de-vie de vin se faisant et se soignant à peu près de même partout ; et en même temps, je n'ai pas été fâché d'anathématiser un peu les empoisonneurs qui commettent journellement, contre la liqueur reine, le crime odieux de donner son nom à leurs dangereuses saletés.

L'exposition de M. Emile Raspail comprend des liqueurs, des parfumeries, des appareils galvaniques, des ceintures hypogastriques et un modèle nouveau de spéculum, le camphre sous différentes formes, des drogueries de poche et de voyage, des filtres à niveau constant.

Les liqueurs sont au nombre de quatre. La plus importante est la *liqueur hygiénique et de dessert* fort bien composée, ma foi, et que d'innombrables contrefaçons n'ont pu déprécier, c'est tout dire. Viennent après l'*anisette hygiénique* et la *liqueur à l'écorce d'oranges*. Dans les trois, il est presque inutile de le faire remarquer, se perçoit la saveur du camphre, cette panacée universelle du célèbre F. V. Raspail. Ce goût est encore plus prononcé dans la *liqueur hygiénique non sucrée* qui peut être considérée comme un bitter d'excellente qualité. Ce dernier produit est généralement compté parmi les meilleurs toniques et très ordonné à l'époque des épidémies cholériques ou typhiques. Seulement j'engage les consommateurs à s'approvisionner en lieu sûr.

Je n'ai que des éloges à donner à la parfumerie ; il y a surtout, parmi les articles de cette spécialité, une certaine *eau de toilette* que je recommande aux dames pour son délicieux parfum et ses réelles vertus. C'est un liquide alcoolique qui donne du ton à la peau et contribue à la nettoyer parfaitement. La *pommade* agit de même sur le cuir chevelu et favorise le développement des cheveux tout en leur donnant du brillant, de la souplesse et une odeur exquise. La *poudre* et l'*eau dentifrice* sont également composées avec un grand soin et ne renferment que les substances reconnues propres au bon entretien des dents. Tout, dans les éléments que renferme chacune de ces préparations, a son utilité et l'on sait de plus avec quel religieux respect les fils de M. Raspail suivent les prescriptions de leur père dont la doctrine est pour eux un culte.

Je serai bref sur les *appareils galvaniques :* plaques, ceintures, colliers, bracelets, jarretières, œillères, sondes, tigelles et pessaires. Il est évident que le contact du zinc et du cuivre, qui les forment, dégage un courant, mais je doute qu'il ait des effets bien puissants.

Les *ceintures hypogastriques* sont à deux pelottes articulées et disposées sur une barrette rigide. A l'aide d'un miroir disposé sur le manche du *spéculum* et se tournant en tous sens on projette la lumière dans le fond de la cavité qu'on a à examiner.

M. E. Raspail envoie des échantillons de *camphre,* sous toutes ses formes, dont les plus remarquables sont des pains moulés et comprimés, ressemblant, à s'y méprendre, à des pains de savon blanc de toilette et une poudre rendue mécaniquement extra-fine. L'on sait que jusqu'à présent ce dernier résultat n'était atteint que par une solution préalable dans l'alcool et une précipitation par l'eau.

Les *droguiers de poche et de voyage* sont élégants, peu volumineux, contiennent relativement beaucoup de substances et sont disposés d'une heureuse façon.

J'arrive aux *filtres à niveau constant* dont le mécanisme intelligent et simple a séduit tous ceux qui ont examiné ces appareils en se rendant compte des avantages nombreux qu'offre leur emploi.

Trois types ont figuré à l'Exposition du Havre.

Le premier fonctionne avec réservoir clos ; son travail est intermittent : sous un réservoir en cuivre de 0m40 de largeur, 1m40 de longueur et 0m50 de hauteur, sont disposés vingt entonnoirs en verre garnis de filtres et un vase appelé *Vase-Niveau* dont le bord est sur le même plan que celui des entonnoirs ; au fond du réservoir s'adapte un système de tuyaux et à ces tuyaux des tubes d'écoulement ou d'alimentation ; les entonnoirs, ainsi que le Vase-Niveau, reçoivent chacun un de ces tubes ; un autre tube dit *Tube-Niveau,* qui prend naissance dans la partie élevée du réservoir, vient déboucher dans le Vase-Niveau, un peu au-dessus du plan horizontal sur lequel se trouvent les orifices des tubes d'alimentation. Tous ces tubes sont pourvus d'un manchon garni d'un cuir et percé de deux ouvertures à la base pour livrer passage au liquide ; ces manchons, à l'aide d'un mouvement de bayonnette très simple, ferment ou ouvrent à volonté les tubes d'alimentatiou et le *Tube-Niveau.* Le réservoir est muni d'un trou d'homme pour en faciliter le nettoyage et d'une bonde fermée par un bouchon à vis. Sous tout le système, un réservoir rectangulaire reçoit le liquide filtré à l'aide de douilles dans lesquelles s'engagent celles des entonnoirs et qui sont soudées au couvercle. La fermeture de ce récipient est libre. Quelle est maintenant la façon de procéder ?

Tous les tubes étant fermés, on remplit par sa bonde le réservoir supérieur ; on bouche cette bonde, on ouvre d'abord les deux tubes qui débouchent dans le vase-niveau, puis tous les autres tubes d'alimentation des entonnoirs ; l'opération est alors en marche et, abandonnée à elle-même, elle ne s'arrêtera que lorsque tout le liquide du réservoir supérieur sera filtré, sans que jamais le niveau du liquide dans les entonnoirs puisse excéder la hauteur donnée par le Tube-Niveau, et cela indépendamment du débit des filtres, qu'il soit fort pour les uns tandis qu'il est faible où même nul pour les autres, tous les tubes restant constamment ouverts. Voici ce qui se passe : lorsque par suite de la filtration, le liquide baisse dans tous les entonnoirs et dans le *Vase-Niveau,* le *Tube-Niveau* ne tarde pas à laisser entrer dans le réservoir une certaine quantité d'air ; immédiatement, une quantité de liquide correspondante s'écoule dans tous les filtres pour rétablir le niveau primitif ainsi que dans le *Vase-Niveau* où il limite la rentrée de l'air ; par suite, l'écoulement du liquide dans tous les vases alimentés, est suspendu jusqu'à ce que le débit des filtres ait fait de nouveau descendre le niveau du liquide au-dessous de l'orifice du *Tube-Niveau.*

Pour démontrer que le niveau est constant, malgré l'irrégularité du débit, on soulève brusquement, pendant l'opération, l'un des entonnoirs, la surface du liquide ne peut se maintenir à ce niveau sur-élevé, aussitôt le liquide du filtre repasse dans l'appareil et sa surface baisse jusqu'à ce qu'elle soit revenue au niveau de tout le système ; si, alors, on replace l'entonnoir dans sa position primitive, le liquide revient de suite et le niveau se rétablit bientôt.

Le second type exposé est le type qui convient le mieux à la grande industrie ; le réservoir est indépendant du système des tubes d'alimentation, il fonctionne à l'air libre et il peut être alimenté à tout instant sans qu'on soit obligé d'interrompre l'opération qui peut ainsi se poursuivre indéfiniment.

Un tube placé au fond du réservoir des liquides à filtrer est muni d'un flotteur qui règle l'écoulement du liquide dans le *Vase-Niveau ;* de ce vase, le liquide est pris par deux séries de tuyaux qui le conduisent dans les entonnoirs à l'aide de tubes d'alimentation identiques à ceux de l'appareil précédent ; le liquide filtré est recueilli par deux rigoles à tubulures correspondantes aux douilles des entonnoirs et est ramené dans un récipient inférieur.

Enfin, dans le troisième type de *Filtres à niveau constant,* le système d'alimentation des filtres est, comme le précédent, indépendant du réservoir des liquides à traiter et prend de la même manière le liquide dans le *Vase-Niveau* qui, lui, est alimenté de la même façon que dans le premier appareil décrit, à l'aide de deux tubes, l'un pour la rentrée de l'air, l'autre pour l'écoulement du liquide.

Lorsque dans ces appareils on veut changer un filtre trop encrassé et devenu impropre à la filtration, on ferme, à l'aide de son manchon, le tube qui l'alimente, on décroche l'entonnoir, on remplace le vieux filtre par un neuf, puis on remet l'entonnoir à sa place et l'on en rouvre le tube d'alimentation, tout cela sans rien changer au fonctionnement de tous les autres filtres alimentés.

Ces appareils sont établis en cuivre ou en fer étamé suivant la nature des liquides traités ; ils permettent d'alimenter des centaines de filtres avec autant de facilité et de régularité qu'un ou quelques filtres ; les contenances des réservoirs sont calculées sur la quantité de liquide à traiter par 24 heures et le nombre de filtres est en raison inverse du débit ; plus le débit est grand et moins il faut employer d'entonnoirs.

Quelques chiffres donneront une idée de ce qu'on peut produire de liquides filtrés ; ils sont fournis par les *Filtres à niveau constant* qui fonctionnent chez M. Raspail, dans son usine d'Arcueil.

On obtient en moyenne, dans cet établissement, par filtre et par 24 heures, à la température ordinaire :

Eau de senteur, 100 à 150 litres ; eau-de-vie, 150 à 200 ; liqueurs sucrées, 7 à 15 ; macérations alcooliques, 20 à 30 ; huiles de consistance ordinaire, 7 à 10 ; huile de ricin, 1 à 1,25.

Les vins chargés des principes médicamenteux du Quinquina ne manquaient point dans la deuxième section de la classe XI. J'en ai déjà signalé quelques-uns, je m'en voudrais d'oublier celui que prépare M. Bousquet, pharmacien, à Béziers.

M. Bousquet n'a point d'écorces quiniques particulières et il s'en approvisionne où il peut, ainsi que le font ses confrères, ayant soin, toutefois, de chercher les bons endroits et de n'admettre dans sa composition que celles dont la richesse lui a été démontrée par une analyse préalable. Mais il a eu la chance de rencontrer un véhicule dont il a, pour ainsi dire, le monopole et qui semble avoir été créé tout exprès en vue de l'usage auquel il convient si parfaitement.

Lorsque j'emploie le mot créé, je me sers de l'expression la plus juste, car le *Musctok Rancio* a été inventé par M. le comte Antoine de Cassagne lequel, à force d'essais et de soins et en associant, dans de justes proportions, les cépages du Muscat et du Tokay, a fait produire au crû déjà si renommé de Saint-Jean-de-Libron, un vin doré, liquoreux, sans analogue, possédant une saveur spéciale, n'empâtant pas et ne fatiguant jamais l'estomac.

L'association de ce liquide et de l'écorce du Pérou constitue le *vin Musctok Rancio au Quinquina*. J'en ai goûté et je puis dire qu'il est fort agréable à prendre ; aussi, n'ai-je pas vérifié la curieuse qualité dont il est doué, dit-on, de s'améliorer dans une bouteille en vidange. Quant à ses vertus médicales elles sont, à un haut degré, celles des autres vins quiniques. Les doses pour les enfants sont, dans les cas les plus communs, trois petits verres à liqueurs dans les vingt-quatre heures ; deux verres à madère suffisent, en général, aux grandes personnes pendant le même laps de temps.

De nombreux certificats médicaux attestent la valeur de cet agent thérapeutique. M. le Dr Carrière, de Béziers, dit en avoir obtenu constamment les meilleurs résultats et qu'il mérite d'autant plus la confiance des médecins praticiens et du public, qu'il est confectionné sur le lieu même où le vin, qui doit servir d'excipient au Quinquina, a été récolté, et qu'il ne peut éprouver, avant sa préparation, aucune altération de ses principes constituants primitifs, soit par le transport, soit par d'autres avaries. M. le Dr Lacroix, également de Béziers, déclare qu'il n'a jamais failli à son attente dans les maladies d'enfants. MM. les docteurs Perréal père, Sabatier, Sabastian, C. Thomas, Trinquier, Vernhes, C. Viguier, ont joint leurs affirmations à celles que je viens de citer.

On voit que le vin composé, de M. Bousquet, a toutes les chances de faire son chemin et d'autant plus que le Musctok Rancio naturel a déjà pris sa place dans les caves illustres, que les délicats commencent à le connaître et qu'il préparera la voie.

Pour ma part, je lui souhaite tout le succès que méritent les efforts consciencieux tentés, depuis longues années, par M. de Cassagne dans le but de doter son pays d'un crû de premier ordre et par M. Bousquet, dont l'unique ambition est, après trente années de la carrière la mieux remplie, d'augmenter les ressources de l'arsenal où nous puisons des armes contre la maladie.

Les effets du sinapisme ne sont produits que par l'huile essentielle à laquelle donne naissance la réaction, l'un sur l'autre, sous l'influence de l'eau, de deux des principes contenus dans la farine de moutarde noire : le myronate de potasse et la myrosine. Il était donc assez facile de conclure, à priori, qu'en plaçant un tissu imbibé de la première de ces substances sur un morceau d'étoffe ou de papier recouvert d'une couche de la seconde, les surfaces en contact développeraient cette huile essentielle lorsqu'elles viendraient à être mouillées par l'eau.

Mais une vue de l'esprit, si logique et si claire qu'elle paraisse, n'est point pour cela commode à réaliser, et ce n'est qu'après de nombreuses recherches que MM. Labélonye et Genevoix (Emile), pharmaciens, à Paris, sont parvenus à fabriquer un *tissu-sinapisme* qu'il suffit de tremper pendant quelques secondes dans de l'eau froide ou, mieux, tiède pour obtenir des effets dont la durée persiste pendant plus d'une heure.

Ce nouveau produit consiste dans la superposition d'une feuille de papier, d'un canevas de fil à mailles assez larges et d'un tissu de coton dont la trame est, au contraire, très serrée. La myrosine est appliquée sur la face du papier qui regarde le canevas lequel la sépare du myronate de potasse dont le tissu de coton est imbibé.

Cette mise en pratique d'une théorie chimique est des plus ingénieuses et je fais des vœux pour que sa réussite soit aussi

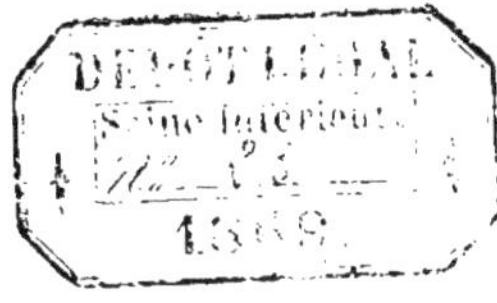

complète que le peuvent désirer les amis de ces chercheurs dévoués aux progrès de leur art.

Le suc concret et sucré qui découle de différentes sortes de frênes, particulièrement en Calabre et en Sicile et auquel on a donné le nom de manne, est employé en médecine et, selon qu'il est plus ou moins pur, on lui donne le nom de manne en larmes, manne en sorte et manne grasse. La première qualité est celle qui a été recueillie en juillet et en août. La seconde s'écoule pendant les mois de septembre et d'octobre ; la troisième est obtenue en automne. Cette dernière n'a presque point de valeur et son odeur nauséeuse, sa saveur désagréable la font rejeter par les médecins.

C'est pourtant de cette substance si grossière et si justement dédaignée qu'est extraite la *manne Génevoix* qui, pour le goût et pour les propriétés, peut rivaliser avec la meilleure manne en larmes et qui coûte 25 pour 0/0 moins cher ; j'en ai croqué avec plaisir et je puis affirmer que le très spirituel inventeur de l'huile de marrons d'Inde a doté la pharmacie d'une excellente préparation, que ne critiquera pas, je l'espère, le malin juge envoyé par la *France Médicale* à l'Exposition du Havre.

Un nom, depuis longtemps apprécié dans la haute industrie, est celui de M. Egrot et c'est avec plaisir que j'ai vu figurer à l'Exposition son *appareil à distillation continue* et sa *cuisine à vapeur*.

Le premier de ces deux spécimens des nombreuses constructions qui sortent des ateliers de la rue Mathis, à Paris, est universellement connu. Deux cent cinquante modèles de première grandeur ont été déjà livrés en France et dans les colonies françaises, en Espagne, au Brésil, au Pérou, dans l'Inde Orientale, et, comme le prix de chacun d'eux s'élève à un nombre respectable de billets de mille francs, je suis enclin à penser qu'on trouve excellent le système sur lequel est basée leur fabrication.

Il est fondé, du reste, sur un principe des plus simples : celui du contact direct et multiple de la vapeur, sous une faible pression, avec le liquide à distiller.

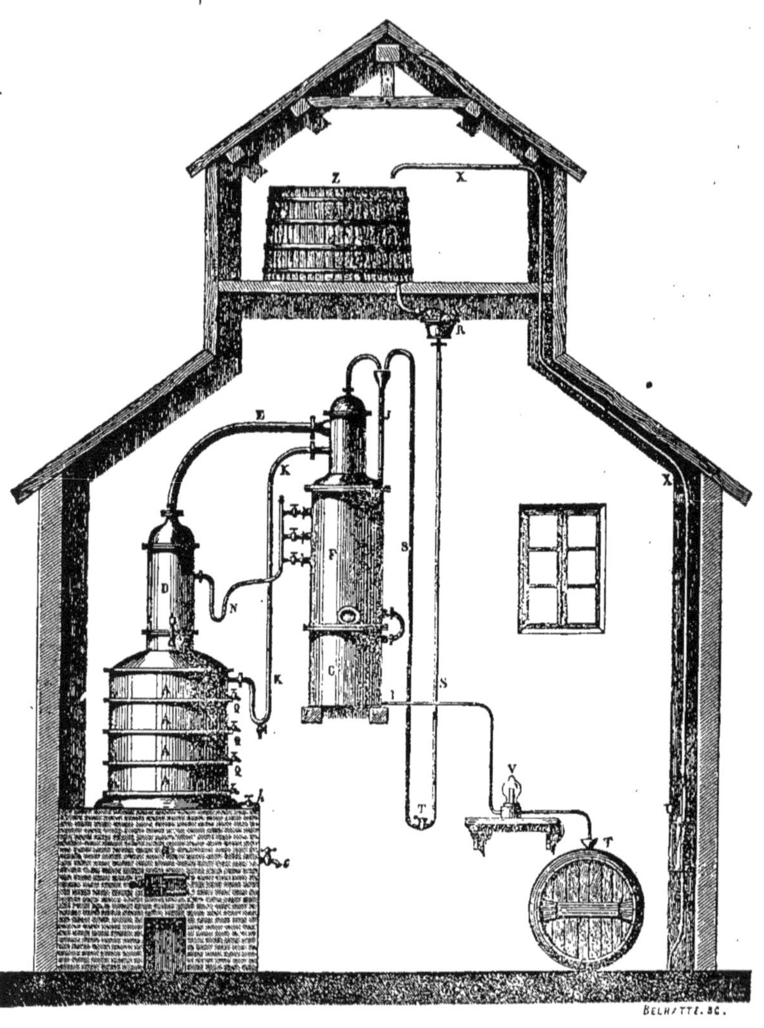

Dans l'appareil Egrot le jus sucré, dans lequel s'est développée la fermentation alcoolique, arrive par un conduit quelconque, X, à un bac, Z, d'où il est reçu par une cuvette, R ;

de ce récipient il va gagner, au moyen d'un tube en U, S, S, un entonnoir J, qui le porte dans un compartiment F, appelé chauffe-vin : de là un tuyau K, l'amène sur le premier des plateaux de distillation A, A, A, A, qu'il parcourt pour se déverser par des trop-pleins intérieurs sur les plateaux inférieurs et enfin dans la chaudière *a*. Lorsque cette chaudière est pleine le niveau du liquide s'élevant dans la cuvette R, fait mouvoir un robinet flotteur R', qui intercepte le passage entre le bac et l'appareil.

Si alors on ferme un robinet T, placé au milieu du coude formé par le tube S, S, et si on chauffe la chaudière *a*, soit à feu nu, soit par la vapeur, le liquide que contient la chaudière et les plateaux ne tarde pas à entrer en ébullition, les vapeurs alcooliques s'élèvent et se purifient dans une colonne à rectifier D, surmontée par un col de cygne E, aboutissant à un serpentin renfermé dans le chauffe-vin F ; ces vapeurs en suivant les circonvolutions du serpentin cèdent une partie de leur chaleur au liquide qui remplit le chauffe-vin et, se condensant, retournent en petites eaux dans la colonne à rectifier D, par des robinets N, N, N. Cet effet se produit tant que le liquide du chauffe-vin n'est pas arrivé à un degré de chaleur qui permette aux vapeurs les plus légères de se rendre, rectifiées, dans un second serpentin, placé au milieu d'un réfrigérant G, pour sortir définitivement condensées par un tuyau I, aboutissant à une éprouvette V, dont la disposition permet de voir le débit de l'alcool et son degré.

Dès que la distillation est commencée on ouvre le robinet, T, de manière à laisser couler une quantité de jus fermenté correspondant à la quantité distillée. Ce nouveau liquide arrive au bas du chauffe-vin ; les couches supérieures du liquide qu'il contenait déjà et que les vapeurs alcooliques ont chauffé passent sur les plateaux de la colonne à distiller et tombent, complétement épuisées, dans la chaudière d'où elles sortent à l'état de vinasse par un siphon *h ;* ainsi de suite jusqu'à la fin de l'opération. J'ajouterai, pour compléter la description, que la chaudière est encore munie d'un robinet *c*, qui sert à la vider complétement et d'un tube indicateur marquant la hauteur du liquide qu'elle renferme et indiquant si la vidange par le siphon s'effectue bien.

On voit que tout est combiné pour que le vin ou jus fermenté se dépouille de son alcool avec facilité et promptitude en passant dans un grand nombre de cases formant autant de chaudières, où les vapeurs très divisées se trouvent en contact direct avec lui, l'agitent fortement et provoquent son ébullition. Cette ébullition est, d'ailleurs, d'autant plus rapide que le liquide n'arrive sur les plateaux qu'en petite quantité et se répand sur une surface relativement très grande.

D'un autre côté, les vapeurs alcooliques n'ont jamais à vaincre que la faible pression déterminée par trois ou cinq plateaux au plus, les soubresauts ne sont donc pas à craindre et, comme il n'y a jamais une assez grande quantité de liquide en distillation pour que des mousses viennent à se former et à obstruer les conduits, il n'y a pas de danger que l'appareil vinasse, c'est-à-dire que le jus fermenté, soulevé subitement, soit projeté au dehors avec l'alcool. L'opération marche toujours avec régularité et l'on donne au produit le degré que l'on désire.

Le faible volume de cet appareil, son peu d'élévation, le petit nombre de pièces qui le composent n'exigent pas grand emplacement. Sa simplicité en rend le montage très aisé. Les tuyaux se raccordent facilement. Une boîte à vis placée à la partie inférieure du chauffe-vin permet le nettoyage de ce réservoir. Quant aux plateaux, rien de moins compliqué que l'enlèvement de leurs joints après lequel on peut les rincer à grande eau. Toutefois, dans les appareils de fortes dimensions ou dans ceux destinés à la distillation de matières semi-fluides, ces plateaux, ainsi que les chaudières, sont munis d'une porte s'ouvrant et se fermant à volonté et par l'ouverture de laquelle on les lave sans qu'il soit nécessaire de les démonter. Les serpentins, étant maintenus dans leur enveloppe à l'aide de raccords, en sont extraits quand il y a urgence de les visiter et y sont replacés avec une commodité sans égale.

Je signalerai encore l'économie de combustible résultant du peu de développement de sa surface extérieure. Et, pour terminer, je dirai que l'appareil Egrot est établi sur quinze grandeurs différentes pour distiller depuis huit jusqu'à deux mille hectolitres dans les vingt-quatre heures.

Douze médailles de première classe ont été obtenues par

lui, à Paris, Nantes, Metz, Saint-Dizier, Bordeaux, Nimes et Londres.

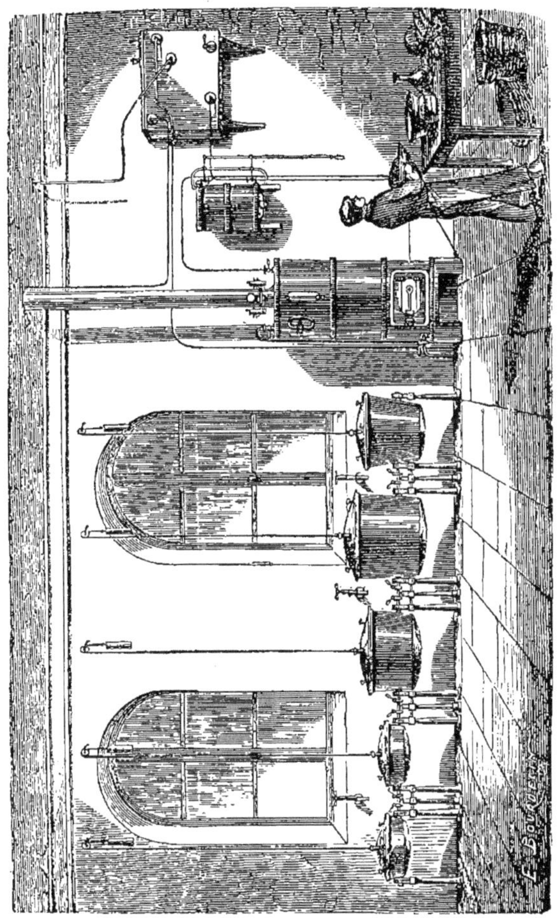

La *cuisine à vapeur* est aussi construite sur un plan très simple et qui rend son emploi avantageux et commode. Bon nombre d'applications de la vapeur d'eau à la cuisson des aliments avaient été tentées ; mais, dans certaines d'entr'elles, on n'avait pas cherché à obtenir la pression nécessaire, et, partant, on n'avait qu'une température insuffisante. Dans d'autres, la complication des engins, leur mauvaise disposition, leur entretion difficile, faisaient obstacle au succès. En un mot, la question était encore à l'étude ; M. Egrot paraît l'avoir résolue.

Un générateur produisant la vapeur à la température convenable, une bouteille alimentaire avec robinets et levier de manœuvre, une série de marmites à double fond munies d'un couvercle mobile dont on peut régler l'ouverture au moyen d'un contre-poids et qui, montées sur des supports métalliques, peuvent pivoter autour de leur axe transversal lorsqu'elles doivent être vidées et nettoyées, enfin un réservoir où l'excès de vapeur va se condenser et chauffe l'eau qu'il renferme, voila tout le système.

Rien de plus agréable à l'œil, rien de plus propre, rien d'aussi aisé à manœuvrer. La vapeur, sortant du générateur, circule à volonté dans le double-fond des marmites. On peut toujours avoir, en dirigeant la pression, le degré de chaleur utile et le maintenir invariable autant qu'il est nécessaire. Rien n'empêche non plus de disposer à son gré les différentes pièces selon l'emplacement qu'on a. Ainsi le générateur et la bouteille alimentaire étant situés dans une chambre quelconque les marmites seront indifféremment placées dans un autre endroit, au même étage, ou plus haut ou plus bas, ensemble ou séparément ; de même pour le réservoir à condensation. C'est tout bonnement une affaire de tuyaux.

Voici ce que dit le frère Photius, directeur du collège Saint-Nicolas, à Issy, à propos de ce mode d'installation : « L'ancien fourneau, dit économique, tout en consommant 167 kilogrammes de charbon par jour, ne pouvait faire fonctionner que quatre ou cinq marmites dont la contenance était à peine suffisante pour les besoins de la maison (le personnel est de mille individus). On n'avait d'eau chaude que juste ce qu'il en fallait. Bien qu'on fît du feu dès quatre heures du matin, la soupe était à peine prête pour sept heures et demie, souvent elle sentait le brûlé et n'était pas mangeable.

» Avec la cuisine à vapeur, la dépense du charbon a diminué de 25 kilogrammes ; on chauffe neuf marmites d'une contenance de 12 à 750 litres ; 20 minutes suffisent pour mettre en ébullition l'eau contenue dans celle où se fait la soupe chaque matin et qui renferme 600 litres. On allume seulement le feu à cinq heures et demie ; le déjeûner est toujours prêt à temps ; 1500 litres d'eau sont continuellement chauffés par la condensation de la vapeur. Le générateur est placé au rez-de-chaussée, deux des marmites fonctionnent parfaitement à l'infirmerie, située au premier étage.

» La santé des employés est ménagée, l'exposition continuelle à la chaleur du fourneau ordinaire les fatiguait beaucoup. Cet inconvénient n'existe plus. »

Je ne pourrais dire mieux et qui fut plus élogieux, je souhaite donc que ce perfectionnement à la fois économique et hygiénique soit généralement apprécié et qu'il soit appliqué à tous les grands établissements jusqu'au jour où une entente mieux comprise du véritable intérêt individuel permettra aux propriétaires de chaque maison de mettre à la disposition des locataires des jets de gaz, des jets de vapeur et des jets d'eau, de manière à ce que l'on ait chez soi, au meilleur marché possible et en quantité suffisante, la lumière, la chaleur, la propreté.

Si les fabricants de *cuisines distillatoires* n'ont point encore choisi leur patron, je leur propose d'accorder à Saint-Basile l'honneur de les représenter au ciel. Ce fut, en effet, ce père de l'Eglise qui, se trouvant par suite de naufrage, sur un ilot dépourvu d'eau potable, fit chauffer de l'eau de mer dans une marmite et en recueillit les vapeurs au moyen d'éponges lesquelles servirent de condensateurs et fournirent, lorsqu'il les pressa, un liquide propre à étancher la soif.

Le procédé, tout défectueux qu'il fût, parut, sans doute, suffisant car ce ne fut que dans le XVIe siècle qu'on eut l'idée d'employer la distillation comme un moyen de rendre l'eau de mer potable et encore la pratique toute simple du sicilien Sébastien de la Pollère qui, le premier, se servit, pour cette opération, d'alambics ordinaires fut-elle si bien oubliée, qu'on voit, dans les deux siècles suivants, surgir mille méthodes extraordinaires et plus impossibles les unes que les autres et qu'il faut arriver à l'année 1717 pour que Gauthier, de

Nantes, démontre de nouveau ce qu'avait trouvé Sébastien en 1560, à savoir que : l'emploi des intermèdes acides, alcalis, sels fins, etc., est inutile dans la distallation de l'eau de mer, et à l'année 1761 pour que l'anglais Lind découvre une troisième fois un fait pourtant si facile à expérimenter. Poissonnier croit encore l'inventer, le premier, en 1764 et construit une machine à laquelle Bougainville a prodigué ses éloges.

Toutefois, malgré les travaux les plus recommandables, la question a peine à arriver à soulever l'indifférence publique. Il semble que le danger de mourir de soif, en pleine mer, ait été créé par un romancier fantaisiste. Enfin, en 1841, MM. Peyre et Rocher présentent à l'Académie des Sciences un appareil nouveau servant en même temps à la distillation de l'eau et à la cuisine de l'équipage. Cet appareil reçoit un prix et le Gouvernement en ordonne l'emploi sur les navires de guerre.

Depuis cette époque, l'usage des cuisines distillatoires s'est répandu, l'industrie s'est emparée de leur fabrication et tous les armateurs, jaloux de la sécurité et du bien-être des hommes, en installent sur leurs navires.

Parmi les modèles adoptés le plus généralement, et qui ont été exposés, on a distingué celui de M. Curade, du Havre.

La partie inférieure de sa cuisine est occupée par le foyer situé sur l'un des côtés et par un four mobile autour duquel circule la flamme ; une forte cloison sépare ce rez-de-chaussée d'un vaste compartiment qui sert de chaudière et dans lequel plongent des marmites et l'extrémité inférieure d'un manchon terminé en haut par un col de cygne aboutissant à un serpentin plongé dans un réfrigérant.

Quand on veut mettre l'appareil en marche on remplit la chaudière jusqu'à une hauteur déterminée par des robinets de jauge, hauteur que l'on élève ou que l'on abaisse selon l'intensité et la direction des mouvements du navire et qui doit toujours être telle que les parois du foyer soient recouvertes d'eau. On allume ensuite le feu, les vapeurs produites circulent autour des marmites qu'elles chauffent de façon à permettre la cuisson des aliments et se dégagent par le manchon pour aller se condenser dans le serpentin d'où elles sortent à l'état d'eau douce.

Un robinet assure une communication entre le réfrigérant et la chaudière qu'on peut ainsi alimenter à volonté. Quant au réfrigérant lui-même, une pompe allant puiser à la mer le remplit selon les besoins.

Si l'on veut de l'eau chaude, on peut, au moyen d'un autre robinet, s'en procurer à volonté, les couches supérieures de l'eau du réfrigérant étant toujours à une température assez élevée. Un trop plein règle la marche du condensateur.

Les marmites sont fixées de manière à clore hermétiquement les ouvertures par lesquelles elles sont introduites dans la chaudière et, pour ce, leurs bords sont munis d'un collier sur lequel vient appuyer leur couvercle et qui s'applique sur la paroi de la cuisine quand on ferme ledit couvercle à l'aide d'une vis de pression.

Plusieurs fourneaux sont pratiqués sur le dessus de l'appareil.

Sauf quelques parties en tôle ou en fonte (foyer, fourneaux, four), toutes les pièces sont en cuivre et toutes les parties de ces pièces en contact avec l'eau, sont étamées solidement.

Le modèle le plus souvent commandé, fournit de 50 à 60 litres d'eau douce par heure.

Il est inutile de dire ce qu'était l'établissement de M. Charrière et à quel degré de prospérité l'avait amené un homme doué d'une aptitude exceptionnelle, commençant par être ouvrier en métaux, apprenant par degrés à façonner et à composer les instruments les plus délicats de la chirurgie, devenant le coopérateur des plus illustres praticiens et finissant par se placer au premier rang de son art sans qu'une seule voix se soit élevée pour le lui contester.

On devait donc suivre, avec un intérêt mêlé de curiosité, les débuts de deux des élèves les plus distingués du maître, MM. Robert et Collin, appelés à diriger sa maison et à en soutenir l'ancienne et universelle renommée.

L'Exposition de 1867 leur a fourni l'occasion de montrer ce qu'ils valent et nous les retrouvons concourant au Havre où leurs produits, véritablement hors ligne, excitent l'admiration des connaisseurs.

Je ne puis énumérer les richesses que leur vitrine contient ni me faire l'écho des éloges mérités par le choix des aciers, la solidité de la trempe, la beauté du poli, la simplicité des mécanismes, l'harmonie des formes, la parfaite intelligence du but à remplir. Une bonne partie des modèles exposés était, d'ailleurs, connue avant l'avénement de la nouvelle dynastie et les louer serait brûler un encens attardé devant ses prédécesseurs ; je me bornerai à citer les principaux des appareils appartenant en propre à MM. Robert et Collin et présentés au monde médical dans ces trois dernières années.

Sur les indications de M. Nélaton, ces messieurs ont construit un *aspirateur des graviers* laissés dans la vessie après la lithotritie. Cet instrument se compose de trois pièces : 1º une sonde C, à bec plat, en forme de cuillère de brise-pierres, ayant son ouverture A, sur la concavité au-dessus du talon. Cette disposition empêche la muqueuse de faire soupape ; 2º une pompe aspirante et foulante à crémaillère, mue par un grand pignon que tourne une clef en T ; 3º un vase intermédiaire en verre B, percé aux deux bouts dont l'un reçoit l'extrémité manuelle de la sonde, l'autre, la douille de la pompe garnie d'un tamis en toile métallique pour arrêter les graviers.

En imprimant un mouvement au piston on aspire une colonne de liquide qui entraîne avec elle des détritus lithiques lesquels tombent dans la partie la plus déclive du vase et ne peuvent plus retourner dans la vessie par une nouvelle injection. Cette manœuvre, répétée un certain nombre de fois, aspire avec un courant d'eau, les fragments assez petits pour s'engager dans le tube aspirateur et l'on évite ainsi les introductions répétées d'instruments souvent nécessaires pour extraire les fragments de pierre chez certains sujets. M. Nélaton a appliqué cet instrument à une personne qui, ayant un très gros calcul, en a été débarrassée en sept séances.

Le *brise-pierre uréthral*, de M. Reliquet, n'est pas moins bien conçu. Une branche cannelée A, à bec recourbé comme une

curette uréthrale ordinaire, offre à son extrémité manuelle
une rondelle A, et, au-delà, un pas de vis sur lequel se meut
un volant. Elle reçoit dans sa gouttière une branche B D, terminée à son extrémité manuelle par une rondelle B, et, à son
extrémité uréthrale par un orifice dentelé offrant latéralement
une saillie mousse D, destinée à écarter la muqueuse. Un perforateur C, se terminant par une pointe à quatre pans occupe
l'intérieur de cette branche et s'y meut à l'aide d'un pas de
vis.

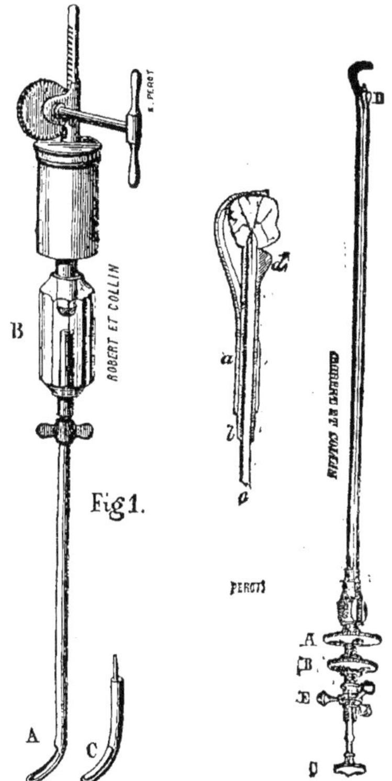

La manœuvre pour prendre le gravier se fait de deux
façons : ou bien on manie l'instrument comme le brise-pierre
uréthral, dont se servait Civiale, ou bien on introduit la branche femelle seule et on fait passer son bec en arrière du gravier ; on conduit alors la branche mâle munie du perforateur

mais dont la pointe ne dépasse pas l'orifice dentelé. La saillie mousse empêche d'accrocher la muqueuse. Le gravier étant tenu entre la curette et l'orifice dentelé, on le fixe avec le volant E, puis on agit avec le perforateur dont la pointe s'avance à mesure qu'on fait tourner le pas de vis. Après quelques tours donnés on comprime de nouveau avec le volant et on revient au perforateur.

Par cet appareil, le gravier, si dur qu'il soit, est divisé sur place en fragments multiples sans qu'on soit exposé à lui imprimer le plus léger mouvement de va-et-vient capable de déchirer l'urèthre.

On a imaginé plusieurs systèmes pour exercer les élèves à faire des opérations sur les yeux. Celui de MM. Robert et Collin porte le nom d'*ophthalmo-fantôme*, il est en caoutchouc durci et se distingue des autres par la mobilité des paupières

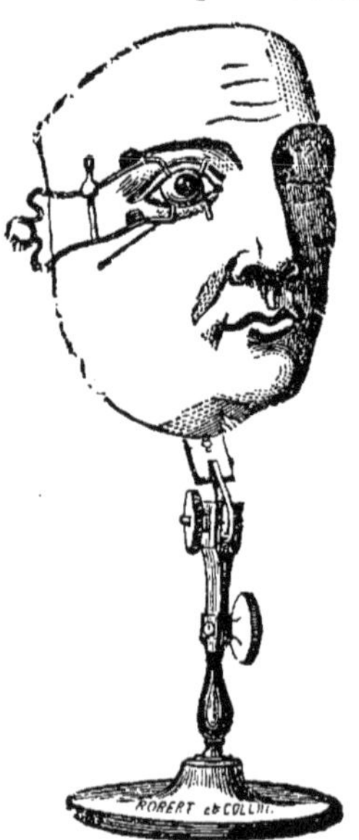

et la possibilité de les ouvrir et de les fermer. Ces paupières, en caoutchouc, sont closes à l'état ordinaire et on doit non-seulement les relever avant de commencer une manœuvre sur les yeux d'animaux, mais encore les maintenir ouvertes pendant toute la durée de l'opération, ce qui habitue l'exécutant à placer les ophthalmostats. De plus, l'ophthalmo-fantôme donne tous les mouvements de l'œil.

Je retrouve, parmi quantité d'instruments de toute forme et de toutes grosseurs destinés à explorer toutes les cavités humaines, un *spéculum laryngien* ayant quelque ressemblance avec celui du docteur de Labordette.

Il est formé de deux valves recourbées à leur extrémité buccale et réunies par deux anneaux articulés qui reposent à plat entre les valves quand le spéculum est fermé. La valve supérieure est munie à la partie inférieure de son extrémité recourbée d'une glace ovale C, inclinée pour recevoir l'image laryngienne visible dans l'axe du spéculum.

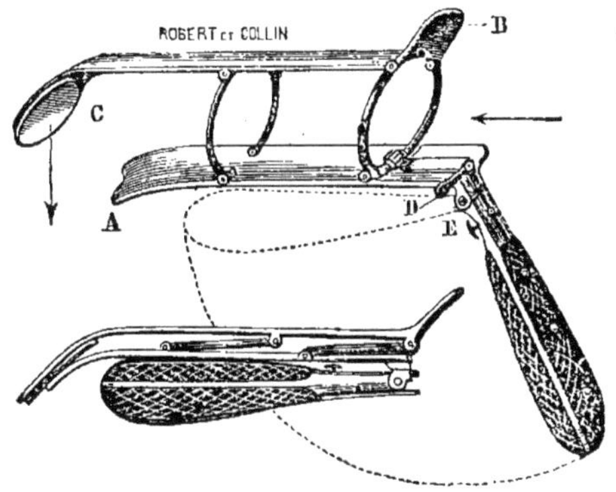

Lorsque l'instrument est introduit dans la bouche il suffit d'appuyer avec le pouce sur l'extrémité de la valve supérieure B, pour redresser les anneaux en écartant les deux valves ; l'inférieure, faisant opposition à la supérieure, déprime la base de la langue et l'attire en avant ; le larynx, parfaitement dégagé, reflète son image sur la glace. A l'aide d'un cliquet D, on rapproche les valves à volonté, le manche peut se plier sur elles et il est disposé de façon à servir au besoin d'abaisse-langue.

Dans cette opération terrible, qu'on appelle l'ovariotomie et qui compte aujourd'hui tant de succès, un des dangers à éviter est l'épanchement, dans la cavité péritonéale, du liquide que contient le kyste ovarique, je signale donc avec empressement un nouveau trocart imaginé dans le but de prévenir tout accident de cette nature.

C'est une canule sur laquelle est fixée une spirale aplatie soudée à son extrémité pénétrante A, et libre dans sa partie postérieure ; disposition qui permet, à la partie non-adhérente, de se tasser sur elle-même, pour constituer une rondelle. Il suffit, pour faire passer la spirale dans le kyste, d'imprimer au trocart, après la ponction, un mouvement de rotation de gauche à droite ; en tournant alors un écrou B, la membrane du kyste se trouve prise entre la rondelle et cet écrou. Quand on retire le poinçon D, le liquide s'écoule par une bifurcation C.

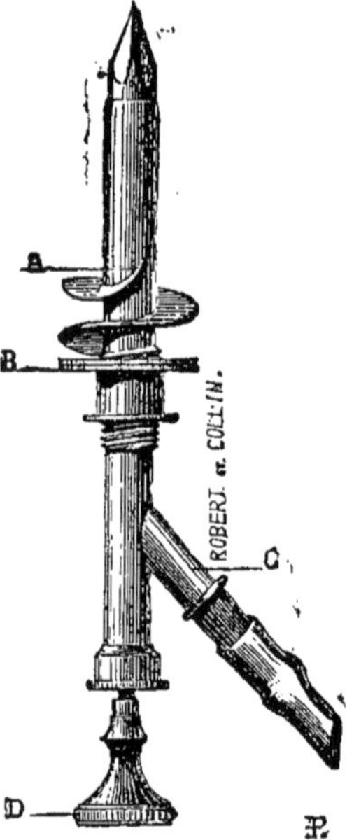

Cet instrument a été employé avec succès par plusieurs chirurgiens des hôpitaux de Paris.

On a beaucoup remarqué la simplicité d'un nouvel *appareil pour les pieds bots* construit, comme le trocart dont je viens de parler, sur les indications de M. Nélaton. Il est basé sur une nouvelle disposition d'attelles verticales postérieures dont la brisure se trouve au niveau de l'articulaton calca-

néo-tibiale, A, ce qui permet d'appliquer l'appareil à l'un ou
à l'autre pied indifféremment.

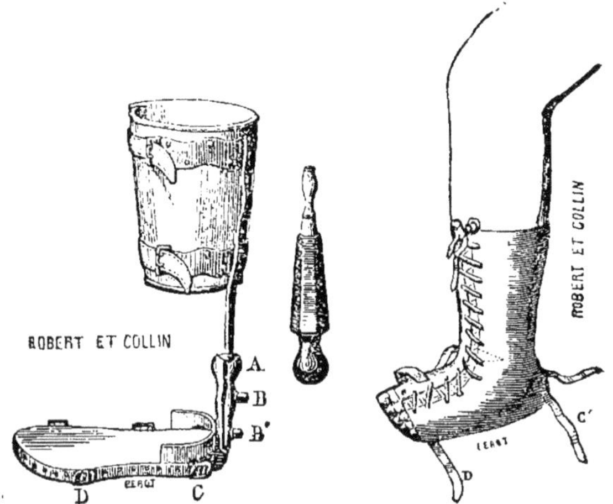

Le pied étant fixé sur une semelle, C D, au moyen d'un bas
lacé muni d'un nouveau système de courroies compensatrices
en tissus, C D, le chirurgien imprime au membre la direction
qu'il juge convenable et l'immobilise dans l'appareil par un
simple tour de vis, B B ; les courroies, C D, correspondent à des
boucles fixées sur la semelle en dedans et en dehors. Les mal-
léoles qui sont ordinairement froissées dans tous les systèmes
à attelles latérales sont épargnées dans celui-ci.

Une très jolie invention est l'instrument pour l'extraction
des corps étrangers de la vessie.

Il a la forme d'un brise-pierre, seulement les mors sont
taillés en cône et celui de la branche femelle est pourvu à son
extrémité d'une saillie en crochet qui arrête le corps étranger
alors qu'en serrant on le fait glisser jusqu'au tiers supérieur ;
à mesure que l'on presse, le corps subit un mouvement de
rotation et tend à prendre la direction de l'axe longitudinal
du bec , dans lequel il finit par se loger tout-à-fait. Rien de
plus facile à manœuvrer.

Je signale encore la *sangsue artificielle du Dr Layas*, le
dilatateur lacrymal de Galezowski, le *dilatateur lacrymal de Desmarres*, des *instruments pour la céphalotripsie
intra-cranienne*, un *kystitome caché*, un *insufflateur de*

poudres médicamenteuses dans l'urèthre, un *ophthalmoscope*, un *trocart à double courant* pour opérer simultanément l'injection d'un liquide détersif dans la poitrine et l'évacuation du pus qu'elle contient dans certains cas d'inflammation de la plèvre, un *insufflateur de poudre* dans le larynx ou dans les fosses nasales postérieures, un *spéculum-nasi*, une *sonde à double courant* pour injections intra-utérines, une *curette-pince*, pour l'extraction de la cataracte, une *pince à fausses membranes*, une *pince porte-aiguilles*.

Tous ces instruments portent le cachet qui distingue ceux fabriqués par MM. Charrière père et fils, et l'on peut affirmer que si la maison a changé de mains, l'esprit et la science qui la gouvernent sont toujours à l'ancien niveau.

MM. Robert et Collin ont créé, pour les bâtiments au long-cours, une *boîte mixte* qui contient un plus grand nombre d'instruments de chirurgie que celui renfermé dans les boîtes destinées aux bâtiments baleiniers. De plus, sans augmenter trop sensiblement le volume, ils y ont ajouté beaucoup de linge et de charpie ainsi qu'un certain nombre d'attelles tant en bois qu'en toile métallique, enfin plusieurs flacons à médiments.

Leur *giberne de pansement* renferme quatre flacons à médicaments, des ciseaux, des pinces, des attelles métalliques, du linge et de la charpie. Son volume a été diminué autant que possible et sa forme permet de la porter sur le ventre sans gêne aucune ; elle est indépendante du ceinturon. Cette giberne convient aux petits détachements envoyés en reconnaissance. Elle pourrait être adoptée dans la marine et dans la garde nationale mobile.

Le *sac de secours pour débarquement* contient une boîte d'instruments pour amputations, deux bassines en cuivre recouvrant le linge et la charpie, une pharmacie, des attelles en bois et en fils métalliques, une lampe avec un bouilloir qui peut servir de ventouse, des ciseaux-coupe-bottes, etc., etc. Le tout est disposé de la façon la plus commode et l'outillage chirurgical est à l'abri de l'humidité. On sait, du reste, que, pour tout ce qui regarde l'installation des trousses et des boîtes de secours, la maison est sans rivale. La place sur le sac reste libre afin qu'on y puisse placer un bidon.

B. Leclerc

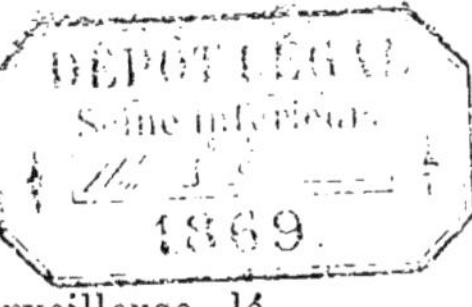

J'ai gardé, pour le bouquet, une *trousse* merveilleuse, légère, mignonne, adorable, dans laquelle on trouve tout un arsenal et que je recommande à mes confrères.

La quantité de suif, employée au graissage des machines, varie de 800 à 1,200 grammes par 1,000 kilogrammes de charbon consommé. On peut donc se faire une idée de l'importance des débouchés que trouve ce produit en songeant à la masse de combustible embarquée sur les steamers, à celle qui se dépense sur les chemins de fer et dans les industries où la vapeur sert de force motrice.

Le suif doit être considéré comme un mélange de différents corps gras qui sont : la stéarine, la margarine, l'oléine et, de plus, une substance neutre qu'on a nommée hircine ; autrement dit, c'est un mélange d'acides gras (stéarique, margarique, oléique,) combinés avec l'oxyde de glycérile ou glycérine.

Il résulte de cette composition que ce corps n'est point parfaitement neutre et qu'à la longue il exerce, par sa légère acidité, une action très appréciable sur les surfaces métalliques avec lesquelles il se trouve en contact, soit comme lubrifiant, soit comme préservateur de l'humidité, et qu'il finit par corroder.

Aussi voyons-nous, pour les essieux de wagons par exemple, ajouter au suif une certaine quantité d'eau et de sel de soude afin de lui enlever, autant que possible, sa tendance acide. Bon nombre de procédés d'épuration ou de préparation des graisses animales ont également été imaginés en vue d'atteindre ce but.

M. Lhonoré, du Havre, paraît avoir été l'un des plus heureux dans ses recherches à ce sujet et le *suif chimique,* expérimenté depuis plus de dix ans, a conquis aujourd'hui la meilleure réputation.

La base choisie par M. Lhonoré et qu'une habile manipulation combine à des corps gras de premier choix épurés par un passage deux fois répété dans des filtres soigneusement

construits, est l'oxyde de zinc, substance que son innocuité
a fait recommander par les hygiénistes comme devant être
substituée à la céruse dans la préparation de la couleur blanche dont se servent les peintres en bâtiments.

On serait presque en droit d'accuser l'intelligent fabricant
d'avoir pillé la pharmacopée anglaise; son composé ressemble
à l'onguent de zinc et pourrait être employé contre certaines
maladies de la peau. Je ne m'étonne plus qu'il ait eu la prétention d'avoir guéri un érysipèle.

Mais il ne s'agit ici que de ses propriétés sous le triple
rapport du glissement des organes mobiles dans les machines,
de l'entretien des surfaces métalliques et de l'économie.

Eh bien ! à tous ces points de vue, la réussite est complète.
Les essais ordonnés en 1858 par le ministre de la marine et
faits à Cherbourg par l'aviso à vapeur le *Dauphin,* avaient
été concluants. Depuis cette époque des expérimentations
continuelles dans les ateliers de la Compagnie Mazeline, au
Havre, sur les bateaux de la Compagnie Transatlantique,
chez beaucoup de constructeurs-mécaniciens, etc., ont affirmé
les qualités du suif chimique dont la consommation est, pour
un travail égal, de 50 pour 100 inférieure à celle du suif ordinaire car il résiste mieux à la chaleur et au frottement.

Le succès obtenu par MM. Spinelli et Mahier, du Havre,
opticiens et constructeurs d'instruments de précision pour la
marine, qui avaient trouvé, dans l'emploi du produit Lhonoré,
un moyen certain d'empêcher de se piquer les pièces métalliques de leurs appareils, l'opinion de M. Detouche, horloger,
et de M. Thomas, armurier à Paris, lesquels ont essayé, sur
divers rouages et sur des lames d'acier poli, l'action favorable du suif chimique, m'ont engagé, moi-même, à en recouvrir mes instruments chirurgicaux et je dois à la vérité de
dire que, depuis lors, ils défient la rouille fort ennuyeuse et
jusqu'ici fort difficile à éviter. Je n'ai qu'à les essuyer, au
moment de m'en servir, pour qu'ils brillent de tout leur
éclat.

C'est une trouvaille que les médecins apprécieront surtout en province, où les ouvriers en fine coutellerie sont excessivement rares. Le bon entretien d'une trousse est l'objet d'une
préoccupation continuelle et il est assez ennuyeux d'être, à

chaque instant, obligé d'envoyer une partie de son outillage à Paris.

On emploie le suif chimique froid ou bien fondu. Quand il est liquide il a toute l'apparence du lait ; on l'introduit alors, là ou besoin est, en ayant soin d'agiter la composition avec une spatule. Il ne faut le chauffer que juste ce qui est nécessaire pour le maintenir fluide et le tenir à l'abri de la poussière ; il ne répand aucune odeur et c'est un immense avantage à bord des navires qui sont généralement empestés par l'emploi de graisses impures. Je sais des gens auxquels les senteurs de la machine donnent immédiatement le mal de mer. Il restera toujours assez d'autres causes d'infection dans les habitations nautiques pour qu'on ne regarde pas comme indifférent d'en pouvoir supprimer une. Le suif chimique n'attire pas les animaux.

Je me souviens que, sur la frégate la *Sirène,* pendant la campagne de Crimée, je fus, en qualité de chirurgien de troisième classe, obligé de fabriquer des pilules. Or, il faut une vocation sincère et robuste pour se livrer souvent à cet exercice, sans avoir à redouter de tomber dans la plus dangereuse exaspération, et j'en étais complétement dépourvu. Si donc il m'arrivait, par mal-chance, d'avoir à confectionner plus d'une douzaine de petites boulettes, il me fallait des temps infinis, coupés par des repos de dimensions plus vastes encore, pour accomplir ma tâche, et mon œuvre ne m'eut point mérité les félicitations de messieurs de l'Ecole de Pharmacie par la régularité, la bonne mine et la parfaite sphéricité de ses fractions.

Aussi était-ce toujours avec un sentiment de commisération profonde que je songeais aux infortunés élèves attachés, par leur destinée, à l'une de ces puissantes officines où les globules médicamenteux se perpètrent par centaines et, probablement, je n'étais pas seul à trouver qu'une petite machine destinée à rendre plus rapide un travail d'une longueur abrutissante, rendrait un signalé service, car voici M. Viel, président de la Société pharmaceutique d'Indre-et-Loire, qui vient d'imaginer un *pilulier* auquel les bénédictions ne manqueront pas.

Imaginez un secteur circulaire ayant un rayon d'une douzaine de centimètres et un arc de quarante-cinq degrés environ. Ce secteur, en bois très dur, est creusé de gouttières concentriques de largeur égale, séparées, l'une de l'autre, par une cloison à arête vive et tranchante. Un deuxième secteur, exactement semblable, s'applique sur le premier de façon à ce que les gouttières correspondantes forment les parois de moules exactement cylindriques. Le secteur inférieur est fixe, le supérieur peut se mouvoir, dans le sens horizontal, autour d'un axe vertical passant par le centre commun à tous deux.

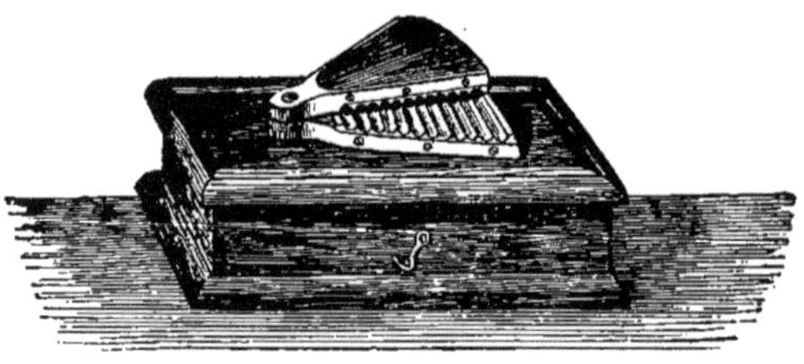

La manœuvre de ce petit appareil est des plus simples et, par conséquent, des plus commodes ; lorsqu'on veut l'employer on n'a qu'à placer sur le secteur inférieur, dans le sens de son apothème, le bâtonnet formé avec la masse pilulaire et à faire subir au secteur supérieur quelques mouvements de va-et-vient, les pilules s'échappent, ayant toutes même poids et même volume, parfaitement rondes et réussies.

Il va sans dire que la largeur des gouttières est en raison de la grosseur que l'on désire avoir. La boîte, qui sert à fixer le pilulier, en contient cinq modèles qui, pour un même rayon et pour un même arc, sont creusés de douze, quinze, dix-huit, vingt-deux ou vingt-neuf gouttières, ce qui permet d'obtenir tous les diamètres habituels. Il ne faut pas une minute pour disposer le modèle dont on a besoin.

M. Viel, infatigable chercheur, auquel on doit beaucoup, est l'inventeur du *capsulateur,* instrument à l'aide duquel on peut mettre en capsules, globules ou perles, tous les mé-

dicaments pourvu qu'on trouve pour les envelopper une pâte
sur laquelle ils n'aient point d'action dissolvante.

Le capsulateur est une machine qui, tout d'abord, paraît
assez compliquée, mais il ne faut pas se fier aux apparences.

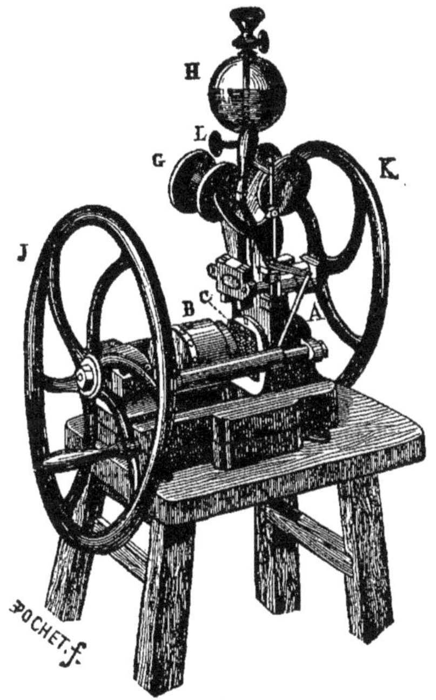

Voici, d'ailleurs, sa composition et la manière de s'en servir.
Deux bandes de pâte préparées d'épaisseur uniforme (un demi-
millimètre) et découpées à l'aide de règles sur une même largeur sont enroulées, chacune sur une bobine. Les deux bobines
ainsi garnies, G,G, ont leur axe placé au même niveau et parallèlement ; lorsqu'on vient à dérouler les bandes de pâte et à
les faire passer entre les deux pièces d'un soudeur, D, E, si,
par le moyen d'un volant, K, on rapproche la pièce mobile E
de la pièce fixe, D, les bords de ces bandes s'unissent et elles
forment un boyau dont on ferme l'extrémité inférieure. On
ouvre alors le robinet, L, d'un réservoir, H, contenant le liquide à capsuler lequel est amené, par une douille, dans le
sac de pâte que l'on vient de fabriquer et qu'on a fait descendre devant une plaque-moule C. Le sac étant rempli, on

arrête l'arrivée du liquide, puis, à l'aide d'un volant, I, on pousse un tiroir, B, muni d'une seconde plaque-moule, placée en regard de la plaque C, et qui lui est symétrique et lorsque ces plaques arrivent en contact, selon qu'elles constituent vingt-cinq, trente ou soixante moules, vingt-cinq, trente ou soixante globules, renfermant six, quatre ou deux gouttes de liquide, sont à la fois et au même instant, divisés, soudés, détachés et tombent dans un tiroir. Un bâti en fonte, A, supporte tous les organes de l'appareil.

Dans la séance du 6 janvier 1864 de la Société de pharmacie de Paris, M. Viel a fabriqué des capsules d'éther avec cet appareil et les hommes compétents ont été unanimes pour le complimenter de son invention.

Comme échantillon de ses produits l'honorable pharmacien de Tours expose des capsules et des perles emprisonnant une foule de substances médicamenteuses qui sous des robes de couleurs variées et fort engageantes cachent avec succès leur saveur et leur odeur.

Il soumet également à l'appréciation des visiteurs un *pastilleur* dont le nom seul indique l'usage et dont l'emploi doit présenter certains avantages.

Deux cents coffres, fournis chaque année à la marine du commerce, prouvent déjà que M. Marical, pharmacien au Havre, est au mieux avec MM. les armateurs et MM. les capitaines au long-cours ; voyons si la vogue acquise à sa maison est justifiée par un habile aménagement des objets que doit réglementairement contenir le droguier maritime.

Ce n'est guère, en effet, que sur ce point, fort important du reste, que peut s'exercer l'initiative privée, la nature et la quantité des médicaments, le nombre des pièces de pansement, les ustensiles accessoires, ayant été fixés par une ordonnance ministérielle aujourd'hui tombée en décrépitude mais ayant toujours force de loi de par l'adoration des bureaucrates, pour les vieux fétiches.

A vrai dire, les armateurs sont parfaitement libres d'ajouter ce qui manque à la liste, seulement, à part quelques rares exceptions, ils n'usent jamais de cette liberté et s'en tiennent à l'obligatoire dont quelques-uns d'entre eux voudraient même pouvoir se passer.

Le *coffre Marical* a bon aspect, il se présente carrément, les divisions sont nettes et l'on peut, du premier coup, mettre la main sur ce dont a besoin.

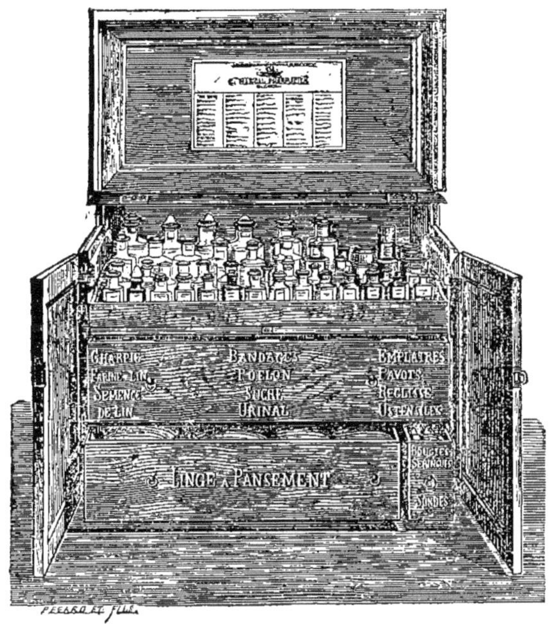

L'étage supérieur est occupé par des flacons carrés et des pots disposés sur cinq lignes parallèles et confortablement placés dans des loges garnies d'étoffes de laine d'où ils ne peuvent sortir qu'avec un léger effort. Les bouchons des flacons sont en liége surmonté d'un chapeau de buis complétant la fermeture ; un couvercle en fer blanc est adapté aux pots dans le collet desquels est pratiqué une rainure circulaire destinée a retenir trois petites éminences, soudées sur la paroi interne dubord du couvercle, lesquelles ne peuvent se dégager de cette rainure que lorsqu'on les fait correspondre à trois crans servant, à la fois, à leur entrée et à leur sortie. Une étiquette est placée sur le chapeau des boutons et sur le couvercle des pots. Cette innovation est bonne, elle serait meilleure si de petites plaques émaillées où bien une gravure dans le bois même étaient substituées au papier qui se détoriore facilement. Je trouve excellente aussi la mesure prise de loger en flacons les fleurs, les farines et les semences délicates que d'habitude on serrait dans des sacs de papier et qui se perdaient rapidement, l'humidité pénétrant toujours leur enveloppe qu'on doublait et triplait en vain.

En ouvrant le tiroir central on aperçoit huit compartiments dont sept, rangés en fer à cheval, contiennent des boîtes en fer blanc où se trouvent les emplâtres, les pavots, la réglisse, la charpie, la semence de lin, la farine de lin et le sucre. On met dans le huitième, les bandages, le poëlon, l'urinal, etc. Le couvercle des boîtes est à biseau et les ferme hermétiquement.

Enfin, le rez-de-chaussée est divisé en deux compartiments indépendants, l'un contenant le linge à pansement, l'autre, une seringue, des sondes et des bougies. Inutile de répéter que partout des légendes et des étiquettes guident le chercheur.

Une porte à deux battants et un couvercle renfermént sous clef cette pharmacie. Les fermetures sont disposées de telle sorte que si l'on n'a besoin que des flacons ou pots logés en haut on soulève le couvercle sans toucher aux portes, et que, de même, si l'on n'a affaire qu'aux tiroirs, on ouvre les portes sans se préoccuper du couvercle.

Ces détails sembleront puérils à ceux qui n'ont navigué que de Paris à Saint-Cloud ; mais le marin, et pour cause, leur accorde uue énorme valeur. Il n'a pas le temps de chercher, il faut qu'il trouve immédiatement ce qui lui est nécessaire, il faut encore, et c'est peut-être là le point le plus sérieux, il faut qu'il n'éprouve aucun embarras pour replacer, sinon tout sera bientôt confondu, gaspillé, impropre au service.

Les grands coffres exposés appartiennent aux trois séries prescrites par l'autorité.

Ceux de la première (équipage ne dépassant pas douze hommes), ont pour dimension : longueur 64 centimètres, lar-

geur 45, hauteur 56. Ceux de la seconde (équipage inférieur
à vingt hommes), ont, en longueur 67 centimètres, en largeur
48, en hauteur 60. Ceux de la troisième (équipage de vingt à
quarante hommes), ont 80 centimètres de longueur, 58 de
largeur, 60 de hauteur. Ils sont donc aussi peu encombrants
que possible et le problème a été résolu de mettre une quantité d'objets dans un espace restreint sans qu'il en résulte de
confusion.

Les bateaux au cabotage et les navires de plaisance
n'ont point été oubliés ; de petits coffres de fantaisie sont à
leur disposition et se garnissent au gré du consommateur.

Pour les couvents, les maisons d'éducation, les usines,
les particuliers, désireux d'avoir sous la main quelques provisions pharmaceutiques, existe un véritable assortiment de
coffres-bijoux agencés avec une entente indiscutable.

En somme nous n'avons rien à redire au succès dont nous
parlions en commençant. Le public est bon juge de ce qui lui
convient.

On donne le nom d'essences ou d'huiles essentielles à des
produits huileux et volatils que l'on trouve dans les végétaux
aromatiques. Ces produits peuvent s'extraire par différents
moyens ; on les obtient ordinairement par distillation.

A cet effet, on introduit dans un alambic la plante odorante
que l'on recouvre d'une certaine quantité d'eau, dans le double
but d'empêcher que le végétal ne se carbonise et de faciliter
la distillation de l'essence qu'entraîne avec elle la vapeur
d'eau.

C'est ainsi, par exemple, qu'on procède en Angleterre
pour l'*essence de menthe*.

On sait que les Anglais possèdent la meilleure espèce de
menthe poivrée et qu'ils apportent à la culture de cette plante
des soins tout particuliers. Mais là ne s'arrête pas leur sollicitude : lorsqu'est venu l'instant où la menthe, arrivée à la
plus brillante période de sa végétation, renferme dans ses
fleurs aux épis obtus, dans ses feuilles pétiolées, à l'ovale

délicatement allongé, tout l'esprit qu'elle peut produire, on la récolte le matin, avant l'aube, quand, baignée de rosée, elle n'a point encore exhalé ses parfums aux chauds rayons du soleil. A peine cueillie, elle est mise dans l'alambic préalablement disposé, et la distillation se fait sur place à quelques pas de l'endroit où la reine des labiées a vécu.

Avec de semblables précautions, il serait impossible que les produits obtenus ne fussent pas excellents. Ils ont, toutefois, besoin d'être rectifiés, et M. Emile Petit, de Paris, expose des essences qui ont subi dans son laboratoire les purifications désirables et qui sont aussi limpides que le plus beau cristal de roche. Une goutte évaporée dans un appartement suffit pour l'embaumer.

Je me sers assez fréquemment de cette heureuse propriété comme moyen, je ne dirai pas de purifier l'air des appartements, mais de venir en aide aux désinfectants proprement dits qui, pour la plupart, ne pèchent point par excès de bonne odeur. A cet effet, soit que j'emploie des sels de manganèse, soit que je me serve de la poudre de Vaz, soit que la ventilation suffise, je fais verser sur une soucoupe une faible quantité d'essence et les malades respirent avec plaisir un air qui leur paraît d'autant plus suave qu'il leur rappelle souvent les frais et riants souvenirs de promenades sur les bords d'un gai ruisseau, à l'ombre des saules et des trembles.

En unissant ce parfum à des eaux-de-vie de Fine-Champagne et en distillant à nouveau le mélange, M. Petit fabrique des alcoolats réputés les plus parfaits qui existent. Ils joignent aux vertus de la menthe les mérites reconnus de la saine liqueur de Cognac.

Si l'on ajoute à un petit verre de vieille eau-de-vie quelques gouttes de ce produit, on a, sur l'heure, un cordial bienfaisant et fort agréable qui peut, au besoin, être étendu dans un verre d'eau sucrée quand on en veut atténuer la puissance.

Les essences et les alcoolats sortant de cette maison sont principalement connus des pharmaciens et des confiseurs qui en apprécient la supériorité. Il serait bon que le public fut appelé à les juger. Les alcoolats, surtout, en entrant dans le commerce général, pourraient devenir la base d'excellentes liqueurs, ce qui réjouirait fort le public, car il est empoisonné par les soi-disant crêmes de menthe de Messieurs les distillateurs ordinaires.

Bien que limitée à un seul produit, l'exposition de M. Petit est une de celles qui ont été le plus remarquées. La vitrine attire par sa petitesse et sa simplicité, on se souvient de l'adage : « Dans les petits pots les bons onguents, » on regarde, on sent et on goûte. Une odeur délicieuse, un arôme exquis charment les plus gourmands des sens.

Le commerce de la droguerie intéresse beaucoup la médecine, car c'est lui qui fournit la plus grande partie des matières premières qu'emploie la pharmacie et, selon qu'il est fait plus ou moins loyalement, les préparations livrées aux malades peuvent être plus ou moins efficaces. Il arrive souvent, en effet, que, par suite d'oubli, de négligence, de manque de temps, de savoir insuffisant, d'instruments d'analyse manquant à l'appel, etc., etc., ou bien encore parce que leur confiance est trop grande, les pharmaciens acceptent sans contrôle ce que leur envoient des marchands empressés de surfaire la qualité de leurs marchandises, quelquefois trompés eux-mêmes et trompant les autres de bonne foi.

Aussi, en attendant le moment où l'on ne vendra et où l'on n'achètera que des produits titrés, a-t-on plaisir à signaler les maisons de confiance où rien n'est livré au hasard, où tout, au contraire, subit le contrôle d'une direction intelligente et continue, surveillant, à la fois, la masse et les détails, ne tirant que des bons endroits des substances de premier choix, vérifiant attentivement les réceptions, soignant la mise en magasin d'où dépend la conservation des substances, veillant aux manipulations et ne laissant rien sortir, pour être livré, qui ne soit franc et d'excellente qualité.

On cite, à Paris, la maison Menier. On peut citer, au Havre, la maison Jouvin. Il est peu de drogueries, en France, installées sur une aussi vaste échelle, il n'en est pas de mieux tenue. Elle approvisionne la plus grande partie des officines de l'arrondissement lesquelles trouvent dans ses magasins tout ce dont elles ont besoin, voire même le matériel consistant en cristaux, porcelaines, verreries, faïences, terres réfractaires, etc., etc.

Aujourd'hui, étant donnés, soit au siége de la sous-préfecture, soit dans une quelconque des cent-vingt communes qui l'entourent, un jeune maître, plus ou moins fraîchement sorti de l'école, et une boutique agencée selon l'art, quelques heures suffisent à l'honorable M. Jouvin pour créer une pharmacie aux tiroirs regorgeant de feuilles, de fleurs, de racines, de graines et de fruits, aux pots remplis de cérats, de pommades, d'onguents et d'emplâtres, d'électuaires, de confections et d'opiats, d'extraits et de robs, aux bocaux renfermant les essences, les eaux distillées, les alcoolats, les teintures, les huiles, les sirops, les vins et les vinaigres médicinaux, aux flacons pleins de tout ce qui a été inventé en drogues naturelles ou en produits chimiques pour la plus grande gloire des professeurs de thérapeutique et la hausse des actions de la compagnie des pompes funèbres générales de France.

M. Jouvin expose des *poudres médicamenteuses,* des *sirops d'agrément,* des *boissons gazeuses* de toutes espèces. On peut affirmer qu'il est sans rivaux pour la fabrication des poudres, et, pour ceux qui connaissent les nombreuses difficultés que présente la pulvérisation de certaines substances, les résultats auxquels il est arrivé sont surprenants. On me dira que cette supériorité n'est qu'une question de tamis et de pilons, je le veux bien ; mais alors il faut croire que tout le monde ne peut avoir les mêmes tamis et les mêmes pilons.

Les sirops sont d'une limpidité parfaite, du goût le plus agréable ; ils se marient très bien aux eaux gazeuses qui se fabriquent en grande quantité dans l'établissement qui nous occupe. M. Jouvin a, du reste, inventé un système de siphon qui, s'adaptant à une bouteille construite aussi d'après ses indications, augmente la sécurité du consommateur.

Les *sparadraps* de toutes espèces, les *toiles vésicantes,* les *papiers épispastiques et chimiques*, les *taffetas dits d'Angleterre* et les *taffetas français*, produits de la maison Jayet et Cᵉ, occupent une des plus belles vitrines de la section pharmaceutique.

Quand on pense à l'époque encore rapprochée où, pour un grand nombre de ces préparations, la France était tributaire de l'Angleterre, on applaudit au succès qui a couronné les efforts tentés par d'habiles industriels. Aujourd'hui, non-seulement on fait aussi bien de ce côté-ci de la Manche, mais, ce qui surprendra davantage, on fait meilleur marché.

Le rouleau de papier chimique coûte trente centimes ; on a, pour vingt-et-un francs soixante centimes, cent quarante-quatre carnets dorés renfermant, chacun, trois feuilles de taffetas et une feuille de baudruche ; pour neuf francs soixante centimes, la grosse, du taffetas collodion à l'arnica, etc., etc., et tout cela est fabriqué avec un soin minutieux, est fait loyalement et sérieusement et si coquettement présenté que l'on souhaiterait presque avoir été griffé par une mignonne patte blanche pour avoir le droit de s'appliquer une mouche rose ou noire de *court plaster*.

La pharmacie devient élégante, le luxe a envahi l'emplâtre, et les apothicaires du bon vieux temps ne reconnaîtraient plus rien aux façons actuelles de présenter aux gens les pois à cautère et les serre-bras qui les doivent maintenir en place.

Je ne m'en plains pas ; la maladie est bien assez laide, assez répugnante par elle-même pour qu'on s'applique à lui épargner un entourage d'accessoires plus vilains et plus nauséabonds les uns que les autres. Dorez la pilule le plus que vous le pourrez.

M. Jayet, parmi d'autres préparations fort en faveur depuis déjà quelques années, expose un *sparadrap révulsif au thapsia*, qui suffirait seul à sa renommée.

Lorsque j'ai vu le nom d'un de nos plus vénérés maîtres, le docteur Chrestien, de la Faculté de Médecine de Montpellier, porté sur la liste des exposants, j'avoue que j'ai été assez intrigué.

Je connaissais la poudre de muriate d'or et de soude, les pastilles, les pilules et le sirop de chlorure d'or et de sodium, la poudre et les pastilles de cyanure d'or, la pommade à l'hydrochlorate d'or, enfin toute l'opulente médication préconisée par le savant professeur, mais il me paraissait douteux qu'il voulut nous la faire déguster.

En ce temps-là le catalogue n'existait point encore, et je ne voulais pas aller dans les bureaux exhiber mon ignorante curiosité.

Heureusement pour sa satisfaction, un de mes amis, expert dans le noble art de la gourmandise, me remit une note sur le *vin muscat de la côte du Mazet,* et j'appris, en la lisant, que ledit crû, mis en réputation par l'abbé Bouquet dans les temps anté-révolutionnaires, était, après avoir ensuite appartenu à MM. Gautier père et fils, devenu la propriété de M. Chrestien. La brume disparut immédiatement.

J'appris, par la même occasion, que Sa Majesté Charles X appelait *vin des rois* la liqueur du Mazet qu'honorait encore plus Mme la duchesse d'Orléans en lui donnant le nom de *vin des dames.*

Il me restait à connaître ma propre opinion et j'attendis avec impatience qu'il me fut permis de la baser sur des expériences consciencieuses. Je n'hésite pas à dire aujourd'hui que l'abbé Bouquet était un grand homme et que ses successeurs ont bien mérité de la patrie.

Il y a, surtout, dans la collection Chrestien un certain *tokai* qui eut inspiré un poème à Méry. Quant au muscat proprement dit, c'est bien le nectar le plus doux et le plus parfumé qu'on puisse offrir à des lèvres féminines.

Mériterait-il aussi d'entrer dans l'hygiène alimentaire des malades ? Oui, si jen crois l'autorité de M. le professeur Fonsagrives et elle est de celles qu'on ne récuse pas.

Certainement les sels d'or ont leur mérite, mais, qu'on me le pardonne, je suis presque tenté de leur préférer.... bast, pourquoi ne pas l'avouer franchement ? je leur préfère le vin muscat.

Que M. le professeur Chrestien reçoive mes bien sincères

félicitations, et que les leçons d'œnologie qu'il ne doit pas manquer de faire assurent à tout jamais les meilleurs vignerons à la côte du Mazet.

Nier les accidents causés par des boissons ayant séjourné dans des vases de plomb ou bien ayant circulé dans des tuyaux de ce métal, ne vient plus à l'esprit de personne. La science a prononcé, tous les hygiénistes sont d'accord, et ils ordonnent l'emploi des tuyaux étamés et de la poterie d'étain pour la conduite et pour le mesurage des liquides alimentaires.

Mais, si les medecins proposent, les étameurs disposent. A Bordeaux, ils se servent d'un étain contenant de 25 à 50 pour cent de plomb ; à Nantes, on a trouvé des étamages contenant 42 pour cent de plomb et quelquefois une proportion de zinc assez considérable. Quant à la poterie, messieurs les fabricants, après s'être contentés d'allier à l'étain 7 pour cent de plomb, étaient arrivés de ce chiffre à 8, 10, 12, 15, 20, 50 et même 80, lorsqu'une ordonnance de 1839 fixa le maximum à 18, et, comme cette proportion présente encore des dangers, elle fut, en 1853, réduite à 10 pour cent dans le département de la Seine, le reste de la France conservant le droit de s'empoisonner.

De nouvelles études tendraient maintenant à prescrire pour les étamages l'emploi d'un étain ne contenant pas plus de 2 pour cent de métaux étrangers et, pour la poterie d'étain, à fixer le titre à 6 pour cent de plomb au maximum. Au-dessus de ces limites il n'y aurait plus de sécurité pour la santé publique.

En dehors de la mauvaise qualité de l'étamage, en général et en province surtout, et de l'insuffisance de la réglementation concernant la poterie d'étain d'où proviennent des inconvénients qu'on fera disparaître lorsqu'on se donnera la peine de le vouloir, il y a, pour ne nous occuper que de l'étamage des tuyaux de plomb, des difficultés d'opération qu'on ne parvient point à résoudre. L'étamage s'étend rarement sur toute leur surface interne ; l'étain ainsi appliqué par voie de fusion est fragile, spongieux, n'atteint pas l'épaisseur de 1/40 de millimètre. Cette couche est vite rongée et le plomb mis à nu.

C'est en vue d'échapper à ces causes d'insuccès que M. Hamon a inventé le *tuyau doublé d'étain*.

Le procédé de cet inventeur consiste à refouler simultanément sous une pression énorme deux cylindres concentriques de plomb et d'étain, lesquels contractent une adhérence complète, se soutiennent et conservent des épaisseurs proportionnelles. D'ailleurs, par suite d'un ingénieux système de guidage, le centrage s'effectue d'une façon mathématique.

Comme la fabrication permet de varier à volonté l'épaisseur de la couche d'étain, on peut aussi bien obtenir des tuyaux d'étain revêtus de plomb que des tuyaux de plomb où l'étain jouera seulement son rôle protecteur.

En mettant à profit la résistance de l'étain qui est à peu près trois fois plus grande que la résistance du plomb, M. Hamon a pu, avec les deux métaux, faire des tuyaux qui, comparés à des tuyaux de plomb d'égale solidité, ont une épaisseur et un poids moins considérables. Pour ne citer qu'un exemple, un tuyau doublé d'étain ayant 25 millimètres de diamètre intérieur, 3 millimètres 5 d'épaisseur de paroi et pesant 3 kilogrammes 39 le mètre, offre la même résistance qu'un tuyau de plomb de même diamètre, ayant 5 millimètres d'épaisseur de paroi et pesant 5 kilogrammes 35 le mètre. Il en résulte que les tuyaux doublés d'étain ne coûtent pas plus cher à résistance égale que les tuyaux ordinaires.

J'oubliais de dire que le gaz d'éclairage, qui corrode les tuyaux de plomb et, par suite, donne naissance aux dépôts connus sous le nom de toiles d'araignées, n'encrasse pas les tuyaux doublés d'étain.

M. Tresca, sous-directeur du Conservatoire des arts-et-métiers, M. Lefuel, membre du conseil général des bâtiments civils, ont préconisé les tuyaux de M. Hamon au point de vue industriel ; le Conseil d'hygiène publique et de salubrité de la ville de Paris a émis l'avis que leur emploi constituait un véritable progrès au point de vue sanitaire.

Ils viennent d'être employés dans les travaux du Palais

du Palais des Tuileries, de la cour de cassation, de l'hôtel impérial des Invalides, de l'asile impérial du Vésinet, de la marine impériale, du chemin de fer de l'Ouest, etc.

J'espère que les particuliers les adopteront. En tous cas, ils n'auront plus de circonstances atténuantes à faire valoir pour exposer au contact funeste du plomb l'eau destinée à la boisson ou à la cuisson des aliments, le vin, la bière, le cidre, le poiré, le vinaigre, les liqueurs acides, les sirops et les eaux gazeuses.

Qu'ils sachent bien que *tous* les liquides alimentaires attaquent les tuyaux de plomb et acquièrent par leur contact avec ce métal une propriété toxique d'autant plus dangereuse qu'elle ne se manifeste que lorsque le mal a déjà fait des progrès sérieux.

Les modèles de *coffres à médicaments* présentés par M. Lemonnier ont été justement appréciés, et, pour ma part, j'ai trouvé des plus heureuses l'idée d'indiquer sur les flacons, sur les pots et sur les boîtes, en même temps que le nom de la substance contenue, son mode d'action et la dose à laquelle cette action se produit ordinairement.

Les capitaines au long-cours sont, en effet, le plus souvent, très gênés pour user des remèdes que la loi leur met entre les mains, et la courte instruction, qu'on appelle le médecin de papier, n'a point la vertu de les tirer d'embarras. Il en résulte que, dans la grande majorité des cas, pour ne pas faire mal ils préfèrent ne rien faire du tout, et j'ai déjà dit, dans une autre occasion, que c'était là un argument sur lequel s'appuient les bureaucrates, qui ne veulent rien changer, et les armateurs, qui tremblent de grever leur budget de quelques écus de plus, pour trouver que tout est pour le mieux dans la composition du coffre réglementaire.

M. Lemonnier enlève aux officiers de la marine marchande une préoccupation sérieuse, mais il ne leur suffit pas de savoir que le tartre stibié fait vomir, que le laudanum a une vertu dormitive, et qu'en donnant dix ou douze centigrammes de l'un et dix ou vingt gouttes de l'autre, on obtiendra généralement l'effet désiré sans risquer de le dépasser ; de même que la possession d'attelles et de bandes roulées ne leur donne pas tout ce qu'il faut pour réduire une fracture et en amener la guérison. Qu'on me permette de revenir sur la nécessité d'exiger des aspirants au grade de capitaine au long-cours qu'ils se présentent à l'examen avec des notions élémentaires bien claires et bien précises d'anatomie, de physiologie, de médecine et de chirurgie pratiques.

Les instruments, bistouris, lancettes, ciseaux, sondes élastiques, etc., sont disposés sur la paroi inférieure du couvercle ; en le soulevant on atteint du premier coup l'objet désiré.

Les coffres de la petite et de la moyenne grandeur n'ont que deux tiroirs ; ceux destinés à un équipage de plus de vingt hommes en ont trois dont le supérieur est à galerie.

M. Lemonnier met en flacons tout ce qui peut souffrir ce mode de logement et il a grandement raison. Je n'ai point vu qu'il ait une préférence marquée pour une façon particulière de boucher lesdits flacons.

En résumé, son exposition est très intéressante ; on reconnaît que celui qui l'a disposée est depuis longtemps habitué à servir la marine et qu'il en comprend les exigences.

Je pourrais tripler l'étendue de cet examen, tout ce qui regarde la construction et l'ameublement de l'habitation terrestre ou nautique, le vêtement, la nourriture, et, par suite, le matériel et les procédés de l'industrie intéressant à un haut degré l'hygiéniste et le médecin ; mais, après avoir parlé de presque tous les exposants des deux premières sections de la classe XI, à laquelle appartiennent plus particulièrement les appareils et instruments de l'art médical ainsi que les préparations et les produits pharmaceutiques, et avoir fait, dans les autres groupes, d'assez nombreuses excursions, on me pardonnera de demander grâce et merci.

Je ne veux pas cependant terminer sans parcourir une

dernière fois les différentes galeries afin d'être en règle avec ma conscience.

●

Dans la section 2 de la classe I, je note le *Coursier nautique* de M. Farcot, muni d'un appareil à ramer propre à développer les muscles pectoraux et les biceps.

Dans la classe VI, la foule est attirée par l'exposition de la *Société centrale de sauvetage des naufragés,* société qui prospère et grandit tous les jours et comptait, au 15 avril 1868, 2,000 fondateurs, 25,000 souscripteurs, 303 personnes sauvées, 44 stations de canots établies.

Les canots de la société centrale ont été construits, d'après le type adopté par la R. N. Life boat institution, dans les chantiers de M. Augustin Normand, du Havre, et de la société des Forges et Chantiers de la Méditerranée à la Seyne. Chacun d'eux est monté sur un chariot qui sert à le transporter et à le lancer. L'embarcation est rendue insubmersible au moyen de vingt-huit caisses à air placées sur un pont étanche, aux extrémités et sous les bancs. Elle se vide spontanément en vingt secondes de l'eau embarquée qui s'écoule par six puits verticaux à soupapes automotrices. Elle ne peut rester chavirée la quille en l'air et se redresse d'elle-même. Elle est, d'ailleurs, pourvue de tous les accessoires propres à augmenter la sécurité et les moyens d'action des hommes qui la montent.

Les engins destinés à lancer aux navires naufragés les lignes de sauvetage sont des flèches de l'invention de M. Delvigne. Dans ce système, la ligne est pelotonnée autour d'un mandrin conique en bois. Après avoir retiré le mandrin, on prend le bout intérieur de la ligne que l'on attache à deux bagues embrassant la flèche ; ces bagues reposent sur un coulant formé de plusieurs tours de corde. Lorsque la flèche part, le coulant e les attaches glissent à frottement tout le long d'elle jusqu'à la virole postérieure formant saillie ; ce frottement amortit le choc et évite la rupture de la ligne qui se trouve mise en mouvement progressivement. Une flèche en fer creux de 5 kilogrammes porte une ligne à 320 mètres avec une charge de poudre de 140 grammes ; une flèche en bois de 2 kilogrammes porte la même ligne à 200 mètres avec une charge de 40 à 50 grammes. On se sert pour le tir de ces flèches de deux espèces de bouches à feu en bronze. Pour les petites distances, une flèche pesant 200 grammes lancée au moyen de mousquetons avec 2 grammes 1/2 de poudre emporte la ligne à 80 mètres.

Les ceintures de sauvetage employées par la société sont dues à l'invention du capitaine Ward. Elles se composent de plaques de liége cousues sur une bande de toile retenue autour du corps par des bretelles et par une ceinture serrant la taille. Le grand modèle pouvant supporter plus de deux hommes revient à 13 fr. 50 ; le petit modèle qui supporte facilement un homme ne coûte que 6 fr. 50.

Enfin, une boîte de secours parfaitement entendue permet de donner aux blessés et aux asphyxiés des soins immédiats et complets.

On remarque dans la même classe le *bateau de sauvetage* de M. Lahure père, du Havre, qui frappe par son aspect de légèreté, le peu d'élévation de ses tambours avant et arrière, la finesse de ses extrémités et les lignes verticales qui dessinent l'étrave et l'étambot. Le pont est en tôle fermé par des plaques autoclaves, la cale divisée en compartiments par des cloisons verticales, et les deux tambours extrêmes sont étanches et assurent l'insubmersibilité. L'évacuation de l'eau s'effectue par des dalots disposés de chaque côté sur deux rangs et munis de panneaux à contre-poids qui laissent écouler le liquide de l'intérieur sans lui permettre de s'introduire extérieurement. La quille formée de feuilles de tôle assemblées par des rivets est remplie de goudron et sert de lest. Sur le pont, à toucher les murailles extérieures, se trouvent des caisses à air très larges dont la partie supérieure inclinée vient affleurer les dalots de la rangée supérieure. De cette façon toute l'eau embarquée s'écoule lors même que l'embarcation se trouve à la voile, au plus près et couchée sur le côté. Le bateau de M. Lahure a fait ses preuves. Son emploi remonte à 23 années, et on n'a pas à lui reprocher la perte d'un seul homme. C'est avec une embarcation de ce système que s'est opéré le sauvetage du *Holburn-Hall*.

Le *Radeau Perry* excite aussi la curiosité. Il est composé de cylindres en toile imperméable de la plus grande force, remplis d'air comprimé et réunis ensemble par de fortes bandes de toiles à voile. En haut et en travers sont placés des bancs ou planches qui sont rattachés au bout et au milieu de chaque cylindre au moyen de cordes. Ces bancs ou planches servent, d'une part, à maintenir séparés les cylindres, et, de l'autre, à offrir dès siéges aux passagers. Au travers, à chaque bout et dans le sens de la longueur du radeau sont attachés, à l'aide d'amarres, des passavants en bois qui sont chevillés à chacune des extrémités des traverses qui forment le plat-bord et dont on profite pour placer les fourches de nage. Un aviron de queue sert à diriger le radeau. Chaque cylindre à air est pourvu d'une soupape pouvant s'ouvrir et se fermer à volonté.

Je mentionnerai encore le *Scaphandre* de M. Rouquayrol-Denayrouze dont l'originalité consiste dans un réservoir-régulateur lequel fournit de l'air à une pression toujours égale à la pression ambiante ; le *matelas de sauvetage* de Puech ; le *radeau de sauvetage* du capitaine Grandin construit avec des barriques qu'il relie en introduisant dans leur bonde la tige d'un de ces instruments appelés *sergents* qui servent à embarquer et à débarquer les futailles vides et en faisant passer ces diverses tiges au travers d'espars en bois, le tout étant saisi par de solides amarrages.

J'aurais fort à faire s'il me fallait seulement énumérer les produits de la classe VII où rien n'est absent, je crois, de ce qui se boit et de ce qui se mange.

Trois sections la composent. Dans la première sont réunis les grains et farines ainsi que les divers produits qu'on en retire. Il y a là des milliers d'échantillons de pâtes diverses, de semoules, de tapiocas, de sagous, de vermicelles, de macaronis, de fleurs de farines même les plus improbables. Rien de bien saillant dans toute cette exhibition au point de vue sous lequel je me suis placé. Je citerai toutefois : le *tapioca-bouillon*, de Boudier, qui contient à l'état sec le tapioca et le bouillon réunis et qu'il suffit de laisser bouillir quelques minutes dans de l'eau pure pour obtenir un potage gras ; la *poudre de boulangerie*, de Borwick, destinée à remplacer la levure ordinaire et jouissant, si l'on en croit son inventeur, de la propriété de priver de la résistance qu'ils offrent à la digestion le pain chaud, les puddings et la pâtisserie ; les *gommes factices*, de A. Morel ;

La seconde section renferme les conserves alimentaires. M. Martin de Lignac est l'auteur de procédés très remarquables s'appliquant à la conservation de *bouillons concentrés* et du *lait*. MM. Paul Cère, de Paris, Pellier frères, du Mans, Rodel frères de Bordeaux, ont des festins complets en boîtes de toutes dimensions. On s'occupe beaucoup des extraits de viande ; aussi le procédé Liebig que j'ai décrit précédemment est-il mis à contribution par une foule d'imitateurs. MM. Tindal et Coleman font concurrence à la Compagnie qui porte le nom du savant chimiste allemand. Le premier expose des morceaux magnifiques de *conserves de viandes de bœuf désossées* et de *l'essence de viande ;* le second, de *l'extrait de viande* provenant d'élevages anglais et parfaitement préparé. L'art de conserver les légumes et les viandes a rendu tant de services, à la marine surtout, que l'on comprend facilement tout l'intérêt qui se porte sur cette partie très brillante de l'Exposition dans laquelle plus de cent fabricants sont représentés. On y remarque également les *Chocolats* de la Compagnie Française, les *Sucres* des maisons Lallouette, de Barberie, Haentjens, du Havre, Clerc Kayser, du Havre, les *Pickles* de M. Bordin-Tassart, les *Beurres* pour l'exportation de M. Liais, de Honfleur, etc. J'en passe et des meilleurs.

Les vins, liqueurs et boissons fermentées, occupent la 3e section. Il serait ingrat de ma part d'oublier les *Bières* des brasseries havraises de MM. Lebaudy et Lefrançois, et Louer, la *Bière* de MM. Gruber et Reeb et celle de M. Dreher ; j'ai pu, maintes fois, en apprécier l'excellence. M. Barral, de Frontignan, a des *muscats* hors ligne qui depuis longtemps lui assurent la palme dans tous les concours et auxquels peut se rapporter tout ce que j'ai avancé sur les qualités hygiéniques des vins de Palerme, du Mustok-Rancio et du Lunel du docteur Chrestien. Je n'ai rien à dire des autres vins de crûs plus ou moins renommés, naturels ou préparés, pour l'exportation ou pour la consommation sur place. On trouve là ce qu'on trouve partout. Les liqueurs sont nombreuses, j'ai déjà parlé des plus importantes.

Dans la 3ᵉ section de la classe VIII se présente en première ligne la vitrine de M. Claye, de Paris. Sa parfumerie et sa savonnerie n'ont rien à redouter de l'examen le plus attentif. Il y a longtemps que le *Savon de Thridace,* en particulier, est justement recherché. Les produits des maisons Coudray et Delabrière, Vincent, de Paris, sont également recommandables.

Même classe, 5ᵉ section, M. Sauton, du Havre, par le soin qu'il apporte à la confection des habillements pour marins, et spécialement à celle des chemises de laine dont l'usage est si précieux pour leur santé, mérite de ne point être oublié.

Classe IX, section 1, il convient de noter les *Sommiers Tucker* en bois et en fer de M. de Laterrière, de Paris ; le *Fauteuil* mécanique de M. Eliaers, de Paris ; les *Barres de Sûreté* de M. Brühs, de Hambourg, pour empêcher les chutes que l'on fait souvent en lavant les fenêtres.

Section 2, M. Masson, de Paris, a apporté d'heureuses innovations dans l'éclairage au pétrole qui est si dangereux. Son système paraît devoir supprimer les explosions. La mèche de ses *lampes à pétrole* plonge jusqu'au fond du récipient dans lequel se trouve le liquide et pompe ainsi d'une façon régulière l'huile lourde aussi bien que l'huile légère. Un plus fort courant d'air est établi au centre de la lampe, de façon à empêcher la formation du gaz. C'est au même titre que je nomme M. Chavagnat, de Paris, pour son *Bidon* muni d'un fermoir à ressort qui vient clore hermétiquement l'orifice et empêcher toute évaporation des huiles légères que ce bidon est destiné à contenir. Beaucoup d'accidents pourront être évités par l'emploi de ce petit récipient.

Section 3, M. Christofle, de Paris, affirme de plus en plus le grand service que l'argenture des métaux a rendu à l'hygiène.

Classe XI, section 1, M. Floury et M. Guéret, de Paris, ont tout un assortiment d'*Irrigateurs perfectionnés*. Ces instruments d'nn usage si fréquent ont besoin d'être construits avec solidité et simplicité. Ceux que je cite ont une qualité supérieure.

M. Guillot et M. Milliary, de Paris, exposent des bandages et des appareils orthopédiques peut-être un peu compliqués mais bien fabriqués.

M. Gindraux, de Paris, a des lancettes en rubis et en saphir sur lesquelles l'expérience n'a point encore prononcé.

M. Ruff, du Havre, pour ses dentiers artificiels, et M. Cerizier jeune, de Louviers, pour ses appareils gymnastiques, ont droit à une mention très honorable.

Section 2, je serais désolé d'oublier les *Produits retirés des plantes marines,* de M. Moride, de Nantes. Ce pharmacien distingué ne se contente pas d'extraire des végétaux que nourrit la mer de l'iode et du brôme, il prépare avec eux divers sirops et vins médicamenteux dont j'ignore l'efficacité mais qui doivent évidemment tirer leur action des deux métalloïdes que je viens de nommer.

M. Genevoix (Ed.), montre un nouvel œnomètre que j'ai vu fonctionner d'une façon tout à la fois commode et rapide.

La classe XII m'offre dans sa 4e section un specimen de

Cuisine distillatoire pour la marine, dû à M. Pontier, pharmacien à Paris. Il est disposé de façon à satisfaire simultanément aux besoins qu'exigent les préparations culinaires et la distillation de l'eau de mer à l'aide d'un seul foyer.

Section 8, les appareils d'Hermann-Lachapelle et Glover pour la fabrication des *eaux gazeuses* m'ont souvent arrêté. Ils fonctionnent mathématiquement, n'encombrent pas, marchent régulièrement. Ceux du plus grand modèle produisent par jour dix mille litres de boissons.

L'invention américaine des *sodas glacés* de la maison Dows, Clark and van Winkle, de Londres, fait partie du même groupe. Jusqu'à présent elle appartient surtout à la mode, il arrivera peut-être que l'hygiène s'en emparera.

Je rencontre encore les *filtres en silicate de carbone* adoptés dans les îles britanniques, et les *glacières* de Toselli.

M. Berjot jeune, de Caen, expose dans la section 10 des *extraits pharmaceutiques* et des *fleurs conservées*. Les extraits sont préparés dans le vide au moyen d'appareils spéciaux et avec des soins particuliers. Les appareils servant à cette fabrication sont des plus ingénieux.

MM. Crace Calvert et Cᵉ, de Manchester, ont de beaux échantillons d'*acide phénique*.

Je mentionne, pour mémoire, les *produits chimiques* de MM. Clouet, Delacretaz et Cᵉ, du Havre, de MM. Charles Camus et fils, de Paris, de M. Casthelaz, de Paris, de la Cᵢᵉ parisienne d'éclairage par le gaz, de MM. Tissier aîné et fils, de Conquet, de MM. Chapman et Ullern, d'Honfleur, etc., etc.

Les Expositions ont, pour moi, le grand avantage de vulgariser. Dans un assemblage d'une infinité de produits obtenus par une infinité de procédés, il est impossible que le plus savant ne trouve pas quelque chose qu'il ignorait complètement ; à fortiori, celui dont le métier n'est point de savoir y rencontre à chaque instant des sujets de curiosité, d'admiration, d'étonnement, qui fournissent plus tard matière à des réflexions d'où peuvent jaillir des idées nouvelles fécondes en résultats précieux.

Je ne suis donc point de ceux qui nient l'utilité de ces manifestations ou ne les voudraient voir se produire qu'à de longs intervalles, sous prétexte qu'il faut des années pour qu'un progrès réel se montre dans chacune des branches de l'industrie et qu'il est inutile d'exhiber ce qui depuis long-temps est connu. Mais ce que vous savez sur le bout du doigt, je l'ignore ; l'invention qui n'est plus un secret à Paris peut être encore un mystère au Havre, et ceux qui n'ont pu se rendre au Champ-de-Mars en 1867 ont trouvé fort intéressant ce que vous dédaignez de regarder aujourd'hui parce que vous l'avez examiné hier.

Il résulte de cette profession de foi que je ne me plaindrai pas d'avoir salué plus de vieilles connaissances que de nou-velles dans cette inspection faite en zig-zag et sans parti pris.

Si l'on me demande maintenant l'impression générale que m'a laissée une étude entreprise avec plaisir et poursuivie sans fatigue et sans ennui, je dirai que la préoccupation pure-ment industrielle m'a paru l'emporter sur la préoccupation scientifique chez la généralité des honorables exposants dont je me suis occupé.

Sans doute ils cherchent à faire bon, sans doute ils sont honnêtes, mais le désir de vendre et de vendre beaucoup les aiguillonne et les pousse dans des voies qui ne sont pas tou-jours celles qu'on aimerait à les voir suivre. On sent trop que leur but principal, que le point sur lequel ils concentrent leurs facultés, est la recherche de ce qui peut attirer l'œil et l'argent du passant. Ce sont des noms étranges dont ils affu-blent d'innocents produits, ce sont des vertus insensées qu'ils prêtent à des inventions dont le mérite est plus qu'ordinaire, ce sont mille-et-une tortures qu'ils font subir au bon sens dans l'intérêt de la propagation de leur œuvre. En somme, il n'y a pas grand mal, et si le boniment à la porte de la bou-tique est accompagné d'un peu trop de grosse caisse, la mar-chandise, en général, a réellement une valeur.

Ceux qui m'ont fait l'honneur de me suivre ont pu remar-quer également une forte tendance à la spécialité. Du reste, il ne faut pas être très versé dans l'économie sociale pour savoir que dans toutes les branches de l'industrie la division du travail est à l'ordre du jour. Pour ne citer que l'horlogerie, par exemple, tel fabricant ne confectionne que des ressorts, tel autre ne se livre qu'à la production des rouages, un troisième ne connaît que les boîtes. Ce système a pris aussi dans la pharmacie depuis déjà quelques années, et les charges à fond de train poussées contre lui n'ont point empêché ses partisans de s'accroître de jour en jour.

Les médecins doivent-ils l'encourager ? Selon moi, oui, et j'ai, toutes les fois que j'en ai trouvé l'occasion dans le cours de ce travail, émis les motifs qui me semblent justifier cette affirmation ; je ne les répéterai pas. Je crois utile cependant d'ajouter qu'il y a la spécialité honnête et celle qui ne l'est pas ; qu'autant il faut aider la première, autant il est nécessaire de réunir ses efforts pour détruire la seconde.

Tandis que j'écrivais au jour le jour ces petites monographies, les juges nommés par les exposants ont rendu leurs arrêts.

Sur environ cent-soixante noms cités dans ma Revue, cent-trente-deux ont été proclamés.

Je les inscris par classes :

Classe I.

SECTION 2. — *Médaille de bronze :* Farcot.

Classe III.

SECTION 2. — *Médaille de bronze :* Marical, Lemonnier, Duhamelet.

Classe VI.

Diplôme d'honneur : Société centrale de sauvetage des naufragés. — *Médaille d'or :* Lahure père, Perry, Delvigne, Rouquayrol-Denayrouze, Cabirol. — *Médaille d'argent :* Selingue fils, Messager, Galibert. — *Médaille de bronze :* Puech, Stoner, Grandin. — *Mention honorable :* Vié, Craddock.

Classe VII.

SECTION 1. — *Médaille d'or :* Morel, Borwick. — *Médaille d'argent :* Letourneur, Tissot fils. — *Médaille de bronze :* Mauprivez.

SECTION 2. — *Diplôme d'honneur :* Lallouette. — *Médaille d'or :* Paul Cère, Haentjens, Martin de Lignac, Clerc Kayser, Pellier frères, Rodel frères, Bordin-Tassart, Compagnie Liebig. — *Médaille d'argent :* Emile Joly, Charles Tindal, Coleman. — *Mention honorable :* Emile Liais.

SECTION 3. — *Médaille d'or :* LeBaudy et Lefrançois, Louer, Gruber et Reeb, Arnaud, Legrand. — *Médaille d'argent :* Comte de Cassagne, Ricquer-Debats, Raspail, Obez. — *Médaille de bronze :* Senaillet. — *Mention honorable :* Barbier, Chrestien.

Classe VIII.

SECTION 3. — *Médaille d'or :* Coudray. — *Médaille d'argent :* Vincent Delabrière.

SECTION 5. — *Médaille de bronze :* Sauton.

Classe IX.

SECTION 1. — *Médaille d'argent :* Delaterrière, Massé. — *Médaille de bronze :* Eliaers. — *Mention honorable :* Brûhs.

SECTION 2. — *Médaille d'argent :* Masson, Chavagnat. — *Mention honorable :* Mauprivez.

Classe X.

SECTION 2. — *Mention honorable :* Chevillard.

Classe XI.

SECTION 1. — *Médaille d'or :* De Labordette, Robert et Collin, Charles. — *Médaille d'argent :* Favre, Guéride, Dru, Darbo, Leplanquais, Floury, Jullienne, Courant, Carue. — *Médaille de bronze :* Fichot, Pottier, Guillot, Sadon, Cerisier jeune, Milliary, Guéret frères, Schmidt Missler, Flamet, Jardin, Lardit, Gindraux. — *Mention honorable :* Ruff, Debray, Ducourtioux.

SECTION 2. — *Médaille d'or :* Patin, Jouvin. — *Médaille d'argent :* Violand, Calvert, Bobœuf, Condy, Duroy, Moride, Hottot, Raspail, Viel, Rigolot, Emile Genevoix, Emile Petit,

Joseph. — *Médaille de bronze :* Limousin, Desnoix, Jayet, Raspail, Bourgeaud, Schœdelin, Vaz, Fayard, Cie de Vichy, Ed. Genevoix, Bousquet.

Classe XII.

Section 1. — *Médaille de bronze :* Hamon.

Section 4. — *Médaille d'or :* Egrot. — *Médaille de bronze :* Pontier, Curade. — *Mention honorable :* Jacquet.

Section 8. — *Diplôme d'honneur :* Savalle. — *Médaille d'or :* Egrot, Hermann-Lachapelle et Glover. — *Médaille d'argent :* Dows, Clark and van Winkle, Silicated Carbon filter Cd. — *Médaille de bronze :* Toselli.

Section 10. — *Diplôme d'honneur :* Compagnie parisienne d'éclairage et de chauffage par le gaz, Tissier aîné et fils, Berjot jeune. — *Médaille d'or :* Calvert. — *Médaille d'argent :* Taillandier, Chapman et Ullern. — *Médaille de bronze :* J. Lhonoré.

MM. Lemaire, Boudier, Pelletier, Barral, Claye, Rimmel, Pinet, Christofle, Clouet-Delacretaz, Camus, Casthelaz, Fumouze et Thiercelin, étaient hors de concours en leurs qualités de juges.

En parcourant cette liste, je suis satisfait de voir la plus grande partie de mes choix sanctionnée par les divers jurys. On me permettra cependant de trouver que MM. Stoner et Vié n'ont pas à se louer d'une trop grande générosité, que M. Barbier pour sa liqueur d'Hendaye eut mérité mieux qu'une mention honorable, et de regretter vivement l'absence des noms de M. Deleuze, propriétaire et inventeur de l'*Elixir du Coiron,* de M. Bonjean, dont l'*Ergotine* ne s'est malheureusement pas trouvée lors du passage des juges, et de M. le docteur Boyer que ses travaux consciencieux et persévérants sur la préparation des *laits médicamenteux,* leur conservation et leur usage en médecine, devaient recommander à la bienveillance.

Ce n'est pas trop protester.

Deux rectifications avant de finir : M. Joseph a communiqué la recette de son huile contre les brûlures, laquelle n'est plus un remède secret, et M. Raspail ne met pas de camphre dans son *anisette hygiénique* et dans sa *liqueur à l'écorce d'orange*. J'avais cru le sentir ; il paraît que je me suis trompé.

━━━━◅●▻━━━━

Je me souviens toujours d'un concert organisé par d'excellents artistes dans l'une des deux sous-préfectures du département de la Seine. On comptait sur une salle pleine, le contrôle n'eût affaire qu'à deux amateurs, probablement égarés, le mari et la femme. Chanteurs et instrumentistes exécutèrent néanmoins le programme d'un bout à l'autre plus consciencieusement, peut-être, que si la foule eût encombré la salle. Ils mirent toute leur âme et tout leur talent à interpréter des chefs-d'œuvre et passèrent, en famille, une soirée délicieuse.

C'est un peu l'histoire du *Congrès international d'hygiène et de médecine navales* qui devait réunir des centaines d'adhérents et qui n'a vu qu'une douzaine de membres assister à ses séances. Ce congrès, au premier abord, produit l'effet d'un *four* complet, mais quand on se rend compte de ce qui s'y est fait on retient la moquerie prête à s'échapper.

Je vais en parler, car je m'honore d'en avoir été le promoteur, et je m'inquiète fort peu de son insuccès plus apparent que réel. L'idée fera son chemin ; de plus autorisés et de plus habiles que moi la reprendront.

Voici comment, dans le numéro du 19 mars 1868 du *Journal du Havre,* j'avais attaché un premier grelot. Je disais :

« Assurer la santé de plus d'un million d'hommes voués aux rudes travaux de la mer, s'efforcer d'accroître leur bien-être et concilier ce que réclament leurs intérêts avec les nécessités tout exceptionnelles de la navigation, telle est la tâche de l'hygiène navale. Ce n'est pas dans un centre où se trouvent, en nombre, des gens autorisés dont la compétence égale le grand cœur, qu'il est besoin d'affirmer l'importance de cette branche des sciences médicales. Mais, au moment où la commission d'organisation de l'exposition maritime internationale sollicite le concours des personnes de bonne volonté pour la rédaction du formulaire de questions destiné à servir de programme au congrès maritime, il me paraît utile d'appeler d'une manière toute spéciale l'attention des médecins sur les avantages qu'aurait, en août ou septembre, la réunion au Havre du plus grand nombre possible de ceux d'entr'eux qui se sont, à un titre quelconque, occupés de questions nautiques.

» Ils trouveraient, en effet, rassemblés et à leur disposition, les éléments dont ils pourraient avoir besoin, soit pour fortifier les convictions acquises, soit pour s'éclairer de lumières nouvelles. La présence simultanée d'amateurs et de marins distingués, de constructeurs éminents, leur serait, en outre, une aide à laquelle ils ne sauraient avoir recours dans des circonstances plus favorables. Rien donc ne les empêcherait d'échanger utilement leurs impressions, d'augmenter ainsi la somme de leurs connaissances, de fixer les desiderata, de rechercher les meilleurs moyens d'arriver à leur trouver une solution et, peut-être, d'en résoudre immédiatement quelques-unes.

» Ce ne serait pas d'une médiocre utilité ; car, malgré les travaux de Lind, de Poissonnier, de Pringle, de Rouppe, de Delivet, j'en passe et des meilleurs, malgré les efforts de Kéraudren, de Forget, et plus récemment du professeur Fonssagrives, qui ont provoqué tant d'améliorations longtemps considérées comme impossibles, il reste encore aujourd'hui beaucoup à accomplir. Quand, d'ailleurs, on considère de quelle étendue est le champ sur lequel doivent s'exercer les études d'hygiène navale, on ne s'étonne pas que le progrès ne s'appelle pas encore perfection.

» Ce n'a pas été un mince travail que celui qui a conduit à dégager l'action qu'avaient sur la santé de l'homme de mer, les matériaux de construction de navire, ses approvisionnements, son chargement et sa topographie. Étant connue cette habitation qui ne ressemble à aucune autre, il a fallu, toujours au même point de vue, se rendre compte de ses mouvements, des conditions diverses de composition, de tem-

pérature, d'hygrométrie, que présente l'air de ses compartiments habitables, des sortes différentes d'encombrement, des
causes d'infection, des procédés d'assainissement, il a fallu
comparer l'hygiène des différentes sortes de navires.

» On n'a pas dû négliger davantage d'apprécier dans quel
sens agissaient les influences pélagiennes et climatériques
résultant de la navigation. Ensuite s'est présentée l'immense
question de l'alimentation et du vêtement. Enfin le marin,
lui-même, a été suivi depuis l'époque de son recrutement
jusqu'à sa retraite, et il a été envisagé dans ses conditions de
profession, de travaux, de mœurs, d'habitudes particulières,
etc., etc.

» Chacun de ces sujets comporte, il est facile de s'en
rendre compte, un nombre considérable de divisions. A l'hygiène navale se rattachent aussi l'exportation et l'importation
des maladies épidémiques, l'étude des mesures à prendre
pour en garantir les ports et plusieurs autres chapitres qui
rendent cette science d'une rare difficulté.

» Maintenant étant admis qu'il y a profit pour les médecins hygiénistes et par conséquent pour les gens de mer à ce
que les premiers ne perdent pas une occasion qui ne s'est
jamais présentée aussi bonne, ne convient-il pas qu'on prépare leur venue ? Les médecins ont fort peu de loisirs, d'où
vient qu'ils ne se dérangent pas facilement et qu'ils veulent,
lorsqu'ils consentent à un déplacement, savoir ce qu'ils auront à faire et combien de temps on leur demandera.

» Je crains qu'en lisant, si toutefois elle leur parvient, la
circulaire mentionnée plus haut, ils ne se rendent pas exactement compte du rôle qu'ils pourraient jouer dans le congrès
maritime auquel, du reste, ils ne sont pas conviés, les conditions d'admission ne devant être qu'ultérieurement fixés. Ils
verront bien l'hygiène inscrite au programme mais formant
groupe avec le mobilier meublant de la marine, l'approvisionnement, la pharmacie, la chirurgie du bord et l'équipement.
Cette promiscuité les effraiera. Ils ne croiront pas qu'il soit
possible de discuter tranquillement et utilement médecine
dans une assemblée où on parlera sur tout voire même sur la
fabrication pour l'exportation et sur l'élevage des crustacés.
Ce n'est pas moi qui combattrai leur opinion.

» Laissant donc le congrès maritime, tel qu'il est compris par la commission de l'exposition, s'organiser avec une sage lenteur, je pense que rien ne s'opposerait à la convocation d'un congrès maritime médical spécial de la formation duquel s'occuperait immédiatement un comité provisoire. Les adhésions et les avis sur les questions à traiter étant recueillis en France et à l'étranger, on fixerait l'époque de l'assemblée, le nombre des séances, les ordres du jour et il ne resterait plus qu'à obtenir les autorisations nécessaires.

» Le congrès médical réuni, ceux d'entre ses membres qui voudraient être admis aux séances du congrès maritime n'auraient qu'à en faire la demande, et les deux institutions fonctionneraient à la façon de l'Académie des Sciences et de l'Académie de Médecine. Tout le monde sait que le premier de ces corps savants renferme une section de médecine et de chirurgie, mais qu'on ne s'occupe sérieusement de ces sciences que dans le second. »

Cet avant-projet était à peine lancé qu'il était adopté par le directeur de l'Exposition, M. Nicole, jaloux de rattacher à l'œuvre considérable qu'il avait su mener à bonne fin tout ce qui pouvait en rehausser l'éclat et en augmenter l'utilité. Nous nous entendîmes rapidement et il fut convenu que l'administration de l'Exposition se chargerait de tous les frais matériels d'organisation, d'installation et de tenue d'un *congrès international d'hygiène et de médecine navales*. Je devais, pour ma part, réunir les adhésions et provoquer les questions destinées à former le programme.

Je crus la tâche facile et me mis immédiatement à l'œuvre me réservant, lorsqu'elle aurait pris corps, de la remettre, pour être conduite à parfait achèvement, à des médecins réunis en comité d'organisation. Je ne voulais déranger personne avant d'être certain que l'entreprise avait des chances de réussir.

La fin de mars et le mois d'avril furent employés à envoyer des lettres et à en recevoir ; la presse politique et scientifique me prêta un concours dont je la remercie de tout mon cœur, et, au commencement de mai, je pus adresser à une trentaine de mes confrères la prière de vouloir bien prendre désormais en leurs mains le soin d'assurer un succès préparé par de nombreuses démarches.

Ce faisant, j'obéissais à un haut sentiment de déférence envers eux, et j'étais, en même temps, désireux d'obtenir le concours d'hommes spéciaux, éclairés, pouvant centraliser et coordonner les matériaux déjà recueillis, préparer une série de questions d'un intérêt égal à leur utilité, faciliter le travail de la future assemblée, apporter enfin à l'œuvre un appui moral et un patronage puissant.

Mais..... j'avais oublié la confraternité. Une bonne moitié des appelés s'abstint de se trouver au rendez-vous et dans l'autre j'eus à compter des adversaires si convaincus que, depuis, ils ne croient plus devoir me saluer. Je ne leur en veux pas, ils m'amusent beaucoup. Le joli, c'est que tout le monde était d'accord sur l'opportunité et l'utilité d'un congrès d'hygiène navale, seulement j'avais eu le tort de ne pas avoir demandé la permission aux petits camarades : premièrement, d'en avoir l'idée ; secondement, de le proposer ; troisièmement, d'essayer à remuer en sa faveur l'opinion publique. Mon but avait été évidemment d'improviser un congrès à moi tout seul, un *congrès Durand,* comme me le reprocha un jour le plus spirituel de mes opposants, je n'étais qu'un intrigant démesurément orgueilleux et, d'ailleurs, j'avais oublié la forme, la fo...o...o...rme... Bridoison se porte toujours bien.

En dépit de toutes ces misères dont je ne parle que pour mémoire, une commission fut formée ; MM. les docteurs Maire, Lecadre oncle, Bellevue, Tarral et Durand en firent partie. De cet instant, le *moi* s'évanouit et fait place à *nous.*

Sous l'habile présidence de M. le docteur Maire, de nouveaux appels furent adressés au public médical et nous eûmes un moment le droit de nous féliciter des résultats obtenus.

L'Académie impériale de Médecine avait, dans sa séance du 7 avril, nommé une commission composée de MM. Guérard, Tardieu, Michel Levy et Bergeron, pour la rédaction d'un programme ; l'inspection générale du service de santé de la marine impériale s'était montrée pleine de bienveillance et de courtoisie, les conseils de santé des ports de guerre avaient envoyé leur adhésion ; MM. les professeurs Bouchardat, de la

Faculté de Paris, Fonssagrives, de la Faculté de Montpellier, avaient promis leur concours, d'honorables médecins étrangers s'étaient inscrits, bon nombre de médecins de la flotte s'étaient joints à leurs collègues de terre pour nous assurer des travaux. Sur la demande qui nous en avait été faite, nous allions reculer l'époque fixée d'abord pour l'ouverture de l'assemblée afin de laisser le temps de se terminer aux concours annuels qui prennent, dans la marine impériale, la dernière quinzaine de septembre et le commencement d'octobre. Tout semblait marcher à souhait.

Une lettre de M. l'amiral de Genouilly, ministre de la marine, vint nous enlever la réussite.

Après les petites jalousies des particuliers arrivait la grande jalousie de l'Etat. « Les officiers du corps de santé de la marine ne pourront obtenir de congé pour assister aux délibérations du congrès médical institué près l'exposition maritime internationale du Havre. »

Il eut été pénible, j'en conviens, d'entendre proposer par eux des réformes qu'on n'est pas disposé à effectuer et dont on ne voudrait pas, dans tous les cas, n'avoir pas eu l'initiative. Tout est pour le mieux sous le meilleur des ministères possible et le silence est d'or.

Entre nous, M. l'amiral a eu grandement raison, car d'aucuns se disposaient à lui signaler des faits qu'il ne connaît pas, j'en suis certain, et auxquels il eut été obligé de remédier vivement, malgré les résistances de ses bureaux, ce qui lui eut donné pas mal de tracas.

Ce fut le signal de la déroute ; la commission de l'Académie récusa le travail dont elle avait été chargée et, privés de leurs confrères de la marine sur le savoir, l'expérience et le dévouement desquels ils comptaient à juste titre, les médecins civils se découragèrent.

De défections en défections nous atteignîmes le 28 septembre.

Cependant les résolutions suivantes avaient été, le 20 août, adoptées par MM. Maire, Lecadre oncle, Bellevue, Tarral et Durand, et portées à la connaissance des adhérents passés, présents et futurs :

1° Le congrès n'admet à la lecture ou à la discussion que

des travaux se renfermant dans la spécialité de son titre ;

2° Il fait une exception, toutefois, en faveur des recherches ou observations sur les maladies qui ne se développent pas spontanément sous nos climats ;

3° Les travaux, manuscrits ou imprimés, devront être adressés à la commission le 25 septembre au plus tard ;

4° Les séances du congrès s'ouvriront le 25 septembre, à midi, et se termineront le 3 octobre, à cinq heures du soir ;

5° Trente minutes seront accordées par chaque lecture.

Tout en laissant aux adhérents une liberté absolue dans les limites qu'elle vient d'indiquer, la commission croit devoir appeler leur attention sur les questions suivantes qui se rattachent spécialement à la marine de commerce :

(*a*) Ne serait-il pas à désirer qu'avant le départ de chaque navire, une commission médicale s'assurât qu'il est dans de bonnes conditions hygiéniques pour prendre la mer, principalement sous le rapport du logement de l'équipage et des passagers, du rechange des vêtements pour les matelots, de la qualité et de la quantité des vivres ?

(*b*) La visite sanitaire de l'équipage au moment de la revue, en permettant d'élaguer les syphilitiques, galeux, teigneux, les infirmes et les prédisposés aux maladies graves, n'est-elle pas une mesure indispensable ?

(*c*) Les cuisines distillatoires doivent-elles être recommandées pour les grands navires ? Quels sont leurs avantages et leurs inconvénients ?

(*d*) Existe-t-il des marchandises, des cargaisons qui peuvent nuire à la santé du personnel ? Quels dangers font-elles courir ? Quels sont les moyens d'y remédier ?

(*e*) Quel est le meilleur désinfectant pour les navires ?

(*f*) Les modes de ventilation actuels sont-ils suffisants ?

(*g*) La composition des coffres à médicaments répond-elle aux besoins de la thérapeutique navale et l'instruction médicale réglementaire, remise aux mains des capitaines de navires qui n'embarquent pas de chirurgien, est-elle suffisante ? — Dans le cas de la négative, quelles seraient les modifications à apporter ?

(*h*) Dans le port où se passent les examens pour l'obtention du brevet de capitaine au long-cours, ne devrait-on pas rendre obligatoires aux candidats, des notions élémentaires sur la connaissance et l'emploi des objets contenus dans le coffre confié aux soins de chaque capitaine ?

(*i*) La présence d'un chirurgien, à bord des navires de commerce, n'est plus obligatoire aujourd'hui que lorsque l'équipage atteint le chiffre de cent hommes. Ne serait-il pas utile de fixer cette obligation à cinquante hommes, passagers compris ?

(*j*) La substitution des navires à vapeur aux navires à voiles, a-t-elle amené quelque modification dans la santé des marins ?

(*k*) Existe-t-il des maladies que la navigation ou l'atmosphère maritime puissent modifier ?

(*l*) Quelles sont les maladies spéciales à la Côte d'Afrique ? Moyens préventifs et agents curatifs ?

(*m*) La colique sèche et la colique de plomb sont-elles une seule et même maladie ?

(*n*) De la fièvre jaune.

(*o*) De la dysenterie des pays chauds.

(*p*) Le scorbut semble avoir augmenté en fréquence dans les longues traversées. A quoi attribuer cette recrudescence ?

(*q*) Existe-t-il en Chine, en Cochinchine ou dans l'extrême Orient, des maladies spéciales à ces contrées lointaines ?

(*r*) Des bains de mer et de leur emploi thérapeutique.

Un diplôme d'honneur, des médailles d'argent et de bronze seront décernés, s'il y a lieu, aux adhérents dont les travaux auront été jugés dignes de cette faveur. Une commission sera nommée à cet effet par l'assemblée générale.

Au jour dit, personne ne se montra, ou, pour être plus vrai, le nombre des présents fut si petit qu'à l'unanimité la première séance fut renvoyée au mardi 29 septembre. On put alors se constituer et se livrer à des travaux qui occupèrent six réunions consécutives et eurent lieu sous la présidence de M. le docteur Maire, du Havre.

Des lectures et l'examen des mémoires soumis à l'appréciation du congrès remplirent la majeure partie de son temps, l'autre fut consacrée à la discussion des questions énoncées ci-dessus.

Je reviendrai sur les travaux à l'occasion des récompenses qui leur ont été accordées. Je vais rapporter sommairement les réponses faites par le congrès auxdites questions.

Je prie le lecteur de me dispenser de les répéter puisqu'il vient de les lire et de me laisser ne faire précéder chaque réponse que par la lettre d'ordre qui servait à désigner la demande correspondante.

(*a*) Sans doute cette commission serait non moins utile que celle des capitaines-visiteurs. Elle aurait l'avantage d'assurer la santé, le bien-être des matelots, et de prévenir les maladies. L'examen de la qualité et de la quantité des vivres préviendrait bien des fautes s'il était scrupuleusement fait au départ de chaque navire.

(*b* La visite sanitaire avant le départ a lieu quelquefois ; elle devrait être obligatoire dans l'intérêt de l'équipage, du capitaine et de l'armement qui est, en dernier résultat, responsable des frais de traitement, d'hôpital et de rapatriement des marins malades ou convalescents.

(*c*) Les cuisines distillatoires sont utiles dans les longues navigations, mais le plomb doit être totalement banni de leur construction, et il est à désirer qu'on puisse arriver à n'y faire entrer que le fer, le cuivre étamé n'étant pas lui-même sans danger.

(*d*) Il est évidemment des cargaisons offrant des inconvénients pour l'équipage et pour les passagers. Ainsi le guano, les cuirs verts, les animaux vivants, les émigrants toujours trop nombreux eu égard à la grandeur des navires qui les transportent, etc. Les moyens ordinaires de désinfection suffisent généralement pour atténuer les dangers causés par les marchandises ; quant aux maux produits par un encombrement d'hommes ou d'animaux, on ne saurait trop les signaler à ceux qui ont autorité pour l'empêcher, car leurs effets ne peuvent être détruits que par la suppression de leur cause.

(*e*) Les solutions alcalines de permanganate de potasse paraissent réunir toutes les qualités désirables.

(*f*) En général, non. Le génie maritime a encore beaucoup à faire à ce sujet. Le congrès espère que l'emploi des mâtures en fer creux permettra des améliorations bien nécessaires. Il insiste sur l'emploi des ventilateurs à bord des grands navires chargés de troupes ou d'émigrants.

(*g*) La composition des coffres à médicaments pour les navires qui n'embarquent pas de chirurgien est défectueuse, et l'instruction médicale remise aux capitaines, insuffisante. Il suffit de dire qu'elle n'a pas été modifiée depuis 1819. Les efforts tentés à cet égard et, souvent, par les médecins de la marine sont restés sans succès. Le congrès réclame des changements dont l'urgence est attestée et il espère que le gouvernement prendra son vœu en considération.

(*h*) Cette mesure serait logique et le congrès en recommande l'adoption.

(*i*) Non-seulement ce serait utile, mais on ne comprend pas qu'il en puisse être autrement.

(*j*) Sauf les brûlures, plus fréquentes à bord des steamers, on n'a pas remarqué de différences pathologiques bien sensibles. L'expérience enseignera peut-être que la rapidité de marche des bateaux à vapeur amenant de brusques changements de latitude, doit provoquer des altérations dans la santé des équipages. Elle a déjà dit, au reste, que les hommes employés au service des machines sont plus exposés aux congestions cérébrales et aux coliques de plomb. En revanche, grâce à la moindre longueur des voyages, les matelots des steamers sont moins sujets aux maladies dépressives causées pac l'ennui d'une interminable navigation, et, d'un autre côté, ils peuvent beaucoup plus fréquemment être approvisionnés de vivres frais. En somme, la question est encore à l'étude.

(*k*) Les affections lympathiques et la tuberculose sont heureusement modifiées par la navigation.

(*l*) Les fièvres pernicieuses, l'hépatite, l'anémie. Le quinquina est le remède qui leur est le plus efficacement opposé. Ce n'est que dans l'observation stricte des règles de l'hygiène qu'on peut chercher les moyens d'échapper à ces affections.

(*m*) Le congrès, à la majorité des voix, pense qu'elles constituent deux maladies différentes.

(*n*) La maladie est infectieuse et non contagieuse. En raison du degré d'intoxication elle est plus ou moins maligne. Elle peut tuer sans réaction ; le plus souvent il y a une réaction violente. Dans ce dernier cas de larges saignées sont le remède le plus efficace. Les bains froids ont réussi entre les mains de M. le docteur Bellevue. La proportion actuelle des décès paraît être aujourd'hui de 1 sur 5 et la durée de la maladie de 3 à 10 jours.

(*o*) La dysenterie des pays chauds est ordinairement épidémique et semble se transmettre par les selles. L'aération, la désinfection, l'épécacuanha, les sels neutres, les opiacés, paraissent les meilleurs moyens à employer pour les combattre.

(*p*) Au défaut d'approvisionnement en vivres frais, en bon suc de citron et à la trop grande longueur des traversées sans relâche.

(*q*) Un ulcère spécial, certains elephantiasis, le béribéri, etc., sont des affections propres à ces contrées et sur lesquelles les documents commencent seulement à arriver en France. Il serait bon qu'une impulsion fut donnée à leur étude.

(*r*) Les bains de mer sont toxiques et fortifiants s'ils ne durent que cinq minutes ; ils sont dépressifs dans le cas contraire. La tête doit être mouillée en même temps que le corps. Après le bain de mer le lavage des pieds doit se faire à l'eau tiède. Il faut ne se mettre à l'eau que lorsque l'estomac est au repos et marcher en revenant du bain. Le moment le plus convenable dans nos contrées est celui où la mer commence à descendre.

Les dix premières questions ont été celles qui ont le plus fortement intéressé les membres du congrès. Elles se rapportent, en effet, directement à l'hygiène navale, et le bien-être des marins dépend de la façon dont elles sont résolues. C'est à l'unanimité que l'assemblée a indiqué des réformes que tôt ou tard on sera dans la nécessité de faire. Des commentaires seraient superflus.

L'absence des officiers de santé de la marine impériale, en diminuant le nombre des médecins autorisés à parler, de visu, des maladies qui ne se développent pas sous nos climats, a restreint forcément la discussion sur ce sujet qu'ont touché, d'ailleurs, quelques mémoires fort bien travaillés.

Des travaux imprimés et manuscrits, dont plusieurs étaient inédits, avaient été soumis à l'appréciation du congrès. Le jury qu'il avait institué dans sa séance du 3 octobre et qui se composait de MM. les docteurs Maire, *président*, Durand, *rapporteur*, Lecadre neveu et Tarral, en a distingué vingt anxquels il a décerné les récompenses suivantes :

Médailles d'or :

Archives de Médecine navale (nombreux articles sur l'hygiène maritime et sur les maladies des pays étrangers) ;

De Labordette, Lisieux (invention du Speculum Laringien ; recherches sur la contracture de la mâchoire inférieure dans les cas d'asphyxie par submersion).

Médailles d'argent :

Anneveu, Bellencombre (observations sur le béribéri, moyens de prévenir ou tout au moins de rendre moins fréquents les ravages de cette maladie) ;

Bellevue, Havre (traitement de la fièvre jaune) ;

Dickson, Londres (réponse aux questions du programme ; nombreux travaux sur l'hygiène navale) ;

Gourdin, Paris (réponse à cette question du programme : Existe-t-il des maladies que la navigation ou l'atmosphère maritime puisse modifier ?) ;

Lecadre oncle, Havre (des quarantaines) ;

Mitchell, Londres (mémoire sur la liqueur de Condy, solution de manganates et de permanganates alcalins) ;

Wiart, Caen (de l'usage interne de l'eau de mer).

Médailles de bronze :

Amédée Paris, Angoulême (mémoire sur le lichen vésiculaire ou bourbouillis des marins) ;

Borchard, Bordeaux (thèse sur l'identité de la colique sèche des pays chauds et de la colique saturnine) ;

De Capdeville, Toulon (thèse sur les secours à donner

aux blessés pendant le combat à bord des bâtiments de guerre) ;

Chonnaux-Dubisson, Villers-Bocage (mémoire sur la fièvre jaune) ;

Desmartis, Bordeaux (quelques idées pour concourir au soulagement des blessés) ;

Leach H., Londres (rapport sur les conditions hygiéniques de la marine marchande) ;

Rey, Toulon (note sur un appareil à fumigation et à bain de vapeur destiné à la marine) ;

Sarraméa, Bordeaux (fondation sur les côtes maritimes d'établissements destinés à préserver les enfants du lymphatisme et de la tuberculose).

Mentions honorables :

Lemarchand, Tréport (des bains de mer sur les plages du Nord) ;

Martinencq, Paris (de l'air marin) ;

Marnisse, Bordeaux (observations sur deux cas de fièvre de Maurice).

Le jury a regretté que le travail de M. A. Liégard, de Caen, sur la réduction de l'étranglement herniaire et sur la kélotomie ait été complètement en dehors du programme du congrès. Il n'a pu accorder de récompense à cette œuvre remarquable, mais il l'a signalée et a remercié son auteur de la lui avoir communiquée.

Les *Archives de Médecine navale* ont commencé à paraître en janvier 1864. Des tentatives avaient été faites en 1814, 1836, 1848 et 1854 pour fonder un recueil destiné à collectionner et à centraliser les matériaux relatifs à l'hygiène navale, à la pathologie et à la climatologie exotiques, à l'ethnologie et aux sciences naturelles dans ce qu'elles ont d'afférent à la mission du médecin et du pharmacien de la marine ; ces efforts avaient été perdus. La chose n'a rien de surprenant car tout le monde sait qu'il faut un siècle, en France, entre la conception d'une heureuse idée et sa réalisation, lorsque cette réalisation, ne dépendant point de la volonté d'un seul, réclame le concours d'auxiliaires nombreux et dévoués et, surtout, quand elle doit être soumise à une sanction gouvernementale.

M. Le Roy de Méricourt, professeur aux écoles de médecine navale, dirige la rédaction de cette œuvre à laquelle on ne saurait accorder trop de sympathies. Le plan, révélé par lui dans une introduction publiée à la tête du premier numéro, est basé sur une saine méthode et, s'il est scrupuleusement suivi, « sauf les modifications qui seront le fait de l'expérience pratique, » un succès mérité récompensera certainement l'éminent chef de file et ses vaillants collaborateurs.

L'ouvrage étant publié par livraisons mensuelles, chaque fascicule renferme, autant que possible, un article consacré au dépouillement méthodique de toutes les notions acquises par les médecins de la marine, au point de vue hygiénique, climatologique et pathologique, dans les différentes localités du littoral qu'ils sont appelés à visiter. Ces faits épars, analysés et comparés, sont complétés par des renseignements empruntés aux médecins étrangers. Il résultera de ce labeur une sorte de *pilote médical du littoral du monde entier,* et on arrivera ainsi à constituer la climatologie et la pathologie exotiques. Viennent ensuite des mémoires originaux ayant trait à l'hygiène navale, à la pathologie, aux sciences naturelles. Enfin un bulletin clinique contenant les observations recueillies à la mer ou dans les hôpitaux maritimes, une revue critique des ouvrages français et étrangers, une étude des classiques tels que Bontius, Rouppe, Poissonnier-Desperrières, Lind, etc., ou bien des variétés scientifiques complètent le programme.

Il serait sans défaut s'il comprenait un chapitre ouvert aux réclamations et à l'examen des institutions régissant le service sanitaire de la flotte, mais « par son attache officielle, par le haut patronage du ministre de la marine et par l'intervention de l'inspection générale du service de santé, les archives doivent se renfermer dans le domaine calme de la science théorique et appliquée et ne rien voir ni vouloir au-delà. C'est pour elles une question de principe ; si elles s'en écartaient ce serait une question d'existence. »

Malgré cette restriction, félicitons-nous de les posséder au même titre que nous sommes heureux de voir vivre le *Recueil de mémoires de médecine, de chirurgie et de pharmacie militaires,* et d'autant plus que nos honorables confrères de la marine ne se gênent point pour mettre poliment et respectueusement en demeure messieurs nos maîtres et seigneurs de vouloir bien apporter quelques petits changements aux us et coutumes bien et dûment reconnus par trop décrépits et malsains.

La preuve en sera fournie par quelques citations extraites du premier volume, citations qui montreront en même temps dans quel excellent esprit sont conçus les travaux insérés, combien est grande leur importance et le bien immense qui peut résulter de leur publicité.

Voici, par exemple, ce qu'on trouve dans un rapport de M. le docteur Griffon de Bellay sur le service de l'hôpital flottant, la *Caravane,* mouillé en rade du Gabon.

D'après cet observateur instruit et consciencieux, les affections paludéennes sont les maladies dominantes sur ce point de la côte occidentale d'Afrique. La complication bilieuse rare et peu dangereuse en rade est, à terre, fréquente et très grave. La dysenterie n'y est pas commune. L'anémie et la cachexie paludéenne avec leur cortége de névropathies sont la véritable maladie du Gabon et le partage presque inévitable des matelots qui restent plus d'un an sur les navires affectés au service de la baie.

Elles sont produites par l'influence combinée de l'impaludation, de la débilitation qui résulte d'un climat constamment chaud et humide, et enfin par l'influence d'une nourriture qui est défectueuse par sa monotonie. La viande fraîche et les légumes manquent absolument au Gabon ; les vivres de campagne y subissent une prompte détérioration. Si l'on veut que le matelot *vive,* il faut créer sur place ce que l'industrie du pays ne lui donne pas.

C'est donc à l'administration qu'appartient réellement le traitement d'affections redoutables. A elle de les prévenir en améliorant le régime alimentaire des équipages, en ne maintenant pas les matelots pendant plus d'un an sur les navires qui ne prennent pas le large, et en déplaçant les hommes dont la santé ne peut décidément pas s'accommoder du séjour en rivière.

Je crois qu'il serait difficile de dire mieux et plus clairement son opinion.

Un autre rapport envoyé par M. le docteur Lagarde sur le service médical de la frégate la *Vengeance*, du 22 novembre 1859 au 15 septembre 1862, contient sur les dangers de l'encombrement joints à ceux d'une traversée trop longue et d'une alimentation monotone suffisante en quantité mais insuffisante en qualité et en variété, des documents du plus haut intérêt.

Quinze jours après son départ de Lorient, la *Vengeance*, sur laquelle étaient embarqués 716 marins ou soldats, fut visitée par la fièvre typhoïde et la stomatite diphtéritique. La batterie humide, mal éclairée, dont l'atmosphère était contaminée par la réunion d'un trop grand nombre d'hommes, constituait le foyer évident d'où a rayonné l'agent toxique. En décembre, la moyenne des malades s'éleva à 52,5 par jour. Et ce qui prouve l'influence pernicieuse de l'entassement et du défaut de ventilation, c'est que, dès qu'on fut arrivé dans des parages où l'air et la lumière purent largement pénétrer dans la batterie, les accidents diminuèrent rapidement.

Un repos d'une semaine sur la rade de Table Bay (cap de Bonne-Espérance), améliora davantage encore l'état sanitaire, mais, un mois après avoir quitté ce mouillage, le navire était de nouveau transformé en hôpital. Le scorbut se montra après 120 jours de mer. En mars, la moyenne des malades s'éleva à 56,9 ; en avril, ce chiffre doubla.

En arrivant à Hong-Kong le 22 avril, après 140 jours sous voiles et 10 jours de relâche seulement, 158 hommes étaient exempts de service pour maladie.

Qu'on ne l'oublie pas, dit M. le docteur Lagarde, les mêmes effets se produiront toujours tant qu'on ne détruira pas les causes.

Heureusement la substitution des bâtiments à vapeur aux navires à voiles supprime à peu près le péril inhérent aux traversées interminables ; il reste la question de l'encombrement et celle de l'alimentation des matelots. La première a de terribles difficultés à surmonter ponr être résolue, si j'en juge par la façon ou plutôt par le sans-façon qui a présidé au rapatriement des troupes de l'armée d'occupation du Mexique.

Je suis revenu de la Vera-Cruz à Saint-Nazaire, en compagnie de mille hommes, sur le *Tampico*, bateau de la Compagnie Transatlantique, où trois cents ne seraient point à l'aise, et je puis dire avec quel agrément s'effectua ce déplorable convoi. Notez qu'on avait eu, de plus, l'extrême prudence de ne m'adjoindre aucun autre médecin. Il y a eu des jours où plus de cent passagers se sont présentés à ma visite. *Ab uno disce omnes.*

Si, au moins, on s'occupait d'assurer la ventilation !

Quant à la qualité et à la variété des vivres, il faut rendre à l'Etat et aux armateurs cette justice que de notables améliorations ont été introduites dans l'hygiène alimentaire des marins. Tout cependant n'a pas été fait, et le congrès d'hygiène du Havre recommande une surveillance de tous les instants aux agents chargés de l'exécution des prescriptions réglementaires et une ardeur nouvelle aux administrateurs et aux hommes du métier qui cherchent les moyens de réformer ce qui est encore défectueux. La bonne nourriture fait les bons matelots et dégrève l'armement des nombreux frais occasionnés par la maladie ou l'impuissance au travail.

Les neuf volumes parus en juillet 1868 renferment, parmi bon nombre d'opuscules bien faits et dont la lecture est des plus attrayantes, les travaux suivants qui se recommandent plus particulièrement à l'attention :

Ce sont : l'histoire du service de santé de la marine ; les contributions à la géographie médicale ; le discours sur le rôle du médecin de la marine dans les voyages de découverte ; la topographie médicale de la Cochinchine française, des Bermudes, de la Guadeloupe ; les rapports sur le service de l'hôpital flottant la *Caravane* et de la frégate la *Vengeance ;* les recherches sur le mal cœur ou mal d'estomac des nègres, l'ulcère de la Guyane, l'ulcère annamite, le pied de madrera, la colique sèche et la colique de plomb, la fièvre jaune, la fièvre bilieuse hématurique, l'éléphantiasis, le scorbut, la chique, la teigne des ongles, l'héméralopie ; des essais sur l'action comparative des divers agents de désinfection ; une étude sur l'hygiène et la pathologie professionnelles des ouvriers des arsenaux maritimes ; la relation médicale du voyage de la frégate *Novara* ; la pathologie de la race nègre ; l'ozonométrie nautique ; les conditions hygiéniques des navires cuirassés, etc.

On voit quelle variété de sujets ; si j'ajoute qu'ils sont traités, beaucoup avec un talent hors ligne, tous avec soin, et qu'un vif sentiment du devoir et de la dignité professionnels règne de la première à la dernière page, on ne sera pas étonné de la faveur avec laquelle le congrès a jugé une collection déjà précieuse.

J'ai décrit, page 24, le *spéculum laryngien* de M. le docteur de Labordette, et j'ai dit que, pour ce praticien distingué, la contracture des mâchoires dans l'asphyxie par submersion était un signe à peu près certain de la persistance de la vie.

La constatation de la vérité de cette assertion est d'une importance énorme, car, si le fait de la contracture a la signification qui lui est attribuée, ss présence indiquera la nécessité de continuer à prodiguer tous les soins possibles à un noyé quelles que soient, d'ailleurs, les apparences de mort.

M. de Labordette a cherché à l'établir à l'aide d'expériences faites, de concert avec M. le docteur Legros, dans le laboratoire de M. le professeur Robin.

Ces messieurs ont plongé dans l'eau douze rats du même âge et de même espèce et les ont empêchés de venir respirer à la surface. Chacun de ces animaux a exécuté des mouvements d'expiration, chez aucun ne s'est produite la moindre dilatation de la poitrine. Ils sont tous tombés, pour ne plus se relever, au bout d'une minute et demie. Extraits alors du liquide, ils présentaient une contracture très forte des mâchoires qu'on maintenait difficilement ouvertes avec une pince ; les membres étaient raides, les yeux saillants hors des orbites.

En ayant soin de garder leur bouche ouverte et en leur faisant exécuter artificiellement des mouvements simulant ceux qui se produisent dans l'acte de la respiration, *neuf* sujets se ranimèrent à mesure que l'air pénétra dans les poumons.

Sur douze autres rats, laissés sous l'eau pendant deux ou trois minutes, les mâchoires n'étaient plus serrées, les membres n'étaient plus contractés et les mêmes moyens que ceux employés chez les précédents ne purent ressusciter que *trois* individus.

M. de Labordette cite encore, à l'appui de sa croyance, des observations d'hommes rappelés à la vie après être restés plus ou moins longtemps sous l'eau et qui, *tous,* offraient le symptôme de la contracture des mâchoires.

Il faudra, d'ailleurs, avoir soin, dans les discussions et les recherches qu'appelle l'honorable chirurgien de l'hôpital de Lisieux et qui ne peuvent manquer d'avoir lieu sur un sujet aussi digne d'intérêt, de ne pas confondre la raideur résultat de la contracture des muscles avec la rigidité cadavérique.

Le congrès a écouté avec beaucoup d'attention l'exposé que lui a fait M. de Labordette de ses doctrines sur l'asphyxie par submersion, l'a félicité sur la voie expérimentale dans laquelle il était entré, et a émis une opinion très favorable sur l'emploi du spéculum dans les maladies du larynx.

Le Béribéri, maladie qu'on avait cantonnée dans certaines parties du littoral de l'Inde, s'est montrée sur mer, dans les Antilles, au Brésil, et non seulement chez les coolies de la côte Malabarre, mais encore parmi les nègres, les chinois et différents individus d'autres races. Il y a donc lieu de ne pas le considérer comme une curiosité pathologique et d'apporter à sa détermination, à son étiologie et à son traitement, une attention que j'aime à reconnaître dans le mémoire publié par MM. Fonssagrives et Le Roy de Méricourt, dans les Archives générales de Médecine, dans le travail de M. le docteur Henri Dumont sur la *maladie dite des sucreries,* dans une notice de M. le docteur J. F. da Sylva Lima, médecin de l'hôpital de la Charité de Bahia, et enfin dans une série d'observations que M. Anneveu, médecin à Bellencombre, a soumise au congrès.

Ces observations ont été prises, jour par jour, auprès des malades, sur un navire affecté au transport des coolies. Leur brutalité, s'il m'est permis de m'exprimer ainsi, leur donne une autorité incontestable. On sent, en effet, qu'elles n'ont point été écrites pour les besoins d'une cause ou sous l'influence d'une idée préconçue. Ce sont des notes, sans ordre et sans grande méthode, qu'il faut étudier avec quelque peine, mais qui reflètent fidèlement l'image de l'affection. Pas de science superflue, pas de digressions ; des photographies quelquefois un peu obscures, quelquefois claires, toujours empreintes de la plus entière bonne foi.

Dans les vingt-un cas rapportés par M. Anneveu, dix-neuf fois l'affection s'annonce par un gonflement occupant une partie quelconque du corps, le plus souvent, pourtant, la face et les extrémités inférieures, jamais les membres supérieurs. Il manque chez deux malades : l'un, qui est mort en quelques heures, pourrait bien ne pas avoir eu le béribéri ; quant à l'autre, s'il a échappé à l'œdème, il a éprouvé les picotements caractéristiques constituant aussi l'un des symptômes les plus importants de cette maladie, car je les trouve notés, au moins chez les trois-quarts des patients et leur faisant, quelquefois, éprouver de telles douleurs qu'ils ne peuvent goûter aucun repos. Le doigt posé sur le gonflement y laisse une empreinte plus ou moins accusée, souvent nulle ; la pression cause beaucoup, peu ou point de mal.

Le cerveau n'est affecté que dans les cas très graves et à la dernière période ; les facultés intellectuelles restent saines ; quelques étourdissements ; peu de céphalalgie, plus fréquemment des troubles de la vision. Les objets apparaissent à travers un brouillard.

L'auscultation et la percussion de la poitrine ne montrent rien du côté des poumons, une fois quelques râles humides ont été entendus, une autre fois quelques râles sibilants. Dans un tiers des cas la respiration a été pénible, difficile même.

Le cœur n'a rien offert de particulier. Chez deux malades les bruits ont été un peu sourds, chez deux autres il y avait un bruit de soufle au premier temps. La fièvre n'est pas forte ; 73 pulsations en moyenne (minimum 65, maximum 80); deux fois le pouls était imperceptible.

Le foie et la rate sont restés à l'état normal ; le ventre est rarement douloureux à la pression.

Peu de troubles du côté des organes de la digestion : chez quelques Indiens fortement pris les gencives sont molles et saignantes ; la langue est sèche ou humide, chez presque tous recouverte d'un enduit blanchâtre. Le sens du goût n'est pas altéré. L'appétit varie, est capricieux. Au début les vomissements sont rares, il y a fort peu de diarrhées. Les urines sont normales.

Selon M. Anneveu, et contrairement à l'opinion généralement admise, la prostration attribuée au Béribéri n'existe pas. Il a remarqué qu'à moins d'être arrivés à la période ultime où la mort devenait imminente, les Indiens avaient plutôt l'idée de marcher que de garder le repos, lorsque l'état des extrémités inférieures leur permettait la station verticale. Ce qui a pu tromper, à ce sujet, les observateurs, c'est l'apathie propre aux Orientaux. Lorsqu'un Indien se sent malade, il se désole et reste à se lamenter dans son coin.

Le Béribéri peut avoir une terminaison favorable ; l'œdème et avec lui tous les symptômes de maladie disparaissent alors ; dans les cas très sérieux, même lorsque l'infiltration est considérable, qu'elle occupe une grande partie du corps, que des épanchements existent dans les cavités séreuses, une médication intelligente et active réussit quelquefois. Si la mort doit terminer la scène, les désordres de la circulation deviennent plus profonds, les bruits du cœur s'affaiblissent progressivement, les mouvements respiratoires diminuent, la dyspnée devient de la suffocation, la peau et les extrémités se refroidissent, la vue se trouble et l'asphyxie arrive.

L'anatomie pathologique démontre surtout une fluidité du sang veineux offrant à l'air un aspect gélatiniforme, une infiltration du tissu cellulaire sous-aponévrotique et des membranes séreuses avec épanchement dans les cavités splanchniques du crâne, du rachis, de la poitrine et du ventre. Je trouve aussi ces caractères dans une nécropsie faite par M. Anneveu. Les cavités pleurales sont remplies d'un liquide de

couleur citrine sans flocons albumineux : les poumons sont
libres de toute adhérence : le gauche est crépitant, il existe
une quantité assez notable de sérosité spumeuse ; il existe
aussi dans le droit atteint d'hépatisation rouge. Le foie est
très volumineux, ardoisé, très friable ; la vésicule biliaire est
remplie d'une bile très noire. La rate est volumineuse, pèse
565 grammes, est ramollie, crie sous le scalpel. Les reins sont
petits et pâles. Le cœur a son volume normal, les orifices
ventriculaires, veineux et artériels sont intacts ; le ventricule
gauche est vide, il y a des caillots passifs et des caillots avec
commencement d'organisation dans le ventricule droit. Le
péricarde est plein de sérosité semblable à celle trouvée dans
les plèvres. Le péritoine en est également pourvu. L'estomac
présente un œdème de la muqueuse, de la congestion veineuse ;
sa surface est couverte d'arborisations, il contient un épanchement sanguin et muqueux. L'intestin montre aussi des arborisations. Le cerveau n'a rien. Le tissu cellulaire sous épider-
mique et profond est infiltré. Point de caillots dans les artères
et dans les veines des membres. Les muscles sont, peut-être,
moins durs et plus pâles que d'habitude.

Les purgatifs, les boissons nitrées, l'éther sulfurique à
l'intérieur, les liniments ammoniacaux, les révulsifs à l'extérieur, sont les moyens thérapeutiques employés par M. Anneveu et qui lui ont paru le plus efficaces. Il n'a pu donner la
proportion des guérisons, plusieurs de ses observations ayant
été forcément incomplètes. J'allais oublier de dire que, sur les
21 observations, une seule regarde une femme.

La saleté des Indiens, le peu de soins qu'ils reçoivent pendant le temps qu'ils séjournent sur la côte en attendant leur
embarquement, la mauvaise nourriture, l'anémie qui en est
la suite, telles sont les causes qui les prédisposent au béribéri.
Que si le chagrin de s'expatrier, les fatigues d'une traversée
de plusieurs mois, les miasmes produits par l'encombrement
viennent agir sur eux, la maladie éclate, et ses ravages sont
d'autant plus grands qu'elle rencontre une foule plus compacte.

Notre honorable confrère voudrait que le gouvernement
prît en main d'une façon plus rigoureuse la surveillance de
l'émigration des coolies ; qu'il établît, aux lieux où ils sont

réunis avant le départ, des casernes aérées, abondamment
pourvues d'eau de bonne qualité ; que la plus grande propreté
fut exigée ; que l'alimentation fut réparatrice ; qu'on ne per-
mît l'entrée à bord qu'aux individus en parfait état de santé,
et que le nombre des passagers fut sévèrement calculé d'après
le chiffre du cubage des entreponts du navire. Il pense que
les précautions indiquées par lui rendraient certainement plus
rares des épidémies meurtrières.

M. le docteur Bellevue, du Havre, a excercé, pendant
quinze ans, la médecine à Marie-Galante, où il a eu l'occasion
de voir trois épidémies de *fièvre jaune,* dont une excessivement grave, et de soigner quantité de malades atteints par le
terrible fléau. Nul n'était donc plus autorisé à apporter le
tribut qu'il a bien voulu offrir au congrès en condensant dans
un petit nombre de pages élégamment et spirituellement
écrites les résultats d'une très heureuse méthode de traitement et les règles de cette méthode elle-même.

M. Bellevue commence par rappeler deux symptômes qui
ne manquent *jamais* au début de la fièvre jaune : la prostration et la douleur sus-orbitaire. Ce sont les avant-coureurs de
tous les désordres qui, plus tard, se présenteront ; ce sont les
premiers ennemis qu'il faut attaquer et vaincre, car, souvent,
après leur défaite, le danger disparait comme par enchante-
ment.

Aussi, dès les premières heures de l'invasion du mal,
fait-il une large saignée du bras de façon à produire une
syncope et, par suite, à provoquer une dérivation puissante,
à ramener à son rhythme normal le pouls brusquement
déprimé par la concentration du sang dans les grandes cavités
splanchniques. Le patient, tenu au lit, boit de la limonade
crue et froide fortement acidulée ; une compresse imbibée
d'eau vinaigrée est placée sur sa tête ; des cataplasmes de
farine de lin, saupoudrés de farine de moutarde, sont appliqués sur ses jambes et sur ses cuisses. Bientôt la réaction se
montre : le malade accuse une chaleur insupportable ; il a la

respiration précipitée, le pouls vif et peu développé, la peau
sèche ; une soif ardente le dévore et la douleur sus-orbitaire
devient atroce. C'est alors le moment de le placer dans un
bain froid et, pendant les huit ou dix minutes qu'il y reste,
de projeter doucement et continuellement sur sa tête des affusions d'eau froide ; après quoi, on le retire, on l'enveloppe
dans une grande couverture de laine et on le recouche. Une
heure après ce premier bain, quelquefois un peu plus tôt,
quelquefois un peu plus tard, une moiteur agréable amène un
profond sentiment de bien-être qui dure, en général, fort peu ;
la chaleur de la peau, la sécheresse et la douleur de tête repa-
raissent tout aussi fortes que précédemment. On recommence
l'immersion, les affusions, l'enveloppement, etc. Si les accidents se font une troisième fois sentir, on a recours aux
mêmes moyens repris, au besoin, une quatrième, une cinquième et une sixième fois dans la journée. Le plus ordinairement trois bains suffisent ; il est à noter que les individus,
que l'on est forcé de porter au commencement, se rendent
seuls au second ou au troisième bain. D'ailleurs, les patients
s'habituent rapidement à la sensation de froid très vive d'abord
et difficile à supporter ; tous demandent la continuation du
traitement. L'eau de mer et l'eau douce ont été indifféremment employées.

La première période de la fièvre jaune étant passée, les
malades sont tenus au lit, couverts légèrement, une compresse
d'eau vinaigrée sur la tête ; de deux en deux heures, on promène des sinapismes sur toute la longueur des membres inférieurs, un large cataplasme émollient recouvre l'abdomen.
Pour boisson, de la limonade au citron, quelquefois de la
limonade minérale lorsque les vomissements surviennent et,
surtout, quand on y remarque des points noirâtres ; des lavements combattent la constipation.

Grâce à cette médication, de nombreux cas de fièvre jaune
sont *jugulés* à la fin du second jour. Je sais que, pour beaucoup, toute pyrexie qui se limite ainsi aux phénomènes de la
première phase n'est pas le vomito, que la seconde période
caractérise, seule, le typhus américain et que, par conséquent,
d'aucuns prétendront que si M. Bellevue a jugulé quelque
chose, ce quelque chose pouvait bien avoir quelques-uns des

symptômes de la fièvre jaune, mais n'était point et n'aurait jamais été cette maladie. Pour ma part, je ne comprends rien à toutes ces finesses qui, peut-être, ont leur utilité dans les luttes académiques et fournissent, en tous cas, de la copie aux auteurs ; ce qui importait aux malades de M. Bellevue atteints, en pleine épidémie de fièvre jaune, d'accidents *identiques* à ceux qui précédèrent, chez de moins heureux, *incontestablement frappés ceux-là,* les vomissements noirs et la mort, c'était, je crois, de guérir ; ils ont guéri. Nommez comme vous voudrez ce que vous voulez qu'ils aient eu, cela m'est égal et à eux aussi.

Du reste, je prie ceux qui n'aiment point voir le dénouement arriver après un seul acte, surtout quand ce dénouement est favorable, de me suivre encore un peu dans l'examen de l'opuscule de notre digne confrère, ils vont avoir affaire à toutes les péripéties du drame.

Lorsque la maladie résiste au traitement sus-indiqué, la peau se colore en jaune clair pour atteindre graduellement le jaune cuivré foncé, la langue se couvre de plus en plus d'un enduit jaune sale très épais, la fièvre devient ardente et continue, la tête se prend, un délire vague et une anxiété indicible apparaissent ainsi que des vomissements d'abord tachés de noir, ressemblant ensuite au marc de café. Enfin un hoquet des plus fatigants, une faiblesse extrême, une respiration haletante, un pouls filiforme, une peau flasque et qu'on dirait vouloir se décoller des chairs, un œil terne enfoncé dans l'orbite, annoncent une mort prochaine. Dans ces cas, d'une gravité heureusement exceptionnelle, le médecin n'est cependant pas totalement désarmé, il y a encore des ressources et elles ont d'autant plus de chances de succès que la saignée syncopale et les bains froids ont été méthodiquement employés.

Dès l'apparition des symptômes mauvais accompagnés de [illegible] noirs, et malgré la fièvre continue, il faut faire [illegible] le corps avec une solution de sulfate de [illegible] teinture alcoolique de quinquina, 100 gr.; [illegible] du coton enduit de pommade [illegible] mine, 6 gr., axonge, 60 gr. ; [illegible] sulfate de quinine,

2 gr.; administrer, trois fois par jour, un lavement avec : huile d'olives, 30 grammes, laudanum, 10 gouttes, sulfate de quinine, 1 gr. ; donner par cuillerée à café de deux heures en deux heures, puis d'heure en heure, en doublant la dose, quand l'estomac peut la supporter, une potion composée de décoction de quinquina, 100 gr., acétate d'ammoniaque, 10 gr., teinture de musc, 1 gr., teinture d'aconit, 2 gr., sirop de quinquina, 30 gr. Il faut user, en même temps, d'une décoction de quinquina d'abord pure, coupée plus tard avec du vin de Bordeaux, donner du jus de viande pur et froid, et, sitôt qu'il est possible, insister sur l'alimentation en la surveillant toutefois d'une façon minutieuse, le moindre écart de régime pouvant tout compromettre.

La médication de M. Bellevue est donc successivement antiphlogistique, controstimulante et tonique ; elle a été une fois révulsive à un degré qui n'a pas été souvent atteint. Voici en quelle occasion : Un de ses camarades, chargé du service de l'hôpital militaire, est obligé de s'absenter de Marie-Galante. Il croit pouvoir se dispenser de demander une permission en règle et part en le priant de le remplacer. A sa première visite, notre confrère aperçoit un soldat agonisant, pour lequel, depuis deux jours, on ne jugeait plus à propos de rien tenter. Si ce pauvre diable succombe avant le retour du chef de service, la fugue est découverte officiellement car il faut signer le certificat de décès. Il est donc de toute nécessité qu'il vive jusqu'au moment où tout sera dans l'ordre. Qu'imaginer pour conjurer un trépas imminent, pour entretenir dans ce corps dont les extrémités sont déjà glacées, un imperceptible reste de chaleur ? M. Bellevue a l'idée de recourir à une friction générale de teinture alcoolique de cantharide. Quelques heures après, le moribond, brûlé des pieds jusqu'à la tête, hurlait comme un damné tant et si bien qu'il épouvanta la mort, laquelle se sauva et ne revint pas.

Je reste sur ce *mot de la fin*.

S'il était besoin de prouver l'utilité d'une réunion appelée à s'occuper de l'hygiène des gens de mer, il suffirait de prier ceux qui s'imaginent, lorsqu'ils ont, à souhait, bu et mangé, que tout le monde a l'estomac garni, de vouloir bien lire la brochure de M. W. Dickson intitulée : *Reports on the present sanitary condition of the mercantile marine.*

L'honorable médecin honoraire de la marine royale anglaise, actuellement médecin principal des douanes, commence par noter d'infamie, avec l'énergie d'un homme de cœur indigné, les « *highly respectable* » *men — local magnates — leaders of public movements* qui ne se font aucun scrupule, pour un bénéfice souvent minime, de voler la force et la santé de ceux qui les servent et d'appeler sur leur pays le blâme et le mépris « *to rob their servants of health and strenght, and to bring scorn and reproach on their country.* » Il voudrait que les victimes fussent encouragées à intenter aux auteurs de leurs maux des actions en dommages et qu'une pénalité sévère vint frapper les poches des coupables, seul moyen de les impressionner, car ils sont si nombreux et se soutiennent si bien qu'ils défient le scandale.

C'est au logement insalubre et incommode ainsi qu'à la mauvaise nourriture des équipages qu'il faut attribuer le peu d'empressement des hommes à renouveler leur engagement après un voyage. Les mêmes causes amènent les désertions ou les entrées à l'hôpital en pays étranger, et, pour revenir au port d'attache, les capitaines sont forcés de prendre ces rebuts de l'humanité qu'on appelle « *distressed subjects.* » Aussi les armateurs, en général, commencent-ils à être fort embarrassés pour composer le personnel de leurs navires, la majeure partie de la jeunesse évitant soigneusement de prendre du service sur mer. L'ignoble et stupide parcimonie de beaucoup d'entre eux inflige à tous des embarras dont personne ne s'avisera d'être touché.

Tout le chapitre premier est consacré au développement de cet acte d'accusation rigoureusement établi sur des faits trop répétés et d'une gravité énorme.

Dans les pages suivantes, M. Dickson examine avec soin les vivres de bord agréés, par consentement mutuel, sur les bateaux anglais, pour les voyages sur l'Océan. Le biscuit, le thé, le café, le sucre et l'eau potable, sont distribués tous les jours ; le bœuf et la fleur de farine, le dimanche, le mardi, le jeudi et le samedi ; le porc et les pois, le lundi, le mercredi et le vendredi. Lorsqu'on donne de la viande fraîche, elle remplace la viande salée, la fleur de farine et les pois. Sur quelques navires, du riz est accordé une fois par semaine.

Il n'y a rien à dire sur la quantité. Quant à la composition, il faut avouer que les matelots ont un goût prononcé pour la nourriture sèche et salée et qu'ils la préfèrent aux provisions fraîches lorsque sa qualité est supportable. Mais, dans les longues traversées, un pareil régime entraîne par sa monotonie des accidents du côté des voies digestives, prédispose au scorbut, et il serait à désirer que des pommes de terre ou autres légumes conservés fussent distribués au moins trois fois par semaine, et que des fruits secs, des pickles, de la moutarde et de la mélasse fissent régulièrement partie de l'alimentation sur chaque navire.

Le thé et le café sont de qualités inférieures et leurs infusions mal préparées. Le lime-juice et le vinaigre sont des objets de consommation ordonnés par la loi. Ce dernier liquide est plutôt un condiment qu'un anti-scorbutique et les capitaines ne doivent, en aucun cas, le considérer comme un équivalent du jus de citron et se croire autorisés à l'y substituer.

Le prix de revient des conserves alimentaires s'étant beaucoup abaissé, la soupe et le bouilli ont été donnés, une fois par semaine, sur beaucoup de bateaux et très appréciés. M. Dickson préférerait que, les jours désignés pour une distribution de conserves, la moitié de la ration ordinaire de viande salée fut en même temps délivrée. Il y trouverait un bénéfice en ce que le goût des hommes serait plus flatté et qu'ils s'habitueraient moins difficilement à des aliments pour lesquels ils ont encore une certaine répugnance due aux horribles préparations achetées à bon marché. Il y a quelques années, on avait approvisionné la marine royale de viandes conservées de manière à ce que les matelots en reçussent une ration deux ou trois fois par semaine ; la plus grande partie de cette fourniture se trouva être de la charogne « *carrion*. » Le dégoût public se souleva contre les vendeurs et les marins ne voulurent plus entendre parler de cette nourriture. Mais qu'on leur donne des conserves bien conditionnées et ils les regarderont comme variant agréablement et salutairement leur ordinaire. Pour les malades, d'ailleurs, elles sont de première nécessité : dans la marine royale, le mouton, la soupe, l'extrait de bœuf, le lait, les gelées, etc., sont d'admirable qualité et délivrés à la discrétion du médecin. Dans la marine marchande, excepté sur les navires embarquant un chirurgien, ces précautions sont omises. La loi devra obliger les armateurs à approvisionner leurs navires de la quantité nécessaire de ces réconfortants et à veiller à ce qu'ils ne soient point distraits de l'usage auquel ils sont destinés.

Une extraordinaire négligence consiste à ne pas se procurer de viande fraîche et de légumes lorsqu'on est dans un port ; une autre impardonnable omission est de n'acheter que de la viande fraîche. Le scorbut apparaît aussi bien avec l'usage exclusif de la viande fraîche qu'avec celui de la viande salée. Les végétaux sont absolument nécessaires ; les légumes verts et les fruits acides doivent être achetés en abondance au moment de quitter la relâche.

L'eau tient une place des plus importantes dans l'alimentation. Son impureté peut être cause d'affections redoutables, telles que le choléra, la fièvre typhoïde, la dysenterie. Un bateau monté par cinq cents hommes resta six semaines, les plus chaudes de 1858, dans la rivière Hooghly, et l'état sanitaire fut excellent à bord tandis que le choléra sévissait sur tous les navires mouillés aux environs, la communication existait cependant avec ces navires et avec la terre. L'immunité fut attribuée à l'usage de l'eau distillée. Ce liquide est donc indiqué, pour la boisson et pour les usages culinaires, dans les pays situés sous les tropiques et là où les cours d'eau traversent de grands centres de population, bien que sa pureté même puisse quelquefois disposer à la manifestation scorbutique. Quand la distillation ne peut pas être faite, il faut filtrer l'eau, la faire bouillir ou se servir du permanganate de potasse. L'allocation d'eau faite aux hommes est trop petite, la plus grande partie est consommée pour le thé, le café, la soupe ; il en reste peu pour boire et pour les soins de propreté.

Les spiritueux ne sont donnés que lorsque le capitaine le

croit convenable. Ce système est bon, mais il serait à souhaiter que les distributions de vin et de bière fussent plus fréquentes. Chez les nations où le vin est la boisson ordinaire et le pain frais la base de l'alimentation, le scorbut est rare.

A ce propos, M. Dickson insiste sur le merveilleux pouvoir prophylactique du *lime-juice* qui a été appelé le roi des anti-scorbutiques. C'est principalement sur cette partie de l'approvisionnement que s'est livrée à des spéculations honteuses la rapacité des armateurs, et c'est à la falsification et aux mauvais procédés de conservation de ce produit qu'est dû le discrédit dans lequel il est momentanément tombé. Sa distribution forcée est considérée par beaucoup comme une vaine formalité et les matelots ne le consomment qu'avec répugnance. Pour qu'il ait toutes ses vertus, il faut qu'il soit de bonne qualité, qu'il constitue une boisson rafraîchissante et agréable et qu'il soit pris, chaque jour, en régulière et suffisante quantité. Au gouvernement incombe la tâche de surveiller l'absolue pureté du lime-juice au moment de son entrée à bord et le parfait état des récipients qui le renferment.

Notre éminent observateur, qui semble dans tout le cours de son travail se préoccuper surtout du scorbut, démontre quel recours apporte aux moyens purement médicaux la moindre variété dans la nourriture, en citant ce qui se passe à bord des petits navires où la différence n'est pas grande entre l'alimentation des officiers et celle des matelots, où elle suffit pourtant pour conserver la vigueur et la santé des premiers. Il rappelle ce proverbe qui dit que si le scorbut peut être chassé de la chambre il peut être chassé du gaillard-d'avant.

Le logement, l'habillement et l'hygiène personnelle des matelots sont l'objet des considérations du troisième rapport.

Après avoir constaté que, dans ces derniers temps, l'emplacement consacré à l'habitation des hommes de l'équipage a été, sur plusieurs navires, augmenté et mieux aménagé, M. Dickson est forcé de regretter que les errements des [illegible] soient encore suivis sur la grande majorité. [illegible] comme les gaillards de perroquet sont tout simplement honteux, et on s'étonne à bon droit de les trouver encore, même sur des bâtiments où le logement des passagers et de la cargaison offre les meilleures conditions. Imaginez, dit-il, un petit espace triangulaire, situé à l'avant, dont les dimensions maximum requises par la loi sont de 70 pieds cubes par individu et qui, s'il est au-dessus du pont, est inondé par l'eau et pratiquement inhabitable, s'il est au-dessous est sale, obscur, humide et sans air. Aucune précaution n'est prise pour rendre moins insalubres ces trous auprès desquels la pire des salles de Workhouse ou la cabane d'un Irlandais sembleraient être un palais. Les matelots, dira-t-on, sont presque toujours sur le pont ? Soit ; mais contre le froid, contre la pluie, ce poste est leur seul refuge, et lorsqu'un d'eux est malade que n'a-t-il pas à souffrir dans un tel lieu ? Pourtant il est bien connu que sans grande peine et sans grande dépense ces habitations dégoûtantes pourraient être modifiées. Sur deux points surtout nne réforme est indispensable ; il faut, au minimum, 90 pieds cubes par chaque adulte, il faut qu'aucun navire ne puisse prendre la mer sans que l'on soit certain que l'air et la lumière pénètrent suffisamment dans le poste d'équipage et qu'il est abrité contre l'eau de la mer et contre la pluie.

Dans la grande bataille commerciale dont le gain est l'enjeu, les marins souffrent encore par d'excessifs et continuels travaux. Les voyages rapides et les courtes relâches ne leur laissent point le temps de se reposer. Le mal est presque inévitable ; il appartient cependant aux armateurs et aux capitaines de l'alléger par des soins, du tact et de la bienveillance. En usant de tentes lorsqu'il pleut ou que le soleil est brûlant, en évitant, à moins d'urgence, de faire faire à l'équipage des manœuvres ou des opérations fatigantes pendant les heures les plus chaudes de la journée, on supprimera bien des indispositions quelquefois très sérieuses.

M. Dickson accorde une haute approbation à toutes les institutions qui ont pour but d'élever la condition morale et sociale des gens de mer, et il trouve excellente la voie dans laquelle son pays paraît, à ce sujet, vouloir entrer ; il accueille avec joie la création d'asiles et d'hôpitaux, d'écoles d'instruction, la réduction dans le prix du port des lettres, les caisses d'épargne gouvernementales, les projets d'assurances sur la

vie et contre les accidents, etc., etc. Mais, comme préliminaire indispensable au succès de toutes ces innovations, il
demande qu'on commence par améliorer la situation physique
du marin.

Ce serait en vain toutefois que celui-ci serait mieux nourri
et mieux logé s'il ne s'efforçait pas de se guérir de ses propres
vices. Une grande partie de ses misères vient par sa faute.
S'il est souvent en guenilles, c'est qu'il a dissipé en quelques
jours le produit de plusieurs mois de travail, et, dans ce cas,
il est exposé à souffrir du froid et à gagner des rhumatismes
ou des affections de poitrine. Nombre d'érysipèles, de clous,
d'ulcères, ne peuvent être attribués qu'à sa malpropreté. Son
intempérance est aussi la source de beaucoup de maladies ;
enfin la débauche et le peu d'empressement qu'il apporte à
réclamer les soins du médecin, lorsqu'il se voit infecté, sont
pour lui la grande et principale cause d'une infinité de souffrances.

Je vois souvent, dans le cours de ses justes réclamations,
notre auteur invoquer l'intervention gouvernementale, ce qui
peut sembler assez étonnant de la part d'un anglais ; je me
hâte de dire qu'il a soin de déclarer que dans son pays il est
fait beaucoup plus et mieux par un effort volontaire que par
une ordonnance législative « *in this country much more
is done, and better done, by voluntary effort than by legal
enactment,* » mais *the reports* ont paru, en 1867, au moment où il commençait à être question d'invoquer l'aide du
Parlement en faveur des matelots de la marine marchande, et
M. Dickson facilitait la tâche des honorables membres de
cette assemblée en fixant les principaux points sur lesquels
leur avis devait être donné.

C'est ainsi qu'en terminant il résume les réformes à opérer :
amélioration de la nourriture ; conserves obligatoires pour
les malades ; distribution journalière du lime-juice ; inspection des fournitures ; garanties prises de façon à être assuré
contre la mauvaise foi des vendeurs ou des acheteurs ; augmentation de l'espace accordé à chaque homme dans le poste
de l'équipage ; meilleur aménagement de ce poste ; examen
imposé aux officiers de commerce sur les principes de l'hygiène ; inspection médicale de l'équipage avant le départ.

Les soins que réclament les matelots anglais sont, à très
peu de choses près, ceux que réclament aussi nos marins, et
ce que le savant médecin de la marine royale dit sur la condition trop souvent malheureuse des uns peut s'appliquer à la
condition peu fortunée des autres. L'avidité des patrons est
la même des deux côtés de la Manche, les vices des serviteurs
sont semblables. C'est pourquoi j'ai tenu à analyser, aussi
fidèlement qu'il m'a été possible de le faire, une œuvre que
l'éminente position de M. Dickson, sa vaste érudition, son
expérience consommée de la vie nautique, recommandent à
l'attention de tous ceux qui s'occupent d'une des plus ardues
et des plus importantes questions sociales.

Je devais d'ailleurs témoigner une reconnaissance particulière à celui qui, loin de trouver inutile ou indigne de lui la
manifestation que j'avais provoquée, s'y associait franchement et terminait par ces mots une lettre qu'il adressait au
congrès pour le remercier de l'envoi du programme : « C'est
une noble idée, messieurs, de vouloir terminer votre exposition par un congrès maritime médical, ayant pour objet l'a-
mélioration de l'état sanitaire de ces braves marins qui jouent
un rôle si important dans tous les pays en donnant tant de
richesses au monde et qui désirent seulement, en revanche,
avoir une bonne et vigoureuse santé leur permettant de naviguer. En France comme en Angleterre, il me semble que ceux
qui les emploient les traitent avec trop d'indifférence. »

Je joins à cette notice les réponses envoyées par M. Dickson aux demandes du programme. On verra en les lisant que
le Parlement anglais a pris quelques-unes des mesures pro-
posées par l'honorable médecin.

(*a*) Je suis d'avis que cette commission serait très utile.

(*b*) J'ai depuis longtemps conseillé ces mesures sanitaires
comme devant être rendues obligatoires par les codes maritimes de toutes les nations. En Angleterre, actuellement,
quoique recommandées officiellement par le gouvernement,
ces inspections médicales restent à la volonté des armateurs,
excepté en ce qui concerne la quantité de jus de citron et
l'obligation de consacrer 90 pieds cubes au moins à chaque
homme dans le poste d'équipage. Jusqu'à présent, aucun
moyen n'a été pris pour exclure les infirmes et les malades

des équipages des navires de commerce. Il est bien à désirer que, dans ce but, un examen sérieux par une commission médicale soit rendu obligatoire pour les navires au long-cours.

(*c*) L'eau distillée est parfaite, salubre, en beaucoup de cas préférable à toute autre. Dans l'Inde et dans la Chine, où j'ai pu acquérir beaucoup d'expérience, je suis convaincu que l'usage habituel de l'eau distillée a souvent empêché des attaques de choléra, diarrhée, dysenterie, fièvre typhoïde, maladies souvent causées ou aggravées par la consommation de l'eau impure des rivières et des puits.

(*d*) La propreté, une bonne ventilation et l'usage des désinfectants, sont les seuls moyens d'empêcher les risques que font courir à l'équipage les marchandises malsaines.

(*e*) Le meilleur désinfectant connu, selon moi, est l'acide carbolique ou phénique, corps diffusible, volatil, par conséquent facile à introduire dans les endroits couverts. Là où l'odeur de cette substance gênerait, comme dans les chambres et cabines, par exemple, on pourrait y substituer la liqueur Condy, au permanganate de potasse, fort bonne aussi pour purifier l'eau destinée à la boisson.

(*f*) Sur les navires anglais, les ouvertures recommandées par la loi sont suffisantes.

(*g*) La marine marchande anglaise a adopté le coffre à médicaments que j'ai conseillé ; il contient, je crois, toutes les substances médicinales et autres qui peuvent être mises entre les mains de personnes ignorant l'art de guérir.

(*h*) L'examen des jeunes capitaines sur les substances contenues dans le coffre à médicaments devrait être strictement obligatoire.

(*i*) Aucun navire, contenant 50 individus, ne devrait entreprendre un voyage au long-cours sans un chirurgien ou un médecin diplômé.

(*j*) Les voyages à bord des navires à vapeur ne paraissent pas avoir exercé d'influence sur la santé des marins, si l'on s'en rapporte aux observations prises dans la marine royale.

(*k*) Pendant le beau temps, avec une nourriture convenable et une bonne ventilation dans les chambres et gaillards, tout malade se porte mieux à la mer.

(*l*) Ce sont les fièvres endémiques paludéennes de la côte d'Afrique. Je les ai observées pendant plusieurs années. Le remède souverain est le sulfate de quinine. Cinquante centigrammes, trois fois par jour, sont généralement suffisants. A petite dose, ce médicament peut être utilement employé comme tonique.

(*m*) La colique sèche arrive souvent sans empoisonnement visible par les sels de plomb. Ces deux maladies ne sont donc pas les mêmes.

(*n*) La fièvre jaune est la fièvre typhoïde et contagieuse des tropiques, mais elle est aussi la fin de la fièvre endémique dans sa première période rémittente et, dans ce cas, elle n'est pas contagieuse.

(*o*) La dysenterie dans bien des pays existe alternativement avec les fièvres paludéennes, mais il y a aussi la dysenterie scorbutique et contagieuse. Cette maladie est, souvent, à l'état latent. Des individus qui, en apparence, y avaient échappé sous les tropiques, en ont souffert après sous des climats plus tempérés. J'en offre, moi-même, un exemple. Le traitement le plus efficace, selon moi, pendant la période aigue, est l'emploi de l'ipécacuanha et des purgatifs salins ; pendant l'état chronique ou ulcéreux, il faut recourir aux toniques et, surtout, au changement de climat.

(*p*) Le scorbut a dernièrement augmenté à bord des navires de commerce anglais. La cause en doit être attribuée à ce que ces navires faisant des voyages moins longs ne s'arrêtent pas comme autrefois dans des ports de relâche pour se ravitailler. Conséquemment, aujourd'hui les équipages sont plus exclusivement nourris avec des salaisons. Les meilleurs préventifs sont les fruits, les légumes frais et le jus de citron. Les pommes de terre et autres légumes et fruits conservés sont d'excellents anti-scorbutiques qui devraient être distribués aussi bien dans le port qu'en cours de voyage.

(*q*) Il y en a peu qui attaquent les Européens, si l'on excepte les fièvres et les dérangements du tube intestinal. J'ai vu, en Chine, sur les navires de guerre anglais, des épidémies d'ophthalmies et de petite vérole.

(*r*) Dans les maladies scrofuleuses et plusieurs autres cas d'épuisement général, le bain de mer est un moyen thérapeutique puissant.

. M. le docteur Gourdin, de Paris, intitule son mémoire : *Action de la Navigation et de l'Atmosphère maritime sur la tuberculose.*

Après avoir rappelé qu'Hippocrate, Arétée, Pline, Celse, Cœlius Aurelianus et l'école de Salerne recommandent la navigation aux phtisiques, il cite Boerhaave, Gelchrist et, dans le siècle actuel Béiende, Bertrand, Portal, Laennec et Becquerel comme sérieusement partisans de ce mode de traitement dans la phtisie. Les uns ne considèrent, il est vrai, que l'action de l'atmosphère maritime, tandis que les autres semblent, au contraire, attacher une importance plus grande à l'efficacité de l'état nauséeux produit par le mal de mer. Il nomme aussi, en passant, quelques auteurs attribuant au chlorure de sodium seul tout l'honneur des cures et parmi ces derniers Pinel, Amédée Latour, Becker et Lediberder.

Une telle divergence d'opinions s'explique facilement : comment isoler, en effet, des éléments, dont la réunion est forcée, de façon à pouvoir, à coup sur, déterminer la valeur thérapeutique de chacun d'eux. On ne peut séparer de l'acte mécanique de la navigation, l'acte physiologique de la respiration de l'air marin, puisqu'on ne peut naviguer sans respirer cet air et, du moment où l'atmosphère maritime entre au jeu, le sel y parait avec elle. Quand donc, au lieu de ne s'occuper que de l'effet produit par l'action combinée de toutes les forces auxquelles un malade est soumis dans un voyage sur mer, on veut dégager le rôle de chacune d'elles, on est, selon que telle ou telle théorie vous compte parmi ses partisans, entrainé à accorder la prééminence à tel ou tel agent.

Sans s'épuiser à la recherche d'inconnues, pour la découverte desquelles manquent les données nécessaires, M. Gourdin n'a pour but que de montrer les bienfaits probables d'une longue navigation dans les cas de tuberculose, il croit, d'ailleurs, que ces bienfaits sont dus à la réunion de plusieurs influences qu'il se propose d'étudier.

Et d'abord, il essaie de déduire de la composition de l'air marin son action sur l'économie. Ce chapitre a été écrit avec une plume un peu trop pressée.

Si l'air marin, avance notre confrère, est, peut-être, un peu moins riche en oxygène que l'atmosphère continentale, ce défaut est racheté par sa pression égale et la plus forte qui existe sur le globe terrestre. Je lui demanderai la permission de réserver les deux premières de ces assertions : les expériences de M. Lewy, faites dans l'atlantique, à 400 lieues des côtes, donnent une moyenne d'oxygène représentée par 21,019, en volume, lorsque celle de l'air pris à Paris n'est que de 20,960 et la hauteur moyenne du baromètre varie selon les latitudes, elle est à l'équateur de 758 millimètres, elle arrive à 762 et 764 entre le 30e et le 40e degré, vers le 50e elle n'est plus que de 760 et enfin, dans les contrées les plus septentrionales, elle descend jusqu'à 756 environ. En outre, les oscillations diurnes de baromètre se constatent aussi à la surface de la mer et leurs amplitudes sont plus ou moins grandes suivant la position géographique. Quant à la pression elle est bien en réalité à son maximum.

Je ne contesterai pas ce que dit ensuite M. Gourdin de la pureté de l'atmosphère pélagienne qui s'entretient par des courants mobiles et libres dans un état à peu près parfait d'homogénéité, de son humidité et de la salure qu'elle présente, je lui passerai aussi, quoique moins aisément, car elles troubleraient un peu la pureté susdite, sa richesse en vapeurs d'iode, de brôme, de sel ammoniac, de sulfure d'hydrogène, de chlore, d'ozone et d'huile empyreumatique qu'il avoue, du reste, ne pouvoir être affirmée par l'analyse, mais je ne saurais laisser, sans une petite protestation, un passage, légèrement fantaisiste, relatif à une abondance d'électricité due au frottement incessant des molécules d'eau suspendues dans l'atmosphère et à la décomposition continuelle des sels contenus dans ces molécules. L'air marin parait, au contraire, être habituellement dans un état de tension électrique moins considérable que l'air terrestre.

Et puis pourquoi notre confrère oublie-t-il l'acide carbonique dont la proportion est sensiblement plus forte loin des côtes ?

Quoiqu'il en soit, l'atmosphère maritime jouit vraiment de propriétés qui la distinguent de l'atmosphère continentale et M. Gourdin n'a pas tort de mettre sur le compte de cette différence les phénomènes manifestés par un individu soumis à l'air marin, individu *non acclimaté,* c'est-à-dire habitant de l'intérieur.

Je souligne les mots : non acclimaté, car je partage l'avis de M. Gourdin sur le peu d'autorité que l'on doit accorder aux conclusions négatives de MM. Garnier et Chassinat qui, d'après une statistique sur la mortalité des tuberculeux dans les hôpitaux de Toulon, Rochefort, Lorient, Brest et Cherbourg, pendant 14 années, et un travail sur les condamnés au bagne, enlèvent toute action curative à l'air marin. Les habitants du littoral ne sont-ils pas trop habitués au remède et ce remède ne perd-il pas ainsi la plus grande partie de sa vertu ? Ensuite, dans les recherches de ce genre, ne devrait-on pas tenir compte uniquement des individus phtisiques nés au bord de la mer de parents non étrangers aux côtes ? J'ajouterai à ces justes réflexions que ce n'est pas toujours l'atmosphère maritime qu'on respire sur le littoral. Quand le vent vient du large, c'est bien elle ; mais quand il vient de terre, c'est l'air de Pontoise ou de Romorantin.

Lors donc qu'un sujet, vierge de toute inhalation habituelle d'air marin, arrive à l'absorber, on remarque chez lui une respiration plus facile, une tonicité plus grande des organes digestifs caractérisée par une notable augmentation d'appétit. C'est beaucoup, ce n'est pourtant pas assez. Le parisien qui va se reposer de sa saison d'hiver à Plombières, à Vichy ou à Bagnères-de-Luchon, éprouve les mêmes symptômes bienfaisants. Et puis il y a le déplacement qu'il faut prendre en considération, le changement des habitudes, l'absence des préoccupations ordinaires, la distraction, le repos ou le mouvement, que sais-je encore. Mais l'air marin a une vertu spéciale qu'oublie M. Gourdin, quoiqu'il la connaisse parfaitement, c'est l'influence plastifiante de sa pression, mise en relief récemment par les travaux de MM. Pravaz et Tabarié, influence à laquelle est due certainement la cicatrisation plus prompte des ulcères scrofuleux sur les rivages de la mer. Je ne nie pas, d'ailleurs, que l'absorption pulmonaire et cutanée des matériaux contenus dans l'atmosphère maritime ne puissent, à la longue, modifier une constitution.

La navigation, proprement dite, ne fournit guère à M. Gourdin et ne pouvait fournir que l'état particulier connu sous le nom de mal de mer, avec ses accompagnements obligés, vomissements, nausées, etc. ; la possibilité d'entretenir une température constante en s'éloignant ou en se rapprochant du pôle selon la saison, enfin et, surtout, l'obligation de respirer continuellement une véritable atmosphère maritime. J'aurai, plus tard, l'occasion de revenir sur ces différents modes d'action du voyage maritime.

Les préliminaires de sa thèse étant posés, notre auteur se demande ce que c'est que la tuberculose et ici je commence à le soupçonner fortement de n'avoir inscrit à la tête de son travail un titre maritime que pour nous présenter, à la faveur d'un tel pavillon, ses idées sur une affection redoutable.

M. Gourdin considère, avec M. le docteur Villemin, la tuberculose comme une maladie spécifique communicable et se sépare de ce savant médecin sur la question de virulence. Il ajoute aussi que ce mal est contagieux. Du reste, il en ignore la source. Ce qu'il constate, c'est qu'étant donnée de la matière tuberculeuse en très petite quantité, cette matière, inoculée sous la peau d'un animal sain, arrive à produire, dans un laps de temps donné une quantité relativement énorme de tubercules dans les organes de cet animal. Par quelle voie le tubercule pénètre-t-il ? Est-ce par les lymphatiques? Est-ce par l'absorption veineuse ? On ne le sait pas encore, mais il finit toujours par être versé dans la circulation générale où il peut rester longtemps sans produire de désordre, peut-être, même, se brûler et disparaître.

S'il trouve un état particulier propice à son développement, il se fixe et donne naissance à d'autres corps de son espèce. L'inflammation, qui, là où elle arrive, arrête ou entrave fortement la circulation capillaire, est une des causes favorables à la prolification du tubercule dont la marche dans le torrent circulatoire est suspendue au niveau de l'organe enflammé. Alors, que la circulation ne se rétablisse pas promptement et les nouveaux petits tubercules finiront par faire fonction de corps étrangers, une nouvelle inflammation causée par leur présence se développera autour d'eux et l'on arrivera à l'état caséeux, au ramollissement.

Dans le cas opposé du rétablissement de la circulation, le courant sanguin passe sur les petits tubercules, finit par les arracher de leur souche, les entraine, les brûle ou les dépose là où le terrain est favorable à leur accroissement. Le tubercule primitif peut ainsi, par des générations successives, infecter l'économie entière.

Je ne suis pas encore très fixé sur ces résultats de l'inoculation de la tuberculose, mais je n'ai aucune répugnance à les admettre car je suis partisan de la doctrine de la contagion de cette maladie ; je ne vois pas, davantage, d'inconvénients à accepter, jusqu'à plus ample informé, la théorie de M. Gourdin, et, professant pour elle le plus grand respect, je le suis lorsque, partant de son hypothèse, il cherche s'il peut espérer de la navigation quelques moyens pour combattre le fléau.

Prenons, dit-il, comme type, le tuberculeux pulmonaire et examinons les états suivants : 1° le malade porteur de tubercules crus ; 2° le malade porteur de cavernes.

Le premier, dès qu'il aura quitté le port, va être assailli par le mal de mer, d'où vomissements qui, par leurs effets mécaniques, détergeront le système sanguin pérituberculeux et permettront à la circulation rétablie d'entrainer les petits tubercules et de les soumettre à la combustion ; l'atmosphère, de son côté, lui rendra l'appétit, régularisera ses fonctions, augmentera sa calorification et, par suite, la combustion intérieure qui pourra porter sur l'élément tuberculeux. L'humidité de l'air marin facilitera de plus la respiration ; il s'établira une fumigation incessante qui, outre les propriétés à elle apportées par les sels en suspension, aura encore l'avantage de délayer les mucosités bronchiques, et de permettre l'accès plus complet de l'air au fond des vésicules pulmonaires.

Le tuberculeux, porteur de cavernes, les videra plus facilement à l'aide des vomissements et de la fumigation continue, l'eau de mer pulvérisée les délayera, et jouira, en outre, des bienfaits reconnus plus haut.

Pour l'un et pour l'autre, la circulation plus active et plus régulière ne permettra plus le dépôt de nouveaux amas tuberculeux ; le sujet sera, d'ailleurs, soumis à une température égale que l'on prolongera à volonté ; enfin, en associant à tous ces éléments de succès la médication carburée (viande crue, alcool, phénate de soude, pétrole rectifié, féculents), on devra obtenir des succès incontestables.

C'est dans cette persuasion que M. Gourdin termine en demandant l'établissement de *navires hôpitaux* où la tuberculose serait traitée pendant tout le temps jugé nécessaire par le médecin qui, maître absolu, donnerait les instructions nécessaires au capitaine dont la mission se bornerait à diriger le bâtiment et à pourvoir à la sécurité du contenant et du contenu. L'admission dans ces navires serait gratuite pour le pauvre, très rétribuée pour le riche.

Je voudrais bien partager les convictions de mon confrère mais j'ai navigué et j'ai vu que la mobilité du navire, au lieu d'être une ressource médicale, embarrassait souvent le médecin ; le craquement des boiseries et le bruit des manœuvres prive les malades de sommeil ; si le mal de mer disparait rapidement, les vomissements s'en vont aussi et leur influence étant de peu de durée est, à peu près, insignifiante ; s'il persiste, les vomissements finissent par constituer un danger en empêchant la nutrition rendue déjà difficile par une inappétence invincible. L'exercice est, le plus souvent, impossible pour le convalescent. Enfin, il importe de remarquer que, s'il faut de l'atmosphère maritime, point trop n'en faut et que nulle habitation plus que le navire n'expose à de malins courants d'air. Il serait aussi quelque peu imprudent de prétendre avoir toujours une température égale, on rencontrerait fréquemment, en la cherchant, des transitions d'une brusquerie désagréable.

J'engage M. Gourdin a méditer les conclusions suivantes de M. Rochard :

1º Les voyages sur mer accélèrent la marche de la tuberculisation pulmonaire beaucoup plus souvent qu'ils ne la ralentissent.

2º Cette maladie, loin d'être rare parmi les marins, est, au contraire, beaucoup plus fréquente chez eux que dans l'armée de terre.

3º A part de rares exceptions, la phtisie marche à bord des navires avec plus de rapidité qu'à terre.

4º Les professsions navales doivent être interdites de la manière la plus rigoureuse aux jeunes gens qui semblent menacés de phtisie et auxquels on a coutume de les conseiller.

Si pourtant, il peut me trouver, dans une zône tempérée, sous un ciel toujours pur, une mer abritée contre les vents et sur la surface de laquelle vient seulement, quelquefois, se jouer une brise d'opéra-comique, tiède et dépourvue de toute influence tellurique ; s'il se charge d'éloigner de ses malades l'ennui, ce fatal compagnon de toute navigation un peu prolongée ; s'il peut écarter les difficultés d'un approvisionnement auquel on n'ait rien à reprendre ; s'il imagine enfin un moyen de faire, de l'habitation la plus incommode et la plus malsaine qui se puisse concevoir, c'est-à-dire d'un navire, un type de comfort et de salubrité, je voterai pour la mise en pratique immédiat de son projet.

« On sent les abus anciens ; on en voit la correction, mais on voit encore les abus de la correction. » Ces paroles de Montesquieu servent d'épigraphe à un projet de réforme du système actuel des *quarantaines*, projet parfaitement imbu de l'esprit qui les avait dictées au célèbre penseur.

L'auteur est M. le Dr Lecadre oncle, membre correspondant de l'Académie impériale de médecine, aux idées duquel je suis d'autant plus heureux de me rallier que, de toutes les mauvaises plaisanteries dues à la collaboration médico-administrative, la moins drôle est, sans contredit, l'institution qu'il combat.

On sait que le mot quarantaine s'applique au séjour que sont obligés de faire dans un lieu séparé, avant d'être admis à la libre circulation, les hommes et les choses arrivant d'un pays infecté ou soupçonné d'être infecté par la peste, la fièvre jaune ou le choléra.

Or, M. Lecadre pose d'abord ce principe que les maladies du genre de celles que je viens de nommer ne se transmettent point par le contact direct, qu'elles se propagent à l'aide des miasmes formant autour des individus contaminés, de leurs vêtements, de leur literie, etc., une sorte d'atmosphère empoisonnée, dangereuse pour qui la respire. Plus ces individus se trouveront réunis en grand nombre, plus le dégagement infectieux sera considérable et plus grande sera la puissance délétère. Leur dissémination est donc le premier et le plus sûr des moyens à opposer à l'extension du mal.

Pas n'est besoin, je crois, de remonter à ce qu'ont écrit Pringle sur les maladies des armées, Lind sur la contagion et sur les maladies des Européens dans les deux Indes, tous ceux enfin qui se sont occupés des épidémies, pour affirmer une vérité si vraie ; les services rendus, en 1854, à Varna et, plus tard, en Crimée, par les hôpitaux sous tentes où, suivant le rapport de M. Scrive, médecin en chef de l'armée française, des milliers de soldats malades durent la vie à un éparpillement en plein air, sont encore présents à tous les esprits.

Par conséquent, les quarantaines qui retiennent forcément ensemble bien et mal portants, soit sur un navire, soit dans un lazaret, soit encore dans une forteresse ou même dans une ville, sont entièrement en contradiction avec le but qu'on s'est proposé d'atteindre en les instituant, car elles assurent la formation de foyers d'infection d'autant plus redoutables que la somme des miasmes engendrés augmente de moments en moments, imprègne l'air environnant et qu'un courant les peut porter dans les contrées que l'on veut préserver.

Mieux vaudrait, au point de vue du bons sens, canonner et couler au large le vaisseau suspect et son contenu ou fusiller et enterrer immédiatement les gens assez hardis pour se présenter devant un cordon sanitaire. Je suis étonné qu'avec les doctrines qui ont prévalu jusqu'à présent ce moyen de préservation n'ait pas été proposé. Peut-être l'a-t-on trouvé un peu radical.

M. Lecadre signale, avec raison, dans toutes les mesures opposées par les réglements de police sanitaire à l'invasion d'une épidémie, aussi bien quand on redoute les provenances continentales que lorsqu'on soupçonne les provenances maritimes, le péril suscité par l'agglomération.

Du côté de la terre, c'est le cordon sanitaire, déjà nommé, c'est-à-dire une foule obligée de rester en présence d'une autre foule plus ou moins contaminée, dont la concentration s'augmente nécessairement et d'une façon continue, c'est l'internement plus absurde encore.

Si l'on passe aux précautions prises du côté de la mer, on voit que lorsqu'un navire arrive dans un pays infecté de la peste, de la fièvre jaune, du choléra asiatique ou bien encore s'il est survenu à bord, pendant la traversée, des accidents attribués à l'une de ces trois maladies, il est, selon les cas, soumis à une quarantaine d'observation qui consiste à empêcher pendant un certain temps le débarquement de l'équipage, des passagers et des marchandises, ou à une quarantaine de rigueur, qui comprend, en outre, des mesures de purification et de désinfection spéciales. Enfin, lorsqu'à son entrée dans le port il recèle des malades atteints de l'épidémie, on l'expédie sur un point qui possède un lazaret dans lequel on entasse équipage et cargaison.

Or, les quarantaines d'observation comme les quarantaines de rigueur se passent généralement dans le port, à moins qu'il ne soit précédé d'une rade bien protégée, le navire suspect est quelquefois à moins de deux encablures d'un autre bâtiment. Voilà donc des gens qu'on suppose dangereux et qu'on place dans les conditions les plus favorables pour qu'ils le deviennent davantage en les renfermant dans ce navire qu'ils infectent et qui les infecte à son tour de plus en plus, d'où ils peuvent envoyer aux habitations terrestres et nautiques, placées sous leur vent, leurs exhalaisons malsaines. Le séjour au lazaret est également contraire au sens commun ; il ne serait admissible qu'autant que cet établissement serait situé à une distance telle des lieux habités que ses miasmes n'y pourraient être portés par les vents et, dans l'état actuel de la science, quel est celui qui oserait fixer une semblable limite ?

Je mets au défi les partisans de toutes ces entraves apportées à la liberté et au commerce de répondre raisonnablement aux conclusions résultant inévitablement ds ces faits incontestables.

Le dilemme est simple, de deux cas l'un, ou les individus, objets de leurs répulsions, n'appportent avec eux aucun germe d'épidémie, ou ils en apportent. Dans la première alternative, les retenir prisonniers est insensé et peut devenir dangereux ; dans la seconde, le mal réel qui les accompagne a toutes les chances de s'accroître et de devenir un véritable fléau si l'on ne se hâte pas d'en annihiler la puissance en les éloignant le plus possible les uns des autres, et les garder renfermés et agglomérés, est pareillement le comble de l'imprudence et de la sottise.

Que si maintenant après avoir prouvé que la sécurité publique n'a rien à gagner et a tout à perdre au maintien des lois sanitaires, on porte son attention sur les victimes de leurs rigueurs, on est révolté d'une inhumanité que n'atténue plus un motif impérieux d'intérêt général.

Empêcher des hommes qui se portent admirablement d'aller là où les appellent leurs affections et leurs affaires, est passablement tyrannique, les obliger à rester confinés avec des malades ou des mourants devient d'une cruauté sans égale. Combien d'individus, entrés sains au lazaret, n'en sont plus sortis, et quant aux personnes atteintes à l'instant de *l'arraisonnement*, combien n'en aurait on pas sauvées si on ne les avait pas laissées dans des locaux infectés, sans air et sans soleil, privées de tout secours pendant le temps employé aux pourparlers ou à l'envoi du navire sur un point éloigné du port ?

Sans doute le temps n'est plus où, sous l'empire d'idées erronnées et d'une terreur profonde, les administrateurs sanitaires après avoir inventé quatre espèces de patentes, la *nette*, la *touchée*, la *soupçonnée* et la *brute*, avaient imaginé six sortes de quarantaines, et quelles quarantaines ! La plus courte était de dix jours ; il y en avait de cinquante et si, devant ce laps de temps, quelqu'un du bâtiment venait à mourir, même d'une maladie ordinaire, il fallait recommencer, fut-on à la dernière heure du dernier jour.

L'installation des lazarets commence aussi à ne pas ressembler autant à celle des *ladreries* du moyen âge et de *l'hospital du rougnoulis de la rougna de Naples*, enfin l'on ose porter secours aux naufragés et leur tendre la main au lieu de leur présenter des pincettes, mais la convention de 1853 qui régit, si je ne me trompe, la police sanitaire, est encore trop et inutilement sévère. En voici les principales dispositions :

On ne reconnait plus aujourd'hui que deux patentes : la patente brute et la patente nette ; la première constatant l'existence de la maladie dans le pays d'où vient le navire, et la seconde en constatant l'absence. Toutefois, un bâtiment en patente nette, dont la condition serait évidemment mauvaise, peut être assimilé à un bâtiment en patente brute.

Il est établi pour la durée des quarantaines un maximum et un minimum. Pour la peste, le minimum est fixé à dix jours pleins et le maximum à quinze. Pour la fièvre jaune, lorsqu'il n'y a pas eu d'accident pendant la traversée, le minimum est de cinq jours pleins et le maximum de sept jours. Le minimum peut être abaissé à trois jours lorsque la traversée a duré plus de trente jours et si le bâtiment est dans une bonne condition hygiènique ; mais lorsque des accidents se sont produits pendant la traversée, le minimum est de sept jours et le maximum de quinze. Les provenances des lieux où règne le choléra *peuvent* être soumises à une quarantaine d'observation de cinq jours pleins, y compris le temps de la traversée, et quant aux provenances des lieux voisins ou intermédiaires, notoirement compromis, elles peuvent être soumises à une quarantaine d'observation de trois jours.

Les marchandises sont divisées en trois classes : la première comprend les marchandises soumises à une quarantaine obligatoire et aux purifications ; la seconde, les marchandises assujetties à une quarantaine facultative ; la troisième, les marchandises exemptes de toute quarantaine.

La quarantaine de rigueur pour la peste ne peut être

purgée que dans un port à lazaret, mais pour la fièvre jaune et le choléra asiatique, la quarantaine peut être purgée dans tous les ports français, pourvu qu'ils présentent des moyens d'isolement suffisants.

Si, pendant la durée d'une quarantaine, il se manifeste à bord un cas de fièvre jaune ou de choléra, la quarantaine recommence pour le navire ; quant aux personnes qui seraient descendues au lazaret, elle compte du moment de leur débarquement et peut seulement être portée au maximum.

M. Lecadre voudrait voir ces prescriptions remplacées par l'arrêté suivant :

« Vu les progrès de l'hygiène publique depuis quelques années et la certitude acquise aujourd'hui que, dans les maladies infectieuses, le miasme n'est point déterminé par l'air mais est le produit de la transmission morbide d'un individu à un autre ;

» Considérant que l'agglomération des personnes saines et malades est le plus sûr moyen de favoriser le volume et la propagation de ces miasmes ;

» Considérant que l'isolement des malades entre eux et celui des individus en état de santé doit inévitablement amoindrir le volume du miasme et annihiler ses effets mauvais en les réduisant à rien ;

» Considérant qu'il est prouvé par l'expérience que les effluves délétères s'élèvent non-seulement du corps de l'infortuné en proie à une maladie transmissible, mais encore de ses déjections, de ses linges ou effets souillés par lesdites déjections, qu'elles émanent également du cadavre de l'individu mort d'une maladie contagieuse ;

» Considérant que la quarantaine telle qu'elle a été établie jusqu'à ce jour et quelque fut sa durée, qu'elle se passat d'ailleurs à bord du navire même ou dans les lazarets, était une agglomération des malades entre eux ou de ces derniers avec les gens bien portants ;

» Considérant qu'elle était un obstacle à la ventilation et à la désinfection des navires, qu'elle devait nécessairement déterminer des lenteurs inévitables dans le service des malades, dans l'enlèvement des déjections, dans l'enfouissement des literies, linges ou effets d'habillement leur ayant servi.

» Il est décrété ce qui suit :

« 1° Toute quarantaine est abolie ;

» 2° Tout navire quelle que soit sa provenance, quel que soit son état sanitaire actuel, sera admis à la libre pratique ;

» 3° La patente délivrée par le consul indiquera seulement si, au départ du navire, existait ou n'existait pas, dans le port, de maladie transmissible ;

» 4° Le navire arrivant d'un pays suspect sera considéré sous trois aspects différents :

» (a) Si l'équipage et les passagers se sont toujours bien portés pendant la traversée et jouissent encore d'une bonne santé, le bâtiment qui les amène sera immédiatement admis à la libre pratique sans autre formalité ;

» (b) Si, pendant le voyage, quelques individus ont été atteints ou sont morts de la maladie réputée contagieuse, mais qu'au moment de l'atterrissage la santé soit redevenue parfaite, le débarquement de l'équipage et des passagers sera précipité, leur dissémination favorisée par tous les moyens possibles. Les literies ou effets ayant servi aux malades morts seront désinfectés et ensuite enfouis. Le navire sera purifié par des fumigations faites avec soin ;

» (c) Si enfin des malades de l'affection, soupçonnée contagieuse, sont couchés sur les cadres au moment de l'arrivée, ces malades seront aussitôt extraits du navire et disséminés dans des endroits éloignés les uns des autres ; leur literie et les effets leur ayant servi pendant leur maladie seront désinfectés et enfouis. Les passagers et marins en bonne santé seront débarqués et on avisera à ce qu'ils se séparent rapidement. Toutes les parties du bâtiment seront soumises à une désinfection rigoureuse. Ses parois intérieures pourront même être assujetties à la carbonisation ou flambage. Quant aux marchandises, telles que laines, cotons, tissus, elles seront, après fumigation, débarquées et éparpillées au grand air.

» 5° L'isolement des malades aura lieu de la manière suivante : ils seront, après leur débarquement, expédiés à la campagne, chacun sur un point différent ; placés dans des pavillons construits pour cet usage, ou bien, à défaut d'établissements fixes, sous une tente appropriée.

» 6° Dans tous les cas ils ne pourront être assistés que par deux personnes se relevant au moins toutes les trois heures. Un médecin désigné leur donnera ses soins.

7° Les parents ou amis pourront les visiter mais ne seront pas autorisés à les assister. La visite sera courte, sa durée fixée si besoin est.

» 8° Si le malade meurt, sa literie et ses effets, après avoir été trempés dans un désinfectant rapide, seront enfouis.

» 9° Dans tous les cas où l'enfouissement sera ordonné, il aura lieu à une profondeur de un mètre cinquante centimètres au minimum.

» 10° Des peines sévères seront appliquées à ceux qui, dans un but quelconque, exhumeraient une ou plusieurs des pièces enfouies.

» 11° Lorsque le malade sera à terre, des mesures seront prises pour enfouir, aussitôt qu'elles seront rendues, ses déjections de toutes sortes qu'on aura soin de recouvrir d'une couche de sulfate de fer, de zinc ou d'alumine ; sous aucun prétexte, il ne sera permis de les laisser à ciel découvert.

» 12° La ventilation et la désinfection des navires à bord desquels auront existé des malades atteints d'affections contagieuses, s'effectueront rapidement par tous les moyens possibles et notamment par l'établissement de ventouses ou manches à vent, l'ouverture des panneaux, des sabords, etc., l'enlèvement de quelques parties des différents ponts, l'emploi de l'appareil à fumigation de Guyton-Morveau, le lavage des parois intérieures à l'aide d'une solution neutralisante, le flambage, etc.

» 13° Les cordons sanitaires opposés à l'arrivée des provenances terrestres sont abolis.

» 14° Si l'arrivée des voyageurs venant d'un pays infecté se fait isolément par divers points de la frontière, cet éparpillement entrant dans le système devenu réglementaire de la dissémination, il n'y sera porté aucune entrave.

» 15° Si cette arrivée se fait par caravane ou grande affluence, la dissémination sera favorisée.

» 16° Les malades se présentant aux frontières et reconnus

atteints de maladies contagieuses seront traités comme ceux débarqués des navires. »

On voit que M. Lecadre n'appartient pas à la famille de ceux qui démolissent sans songer à reconstruire ; il haussmanise les anciens us sanitaires, mais à la place d'un ramassis de précautions surannées dont certaines sont dangereuses, quelques-unes grotesques, beaucoup inutiles, fort peu nécessaires, il apporte un système rationnel, facile à suivre, exempt de péril, donnant à la liberté tout ce qu'elle est en droit de réclamer, ne lui enlevant que ce qui en serait l'exagération, de plus, et surtout, rempli d'une sage humanité, protégeant également les bien portants et les malades.

Pour ma part, je lui donne ma franche et complète adhésion, car il me semble reposer sur une intelligente et large interprétation des connaissances acquises en matière de contagion par voie d'infection, et donner toute garantie aux plus craintifs. Quels sont, en effet, les propagateurs possibles du fléau ? Ce ne sont évidemment pas ceux qui n'en sont point atteints. Pourquoi vouloir les retenir et les exposer à en être frappés à leur tour. Exigez, je l'accorde, avant de leur ouvrir vos portes, qu'ils soient lavés, frottés, parfumés, et que leurs effets ainsi que leurs bagages aient subi une fumigation ; laissez-les ensuite aller où bon leur semble. Si l'un d'eux, par hasard, tombe quelque temps après, comme on n'a pas la peste, la fièvre jaune ou le choléra, sans que la chose s'aperçoive, rien n'empêcherait le réglement de prévoir le cas et d'ordonner immédiatement l'isolement.

Quant aux vrais empoisonneurs qui sont les malades, les marchandises, le navire, le projet vous assure contre eux.

Les malades sont aussi bien sequestrés que s'ils restaient à bord ou étaient emprisonnés dans vos lazarets, ils ne vous approchent pas, ils ne se mêlent pas à vous et leurs exhalaisons ne risquent pas d'empester l'air qui vous entoure, car, disséminés comme ils sont, les miasmes propres à chacun d'eux sont bientôt évaporés dans l'atmosphère et brûlés par l'oxygène. Je ne parle pas de ce qu'ils gagneront à ne plus s'infecter réciproquement et de leurs chances de guérison devenues mille fois plus grandes.

Les marchandises et le navire restent soumis aux précautions reconnues salutaires, et le prompt débarquement permet une aération et une désinfection plus rapides.

En dépit des avantages qu'il présente, je ne crois pas pourtant que le décret rédigé par l'honorable médecin des épidémies de l'arrondissement du Havre soit de sitôt promulgué, et je ne l'engage pas à en faire à Marseille le sujet d'une conférence.

Les ravages causés par la peste et le choléra ont laissé sur tout le littoral de la Méditerrannée une impression analogue à celle dont les esprits sont frappés dans les colonies d'Amérique par la fièvre jaune et la petite vérole. Mais peu à peu, battues en brèche par les intérêts commerciaux, par la rapidité et la multiplicité des communications, mal soutenues par leurs défenseurs dont les rangs s'éclaircissent et qui ne trouvent pas de remplaçants dans la génération scientifique actuelle, les quarantaines disparaîtront.

On raconte déjà comme étant du bon vieux temps l'histoire des lettres arrivant d'Alger ou de Constantine, dans les premiers temps de l'occupation française, toutes tailladées, déchiquetées, salies, rendues illisibles par un séjour trop prolongé dans la boîte à *parfums*. On finira par rire du dernier des capitaines de la santé, prenant avec des pincettes prudentes et une conviction sublime la dernière des patentes.

M. le docteur Mittchell, de Londres, a présenté au congrès un *Mémoire sur la liqueur de Condy*.

J'ai parlé déjà (pages 242 et suivantes) des propriétés de ce désinfectant composé de manganates et de permanganates alcalins. Le travail de l'honorable médecin anglais me montre que je ne m'étais point trompé dans des appréciations que justifient un assentiment général et un emploi qui va se généralisant.

Dans un premier chapitre, M. Mittchell passe en revue les causes d'infection à bord des navires, c'est-à-dire la fermentation putride et la décomposition des matières organiques végétales et animales. Il est d'accord avec tous les hygiénistes

pour déclarer que des mesures préventives et, en particulier,
le soin de ne permettre, en aucun cas, l'encombrement par
l'équipage, passagers, bestiaux ou volatiles, ainsi que la précaution de jeter immédiatement à la mer les viandes, les
céréales, les légumes, les farines et les boissons qui viennent
à se gâter, peuvent, aidés par une propreté minutieuse et une
aération mieux entendue, atténuer en grande partie le mal en
faisant disparaître ses principales sources. Il doute cependant
qu'on arrive jamais à purger entièrement de tous miasmes
l'air intérieur de l'habitation nautique à moins d'employer
fréquemment des désinfectants, aujourd'hui d'ailleurs et dans
l'état actuel des choses, d'une absolue nécessité. Mais les
conditions de la maison flottante ne sont plus celles de la
maison terrestre, et des substances excellentes pour purifier
une caserne, un hôpital ou un collége, ne valent rien sur un
vaisseau. La question (e) du programme : Quel est le meilleur
désinfectant pour les navires? se présente naturellement et
termine cette introduction.

Pour notre confrère, il est important que, dans la marine,
l'agent purificateur, tout en possédant les propriétés désin-
fectantes qu'on attend de lui, soit complétement inodore et ne
dégage aucune vapeur corrosive, qu'il opère à la façon de
l'oxygène, ce grand épurateur de notre atmosphère. Les recherches de Schonbein, de Houzeau et d'autres chimistes
distingués, ont, en effet, prouvé que l'ozone, qui n'est autre
chose que l'oxygène à l'état naissant et dont l'existence est
naturelle dans l'air, a pour charge de le maintenir pur en
brûlant les matières organiques partout où il les rencontre.
Il faut donc chercher les désinfectants parmi les oxydants les
plus énergiques, et l'on est amené à donner la préférence aux
solutions aqueuses de manganates et de permanganates alcalins. Les combinaisons formées par les acides manganique et
permanganique avec la soude et avec la potasse sont très
instables, toutes les matières organiques les décomposent
et sont brûlées par l'oxygène à l'état naissant qui se dégage
avec abondance. Deux longs paragraphes sont consacrés par
M. Mittchell à l'examen de l'action chimique des sels qu'il
préconise, à leurs applications à l'hygiène et à la thérapeutique et à leur comparaison avec les autres agents de désin-

fection, tels que le chlore et les chlorures alcalins, l'acide phénique, le protosulfate de fer, la chaux, les fumigations acides, etc. Il n'hésite pas à placer ces dernières à un rang de beaucoup inférieur surtout quand il s'agit de leur emploi à bord.

C'est M. Condy, de Battersea, qui, le premier, a eu l'idée d'utiliser les combinaisons de l'oxygène avec le manganèse et de préparer avec elles un liquide qui fournit le moyen de produire, en tout temps et en tout lieu, un agent de purification d'une rare puissance, n'ayant aucune sorte d'odeur, détruisant, du même coup, le principe infectieux et la fétidité et pouvant être mis dans les mains des personnes les moins instruites, parce qu'il n'est pas vénéneux et ne donne après son action que des produits inoffensifs. Le compte-rendu des expériences dont les heureux résultats ont assuré sa vogue en Angleterre où il est devenu pour la flotte un approvisionnement officiel et obligatoire et l'examen des travaux qui ont fait connaître en France les vertus des permanganates alcalins, occupent la quatrième partie du mémoire. Les recherches du docteur Béranger Féraud et du professeur Réveil y sont relatées avec un soin qui prouve l'importance qu'on leur accorde chez nos voisins.

Un cinquième article donne le mode d'emploi de la liqueur de Condy. Le contenu d'un flacon de 60 grammes suffit pour préparer 60 litres de liquide désinfectant de la force nécessaire pour la plupart des besoins. Au dixième elle a été mise en usage comme caustique modificateur et désinfectant dans les cancers, les chancres phagédéniques, les engorgements scrofuleux ulcérés et atoniques, dans le pansement des plaies diphtéritiques. Dix grammes dans deux cents grammes d'eau donnent une bonne préparation pour le pansement des plaies simples, pour injection dans l'ozène, l'otite, la leucorrhée, contre la stomatite mercurielle ulcéreuse, etc. Quarante grammes dans un litre d'eau forment un gargarisme contre le croup, l'angine couenneuse, la fétidité de l'haleine, des lotions pour détruire l'odeur infecte des mains après les nécropsies, pour les brûlures, etc. La liqueur se prend encore à l'intérieur, à la dose de dix à trente gouttes par jour, dans un verre d'eau pure, contre le croup et l'angine couenneuse.

Cette dose est doublée et même triplée dans le cas de cancers d'estomac. Enfin en pulvérisant un litre d'eau renfermant dix grammes de ce liquide on peut assainir l'air autour des malades dans les affections épidémiques ou contagieuses.

Ces formules sont le résultat des expériences faites sur mer ainsi que dans les hôpitaux et dans la pratique civile, en Angleterre, confirmées en France par les travaux de MM. les docteurs Demarquay, Olliffe, Castex, Réveil, Roger et autres, qui ont obtenu avec la permanganate de potasse les succès annoncés par les docteurs Weeden Cooke, Lankester, Skinner, Haslewood, Charles Bell, Charles Hood, Murchison, et par le docteur Henry et ses confrères, de l'hôpital de Middlesex.

Il ne faut pas oublier que les permanganates alcalins, ne doivent être ordonnés qu'en solution dans l'eau distillée parfaitement pure, puisque les matières organiques les décomposent instantanément ; dans le pansement des plaies à l'aide de ces agents, le linge et la charpie seront proscrits et remplacés par des plumasseaux d'amiante.

L'œuvre est couronnée par l'affirmation des droits de M. Henry Bollmann Condy, à la priorité de l'application du permanganate de potasse.

Ce mémoire est sérieusement travaillé et le sujet sur lequel il roule a donné naissance à des discussions d'un haut intérêt ; la thèse soutenue par M. Mittchell, a trouvé bon accueil auprès des membres du congrès séduits par une épreuve des plus décisives. Les sels alcalins de manganèse ont été déclarés par eux les meilleurs désinfectants au point de vue de la navigation.

La plus grande partie de l'eau pure qui est enlevée chaque jour à l'Océan par l'évaporation, n'y retourne qu'après avoir traversé une certaine étendue de terre et s'être chargée de tous les corps qu'elle a pu dissoudre. C'est ce qui explique la richesse de l'eau de mer en principes minéralisateurs car elle en reçoit à chaque instant et n'en rend pas. Toutefois une certaine quantité des sels de chaux qu'elle contient en solution est enlevée par les animaux ou par les végétaux qui la peuplent et, parmi ces derniers, les varechs, en particulier, absorbent les bromures et les iodures. Mais les sels alcalins ne sont assimilés qu'à dose très faible par les êtres vivants, de sorte qu'ils s'accumulent d'une façon continue, aussi le chlorure de sodium constitue-t-il à lui seul les trois quarts du poids du résidu de l'évaporation de l'eau de mer, lequel résidu contient encore des chlorures de potassium et de magnésium, du sulfate et du carbonate de chaux, du sulfate de potasse, du sulfate de magnésie et de faibles quantités de silice, de phosphate de chaux, de bromures et iodures ainsi que quelques traces de peroxyde de fer. Les eaux de mer renferment de plus, dans la proportion de 1/30 à 1/45 de leur volume, un mélange d'oxygène, d'azote et d'acide carbonique dans lequel le dernier de ces gaz entre pour 9 ou 10 sur 100, le premier pour 33.

Il semble résulter d'ailleurs d'analyses récentes et nombreuses que, sans affirmer les chiffres qui vont suivre comme absolus, car ils varient selon le climat et la latitude, le voisinage des cours d'eau douce, le rapprochement ou l'éloignement des côtes, la composition géologique du fond, etc., etc., sur mille parties l'eau contient en matières salines : dans la mer du Nord 30,46 ; dans la Manche 35,25 ; dans l'Océan Atlantique 36,3 ; dans la Méditerranée 43,73.

On concevra facilement d'après ces données que les médecins aient depuis longtemps, cherché à utiliser, autrement qu'en application externe, un liquide auquel sa composition doit communiquer des propriétés énergiques ; mais ce dont on sera plus surpris, c'est que les travaux et les essais, maintes fois tentés dans un ordre d'idées parfaitement raisonnables, n'aient point encore conduit à des résultats tels qu'on sache aujourd'hui à quoi s'en tenir réellement sur la valeur thérapeutique d'un agent qu'il est si facile d'expérimenter. Il est vrai qu'on n'a qu'à se baisser pour en prendre.

M. le docteur Wiart, de Caen, ancien interne en médecine et en chirurgie des hopitaux de Paris, a saisi l'occasion que lui offrait le congrès pour soumettre au jugement de ses membres une étude intitulée : *de l'usage interne de l'eau de la mer.*

Après un court exposé de la constitution chimique de cette

eau, qu'avec la plupart des auteurs il met au premier rang
des eaux minérales chlorurées sodiques simples, M. Wiart
dans un sommaire très étudié expose les travaux de ses devan-
ciers sans rechercher pourtant, et je lui en sais gré, si dans
les védas, le talmud et les textes zends, on trouve des passages
se rapportant à son sujet.

Il ne remonte qu'à 1750, année de la publication d'une
thèse de Richard Russel, *de tabe glandulari, sive de usu
aquæ marinæ in morbis glandularum*. Les conclusions de
cet auteur, reposant sur trente-neuf observations, tendraient
à faire de l'eau de mer une panacée universelle; il faut cependant lui rendre cette justice qu'il a bien observé et bien
compris son action curative dans les maladies d'origine scrofuleuse. La fin du dix-huitième siècle est marquée par les recherches de Lind, de Cartheuser, de Robert White, de Kentisch
et d'Anderson. Notre confrère se borne à les citer sans nous
en dire les résultats. Si je ne me trompe ils n'ont fait que
répéter ce qu'avait dit Russel, ce que redira plus tard Buchan
en 1801, en ajoutant que l'eau de mer, coupée avec du lait,
est un bon vermifuge.

Je passe sur les thèses de Lefrançois et de Lalesque, 1812
et 1829, pour arriver au mémoire du docteur Greenhow publié
en 1835. Ce praticien dit que l'eau de mer exerce une puissante influence sur les intestins et sur les reins par les évacuations auxquelles elle donne lieu, qu'elle agit aussi sur la
circulation dont elle active la vitesse en même temps qu'elle
élève la température de la surface du corps, qu'elle stimule le
foie et exerce une influence spéciale sur les systèmes glan-
dulaire et lymphatique. Son efficacité dans la dyspepsie est
incontestable.

En 1841, M. Nardo reprend cette étude. Seulement, comme
il attribue surtout l'action de l'eau de mer aux principes organiques qu'elle renferme là où abondent certains végétaux,
principes appelés par Bory de Saint-Vincent *mucosités de la
mer*, il fait macérer dans cette eau, pendant plusieurs heures,
exposées à la lumière et à la chaleur du soleil, une certaine
quantité d'algues marines et il déclare avoir, dans les affections
scrofuleuses, retiré de merveilleux effets de ce liquide ainsi
préparé.

Un an plus tard M. Pasquier, pharmacien à Fécamp, adresse une note à l'académie de médecine sur une préparation d'eau de mer dans laquelle il introduisait, après l'avoir filtrée, quatre ou cinq volumes d'acide carbonique afin de la rendre plus potable. Le rapport de M. Rayer est très favorable à ce travail. Il y est dit que l'eau modifiée par la méthode de M. Pasquier, peut être employée avec avantage dans tous les cas où les purgatifs salins sont indiqués et qu'elle a une excellente influence sur les individus atteints de maladies scrofuleuses.

M. Lecœur expose en 1846, les résultats d'expériences tentées à la suite de faits annoncés par MM. Guastalla et Henri Trais, de Trieste, et signale indépendamment d'une action cathartique, antiscrofuleuse et vermifuge, un cas de guérison d'une fièvre intermittente quarte rebelle, pendant plus de trois mois, à tous les anti-périodiques et cédant à douze bains aidés de l'ingestion de deux verres d'eau de mer pris le matin à jeûn.

M. Wiart a oublié de noter que le docteur Fleury a obtenu par des douches froides, la guérison de plus de cent fièvres intermittentes de tous les pays et de tous les types, succès qu'annonçaient déja les observations de Giannini et de Currie. Les douze bains ordonnés par M. Lecœur me paraissent être venus fortement en aide à l'ingestion des verres d'eau pour assurer la guérison.

Enfin, en 1857, un médecin allemand, M. Wiedasch de Norderney, appelle l'attention sur les vapeurs d'eau de mer employées en inhalation.

Fortifié par tous ces exemples, M. Wiart tire ensuite de l'analogie quelques bons arguments en faveur de la cause à laquelle il apporte à son tour l'appui de son jeune talent ; il rappelle les analyses comparatives faites, par M. Germain, entre l'eau de mer et celle de Salins, par M. Carrière, entre l'eau de mer et les eaux de Salins, de Balaruc, de Kreutznach, etc. Toutes ces eaux composées des mêmes principes présentent seulement entre elles des différences quantitatives, non qualitatives ; les mêmes sels minéralisateurs s'y rencontrent à des doses plus ou moins élevées qui atteignent leur maximum dans l'eau de mer. Or, les eaux chlorurées sodiques, des

sources sus-indiquées, ont des vertus universellement reconnues, classiques pour ainsi dire ; l'eau de mer doit donc inévitablement en posséder d'au moins égales. Si elle péchait ce ne
pourrait être que par excès de richesses et il serait bien facile
d'apporter un remède à ce défaut.

Comment l'eau de mer doit-elle être employée à l'intérieur ?
trois modes sont possibles qui sont les boissons, les lavements,
les inhalations.

Il faut puiser à deux ou trois lieues du rivage et à une
certaine profondeur l'eau destinée à être bue ; elle est alors
plus limpide, moins mélangée de substances organiques en
décomposition, son goût est moins âcre, moins nauséeux. A
propos de goût, M. Wiart demande aux médecins qui ont basé
sur un manque de charme et de bouquet leur opposition à
l'emploi de l'eau de mer, s'ils trouvent de beaucoup plus
agréable la sensation qu'éprouve le palais au passage des eaux
de Kreutznach ou de Friedrichshall. — Il admet qu'on filtre le
liquide mais il repousse l'adjonction d'acide carbonique proposée par M. Pasquier. Ce gaz peut altérer les composés
minéralisateurs ; de plus, il n'y a pas de corps pour lequel les
membranes digestives aient une plus grande affinité et qui
s'absorbe plus vite ou plus facilement. Or, son effet le plus
immédiat est de ralentir tous les mouvements contractiles du
tube alimentaire et de favoriser l'absorption en prolongeant le
contact du liquide avec la muqueuse digestive, d'où un amoin-
drissement de l'effet purgatif. A dose de deux à quatre verres
pour les adultes, de quelques cuillerées pour les enfants, l'eau
de mer est un purgatif énergique.

Si l'on veut obtenir un effet plus profond, plus durable,
modifier intimement l'organisme, agir sur la cellule elle-même,
c'est la dose altérante fondante qui est indiquée ; à ce titre, on
en ordonne un verre le soir, tantôt pure tantôt coupée avec du
lait.

Pour les lavements, les mêmes précautions seront prises,
quant à la façon de recueillir l'eau. M. Wiart n'insiste pas sur
leur mode d'action. Je demanderai la permission de dire, d'a-
près l'expérience de plusieurs de mes confrères et la mienne
propre, qu'ils sont une précieuse ressource thérapeutique.

Je les ai vus souvent réussir à vaincre une constipation opiniâtre.

En inhalation, l'eau de mer est introduite dans les voies respiratoires, soit pulvérisée soit vaporisée.

M. Wiart, abordant la partie nosologique de son mémoire, dit que l'onde amère peut remplacer, dans le traitement des maladies aigues, tous les purgatifs salins; que les inhalations de ses vapeurs conviennent aux catarrhes bronchiques, aux pneumonies chroniques, à la phtisie scrofuleuse, que, prise en boisson, elle combat la dyspepsie, les vers intestinaux, les affections de foie en général, l'ictère, l'ascite, peut-être l'hypersécrétion intra- oculaire de De Grafe ou intra-hyaloïdienne de Donders, toujours la scrofule, probablement la syphilis constitutionnnelle, enfin tous les états où le sang pèche par défaut de cruor et toutes les anémies qui succèdent à des inflammations, aux fièvres palustres, etc.

Malheureusement M. Wiart n'apporte pas une seule petite observation à l'appui de ce qu'il avance, hâtons-nous de le dire, avec beaucoup de vraisemblance. Il s'appuie sur Wiedasch, sur Greenhow, sur Russel, sur Lalesque, sur Trautwein et sur les autres expérimentateurs que j'ai nommés plus haut; il s'appuie aussi sur son raisonnement qui est très bon; mais, en somme, un seul fait de son cru, observé et commenté avec la précision la sagacité et l'érudition dont il se montre abondamment pourvu, eût été beaucoup plus concluant.

M. Wiart fera, je l'espère, succéder la pratique à la théorie et je suis certain que la science et l'humanité se trouveront bien de ses expériences.

En attendant, il faut lui savoir gré d'avoir porté son attention sur un point vraiment digne d'étude et d'avoir, ce faisant, été mu surtout par la pensée de combler une lacune dans la médecine des pauvres. Les eaux chlorurées sodiques sont très rares en France, la fortune est nécessaire pour se permettre les eaux de Balaruc, de Bourbonne ou de Bade, de Seidschutz ou de Friedrichshall; le transport de l'eau de mer aurait lieu à peu de frais et les réglements de douane, en s'entourant bien entendu de toutes les formalités requises, pourraient être levés en faveur de l'hygiène publique.

Je m'associe aux idées généreuses de M. Wiart.que le congrès a encouragées et auxquelles il a donné son approbation en le récompensant.

Une affection, sinon bien dangereuse au moins fort incommode, est celle que les arabes nomment *Hhabb-Araq*, les colons algériens, *gale bédouine ;* les colons des Antilles, *boutons chauds* ou *de chaleur ;* les marins, *bourbouillis ;* celle enfin dont M. le docteur Amédée Paris, d'Angoulême, fait une variété du *lichen tropicus* en l'appelant *lichen vésiculaire.*

Cette maladie est particulière aux pays chauds ; on la rencontre communément en Algérie et mon ancien camarade d'école, le docteur Dauvé, l'a observée, en Vénétie, dans l'artillerie du premier corps, pendant la campagne d'Italie. Elle atteint surtout les personnes que leur constitution ou le genre des travaux auxquels elles se livrent exposent à suer beaucoup. La sueur en est la seule cause déterminante ; aussi le nom que lui ont donné les arabes, *Hhabb-araq,* signifie-t-il boutons de sueur.

Mais, si dans les pays chauds la sueur est plus facile à provoquer, elle n'est due cependant qu'à des causes purement artificielles qu'on peut reproduire à volonté dans une zone tempérée, soit en se livrant à un exercice violent, en plein soleil, soit en se plaçant dans une étuve. Pourquoi, sous l'influence de la chaleur, la peau de l'habitant de Paris et la peau de l'habitant de Biskra, tout en se gonflant pareillement de liquides et livrant également passage à une sueur abondante, n'offrent-elles pas les mêmes phénomènes d'irritation ?

Tout au plus l'habitant des bords de la Seine aura-t-il à redouter une roséole ou une milliaire tandis que l'habitant du Sahara n'échappera que rarement à la gale bédouine ou lichen vésiculaire.

Notons que, chez tous deux, nous éloignons les antécédents morbides ; nous ne nous occupons que de sueurs se manifestant chez des individus parfaitement sains, dues uniquement à l'action d'une source externe de chaleur et n'étant jamais l'effet d'une situation pathologique.

Il est évident que l'excrétion sudorale du premier a seulement franchi la limite physiologique, sans altération du produit secrété, et il est probable que la sueur du second, sans être modifiée en qualité, car la santé générale n'est aucunement troublée par son apparition, doit voir, diminuée ou bien exagérée, la quantité normale d'un ou de plusieurs de ses éléments.

L'admission de cette hypothèse a conduit M. le docteur Amédée Paris a étudier la sueur productrice du lichen vésiculaire et ce sont les résultats de ses recherches qu'il a envoyés au congrès.

Une longue expérience lui avait permis de constater, dans toute la contrée Saharienne qui a été le principal théâtre de ses observations, qu'une chemise imbibée de sueur se recouvrait, en séchant, d'efflorescences de chlorure de sodium. Des analyses chimiques et microscopiques lui ont prouvé que les goûtelettes de sueur qui perlaient sur la peau contenaient une quantité notable de ce sel; il a remarqué, en outre, que, partout où les goûtelettes sortaient librement, les papules n'apparaissaient pas et que là où elles se formaient elles semblaient être causées par l'arrêt d'un ou de plusieurs cristaux de chlorure de sodium.

En effet les papules commencent par une rougeur uniforme mais circonscrite, le milieu de cette petite plaque passe ensuite au rouge foncé, s'élève au-dessus du niveau de la peau et de son centre part une vésicule transparente dans laquelle tout porte à croire que sont renfermés des cristaux de chlorure de sodium lesquels finissent par s'échapper en la déchirant et la laissent comme un cône creux dont le sommet aurait été enlevé. Dès que la rupture a eu lieu la douleur occasionnée par un prurit des plus intolérables disparait immédiatement.

Pour M. le docteur Amédée Paris le lichen vésiculaire est le résultat de l'apport dans les couches superficielles de la peau de cristaux de chlorure de sodium qui, là, sont arrêtés et occasionnent une action pathogénique locale toute physique et chimique.

Si les gens qui veulent tout savoir lui demandent d'où vient cet excès de sel marin dans la sueur, il répond que l'étude géologique des pays dans lesquels se développe habituellement le lichen vésiculaire, apprend que leurs terrains les plus récents sont de formation tertiaire ou alluvionnaire ancienne et que leurs eaux sont chargées de principes minéralisateurs de nature essentiellement maritime.

On y boit donc un liquide, fortement chargé de chlorure de sodium, qui passe dans le torrent circulatoire et l'eau du plasma exsudé hors des parois des capillaires sanguins et fournissant la vapeur d'exhalation et la sueur est ainsi plus fortement salée qu'ailleurs. Plus on boit, du reste, et plus on se minéralise, ce qui explique la production du lichen pendant la chaleur quand la soif est impérieuse.

Si M. le docteur Paris est dans la vérité, et je suis très porté à le croire, la seule marche à suivre pour éviter la maladie est, non pas de supprimer la boisson ce qui serait impossible, mais d'éviter la concentration abondante de l'eau salée à la périphérie du corps en activant les secrétions centrales.

L'honorable médecin termine par ces préceptes :

1º Boire le moins d'eau possible.

2º Calmer la soif au moyen de liqueurs acides ;

3º S'abstenir de tout exercice violent.

4º Ne pas sortir pendant la plus grande partie de la journée.

5º Prendre au moins trois fois, chaque semaine, un grand bain.

6º Porter des habits larges et légers.

J'ajouterais, moi, faire distiller l'eau destinée à la boisson.

J'ai dit que M. le docteur Amédée Paris, ancien médecin en chef des hôpitaux militaires, avait fait ses recherches dans le Sahara sur de nombreux malades atteints de la *gale bédouine*. Il repousse cette dénomination pour lui substituer celle de *lichen vésiculaire,* car il range cette affection parmi les papuleuses à cause de ses caractères subjectifs et objectifs primordiaux ; quant à la vésicule qui constitue le mode de terminaison de chacune des papules, elle lui parait être le caractère critique et distinctif de la maladie.

Les auteurs spéciaux n'en racontent pas long sur le sujet dont s'est occupé notre distingué confrère. Mon vénéré maître Bazin, dans ses leçons théoriques et cliniques sur les affections cutanées artificielles, se borne à rapporter quelques mots de Bontius sur le lichen tropicus, et Bontius parle seulement de papules rouges et rugueuses qui, dans les régions tropicales, lorsque la sueur est excitée, se manifestent et sont accompagnées d'un prurit très violent ; il ne mentionne pas les vésicules observées par MM. Paris et Dauvé. Personne d'ailleurs, autant qu'il m'en souvient, ne s'était préoccupé d'approfondir la cause réelle de la lésion.

Le travail que je viens de résumer est donc à la fois, original, intéressant et utile, mais il est incomplet et il faudrait maintenant savoir si, dans tous les endroits où l'affection papule vésiculeuse apparait, il y a nécessairement accumulation de sel marin dans l'économie par suite de la qualité des aliments solides ou liquides.

C'est à MM. les médecins de la marine qu'incombe cette vérification.

Si, lorsqu'on veut débrouiller facilement l'intrigue d'un de ces drames, plus ou moins mystérieux, qui se dénouent en cour d'assises, il faut toujours chercher *la femme*, il faut, de même, chercher *le plomb* toutes les fois qu'on veut s'occuper, d'une façon raisonnable, de l'étiologie de la *colique sèche des pays chauds*. Autrement dit, la colique sèche et la colique de plomb ne constituent qu'une seule entité morbide.

C'est, du moins l'opinion que M. le docteur Armand Borchard, de Bordeaux, soutient, en très brillante et très nombreuse compagnie, dans sa thèse inaugurale.

Avant d'analyser ce travail je vais, en quelques mots, poser l'état de la question.

On a, depuis longtemps, observé une affection offrant, avec la colique saturnine, la plus grande analogie et qui a pris le nom de diverses contrées où elle a régné endémiquement ou d'une manière épidémique. Nous la trouvons appelée, dans les anciennes relations, maladie de Poitou, colique de Devonshire, colique végétale, colique nerveuse, etc ; de nos jours elle a, plus généralement, reçu le nom de colique sèche des pays chauds.

Assez rare, avant 1830, à bord des navires de guerre français, elle s'y est ensuite montrée assez fréquemment pour ne plus apparaitre, aujourd'hui, qu'à des intervalles de plus en plus rares.

L'impossibilité de leur trouver des caractères distinctifs avait déjà fait soupçonner à quelques médecins anglais, entre autres à Mouson Smith et à David Macbride (1717-1777) que les coliques nerveuses, par eux vues aux colonies, pouvaient bien n'être que des coliques de plomb, lorsque, reprenant la doctrine de M. le docteur Raoul qui, le premier, professa à Brest que la colique sèche n'était que la colique saturnine, M. le docteur Lefèvre, directeur du service de la santé dans le même port, entretint, en 1859 et 1860, l'académie des sciences de ses *recherches sur les causes de la colique sèche et sur l'influence qu'a le plomb sur son développement*.

Or, en 1837, Segond avait publié son *essai sur la névral-gie du grand sympathique* et les médecins s'étaient habitués à regarder, comme articles de foi, les opinions de cet auteur, lequel, attribuant surtout à l'influence des transitions subites et continuelles de chaud et de froid la maladie qu'il avait étudiée à Cayenne, la donnait comme une entité parfaitement définie.

Les idées de M. Lefèvre eurent donc assez de peine à se faire la place qu'elles occupent aujourd'hui et deux camps subsistent encore : celui de la non identité et celui de l'identité.

Le premier n'offre pas l'homogénéité du second. Si MM. Jules Rochard et Monneret regardent avec Segond, la colique sèche comme une névralgie idiopathique déterminée par le brusque refroidissement de tout le corps, M. Fonssagrives l'attribue à l'action d'un miasme se formant dans la cale des navires et cette idée partagée, avec certaines restrictions, par M. Laure, ne l'est plus par M. Vidal qui met sur le compte des miasmes palustres la cause efficiente de la maladie ; enfin M. Delioux considère la colique végétale comme une dysenterie sèche.

La tâche que s'est proposée M. Borchard est de combattre ces diverses théories.

Les livres anglais hollandais et portugais ne mentionnent pas la colique sèche, dit-il en commençant son travail, et si cette maladie était réellement une entité morbide, cette entité battrait seulement pavillon français ce qui serait déjà passablement extraordinaire.

Segond, suivant le jugement de M. Dutrouleau, n'a guère fait que le roman des maladies de Cayenne, il a donné des observations de coliques sèches qui n'étaient autres que des coliques hépatiques et, quand il a rencontré le plomb de façon à ne pouvoir nier sa présence, il a prétendu que son influence était sans aucune importance.

M. Rochard et M. Monneret seraient bien embarrassés pour expliquer le motif qui empêche le refroidissement brusque de produire aujourd'hui, en France et dans les pays tempérés, une affection qu'on ne rencontre plus que dans les pays chauds. Si la colique atteint de préférence, sur les bateaux, les hommes employés au service de la machine qui, sortant de l'espèce de fournaise dans laquelle ils ont passé quelques heures, viennent sans précaution aucune, sur le pont, s'exposer au grand air, pourquoi, dans nos climats, où il y a une bien autre différence entre la température de la chambre de la machine et l'air extérieur, ne voit-on jamais cette maladie ? D'ailleurs c'est surtout au mouillage que les cas se montrent le plus souvent et alors les feux sont éteints. Les partisans de ce système ont aussi prétendu que coucher la nuit, en plein air, malgré la rosée et la fraicheur, peut occasionner la colique sèche. Comment se fait-il qu'en Algérie, en Chine et en Cochinchine on n'en ait jamais rencontré un seul cas parmi les hommes des troupes de débarquement couchant par terre exposés à toutes les intempéries

M. Foussagrives prétend que les émanations infectieuses qui se dégagent d'une cale fétide où croupit un mélange d'eau douce et d'eau salée, sont les conditions essentielles de la production des coliques végétales. Mais les Anglais, dont les bâtiments sont construits comme les nôtres, ne voient jamais survenir chez eux de semblables affections ; les bateaux à vapeur font, relativement, moins d'eau que les navires à voiles et présentent plus de cas de coliques. A propos de marais nautique il a été donné à M. Borchard d'en voir le plus bel exemple qui se puisse imaginer. Ce fut en mai 1860, à la suite du naufrage de l'*Isère*. Ce navire à chaque marée basse était mis à sec et presque entièrement recouvert par la marée montante qui laissait en se retirant, une couche de vase infecte. En travaillant, à mer basse, on est parvenu à sauver tout ce qu'il contenait et l'on doit penser quelle infection répandaient les détritus déposés par les eaux. En outre l'équipage n'avait trouvé, pour se loger, qu'un vieux navire faisant de l'eau en quantité et contenant, au fond de la cale, des échantillons des diverses cargaisons qu'il avait pu porter pendant 40 années ; aussi sur 150 hommes, 52 furent-ils atteints de fièvres graves ou de dysenteries, mortelles pour un assez grand nombre, mais personne n'eut de colique sèche.

L'étiologie préconisée par le savant hygiéniste a été peu goûtée des médecins de la marine, et M. Borchard, en dehors de son expérience personnelle, aurait pu s'appuyer, pour la repousser, sur M. le docteur Villette dont je vais citer quelques objections tirées de son *mémoire sur l'identité de la colique de plomb et de la colique sèche d'après des documents et des observations recueillis au Sénégal.* Comment expliquer, dit ce médecin, l'apparition de la maladie sur des personnes qui vivent à terre et complètement étrangères à la vie de bord, si la cause qui l'engendre est essentiellement nautique ? Si ce miasme, comme le suppose M. Fonssagrives est l'analogue de celui des marais, pourquoi produirait-il seulement la colique sèche et jamais la fièvre intermittente ? pourquoi la colique sèche serait-elle plus fréquente chez les forgerons, les cuisiniers, les chauffeurs, les mécaniciens, qui vivent, les premiers presque toujours sur le pont, les autres dans la machine, que sur les caliers, les magasiniers, les distributeurs, qui habitent les parties basses du bâtiment ? Est-il possible d'admettre que le miasme caché dans la cale des navires ne se disperserait que sous l'influence de la chaleur de la zone torride lorsque la température est souvent plus forte sur les côtes de l'archipel Grec et de la Syrie ? Faut-il croire qu'à l'élévation du calorique s'ajoutent d'autres éléments qui ne se rencontrent que dans les régions équatoriales, et que devient alors la nature spécifique des miasmes nautiques ? M. Villette a fait une campagne de quatre ans dans les mers de l'Indo-Chine, sur la corvette *la Sabine* montée par 250 hommes d'équipage ; la cale de cen avire, toujours pleine d'eau, exhalait des émanations fétides qu'il était impossible de tarir complètement. Si donc un marais a jamais existé dans un bâtiment, c'est à coup sûr dans celui-là ; eh bien ! il n'a pas eu à traiter une seule colique sèche. Ce qui frappe surtout M. Villette dans la théorie de M. Fonssagrives c'est la contradiction évidente entre l'action d'une cause essentiellement nautique et l'opinion absolue que ce maître professe sur l'endémicité de la colique nerveuse des pays chauds. Il ne comprend pas, en effet, comment un marais, formé dans la cale d'un bâtiment pendant sa traversée de France aux Colonies, pourrait engendrer cette maladie lorsque le bâtiment est arrivé à sa destination et comment ce même marais, recouvert par une nouvelle cargaison, serait complètement sans danger sur les quais de Bordeaux ou de Marseille après une seconde traversée de plusieurs mois.

Je reviens à M. Borchard qui discute ainsi la thèse de M. Vidal. Si le miasme palustre est la cause de la colique sèche, pourquoi les Anglais victimes autant que nous et, peut-être, plus que nous de toutes les autres manifestations du miasme paludéen, seraient-ils absolument exempts de coliques sèches ? A Sierra-Leone, la terre classique du paludisme, l'immunité est complète excepté pour les bâtiments de guerre français. D'ailleurs la colique est plus fréquente à bord qu'à terre et ce serait l'inverse qui devrait avoir lieu. Au Sénégal les rapports des médecins chargés du service des postes de l'intérieur ont constaté 16 cas de colique sèche, pour 4,502 cas de fièvre intermittente, depuis le mois de janvier 1855 jusqu'au mois de janvier 1865 et, pendant la même période de temps, l'hôpital Saint-Louis a compté 9,600 cas de fièvre et 164 de coliques sèches, d'où il résulterait que la *colique sèche* serait moins fréquente là où le miasme des marais est le plus abondant, le plus concentré, le plus favorisé dans son action délétère par les influences climatériques locales.

L'opinion de M. Delioux n'est pas plus soutenable. Ce médecin pense que certaines coliques auxquelles on ne peut imposer le nom de saturnines, puisqu'on n'a pas trouvé de plomb chez les malades qui en étaient affectés, sont des maladies apparaissant dans le cercle épidémique ou endémique de la dysenterie dont elles seraient en quelque sorte les satellites. De cette façon « la colique endémique nerveuse des pays chauds garde son essentialité sans conserver cependant l'indépendance qu'on lui a accordée depuis le commencement de ce siècle. M. Delioux s'appuie sur l'autorité de Sydenham et de Stoll, mais les accidents rapportés par ces deux observateurs se guérissaient en peu de temps et vivement avec beaucoup de boissons délayantes et un émétique antimonial. Ce n'est malheureusement pas le cas de la colique des pays chauds. De nos jours les contemporains ne voient plus de dysenteries sèches ou coliques bilieuses. Pouppé Desportes, Poissonnier-Despérières et Thion de la Chaume, invoqués aussi par M. Delioux, ont tout simplement décrit des coliques saturnines en dépeignant ce qu'ils appelaient coliques bilieuses des pays chauds.

Pour M. Delioux, les deux maladies offrent même spasme ou même atonie dans les plans musculaires de l'intestin et parfois déjections analogues ; les douleurs abdominales sont vives dans les deux cas ; de part et d'autre même besoin d'évacuations ; toute colique nerveuse dans laquelle le flux intestinal s'établit s'améliore, toute dysenterie où le flux est hâtivement supprimé s'aggrave, d'où même indication de méthode évacuante ; la première affection a ses accidents cérébraux, ses éléments arthralgiques, sa paralysie consécutive, la seconde a sa malignité dont les désordres d'innervation peuvent aussi surgir, ses processus rhumatismaux sur les articulations, ses accidents paralytiques plus fréquents qu'on ne le suppose ; le ténesme vésical, symptôme de la dysenterie, correspond à la strangurie, symptôme de la colique sèche ; les élancements douloureux, même dans les cordons spermatiques et dans les testicules, sont communs aux deux maladies ; que, au lieu de la médication rationnelle, en aille couper certaines dysenteries par l'opium ou par les astringents et on les transformera en une sorte de colique sèche dont la malignité peut donner tous les phénomènes nerveux possibles ; enfin l'influence étiologique du refroidissement est également invoquée dans les deux cas ; dans les deux cas l'anémie est consécutive et concomitante.

M. Borchard oppose à ces points de conformité les dissemblances qui suivent : dans la colique sèche, il n'y a pas d'évacuations, pas de ténesme anal, pas de cuissons à l'anus, maïs constriction de l'intestin qui est fortement appliqué sur les matières ; cette constriction empêche la bile de cheminer dans l'intestin, mais, comme elle ne cesse pas d'être secrétée par le foie, elle reflue dans l'estomac où sa présence détermine des régurgitations, sans efforts, de matières porracées et il y a de l'ictère parce que cette bile est en partie résorbée. L'absence de gaz dans l'intestin et les succès obtenus par l'opium qui, en faisant cesser cette contracture, permet à la bile de reprendre son cours normal, prouvent que l'intestin est convulsé et non paralysé. Dans la dysenterie, au contraire, on voit de fréquentes envies d'aller à la selle ; la moindre excitation sur le rectum amène des efforts d'excrétion qui ont pour résultat l'expulsion de matières albumineuses sanguinolentes, véritable exsudat inflammatoire, le sphincter est relâché, l'anus est béant ; l'intestin est paralysé par l'absence de son excitant normal; la bile, les agents qui activent cette secrétion ont une heureuse influence ; de là l'utilité des purgatifs dans la dysenterie tandis que leur action est tout-à-fait nulle sur la marche de la colique sèche. Les purgatifs n'agissent, dans ce dernier cas, que lorsque le spasme intestinal a cessé ; la constipation dans les deux maladies ne reconnait donc pas la même cause. Les douleurs abdominales ne sont pas comparables : moins vives dans la dysenterie elles occupent surtout le trajet du colon et s'irradient rarement, la pression les exaspère tandis qu'elle les calme dans la colique sèche. La dysenterie et le ténesme vésical indiquent tout au plus que le théâtre de l'affection est le même dans les deux cas. Quoique la dysenterie soit une des maladies les plus communes des pays chauds, on observe très rarement des paralysies consécutives ; en outre, il n'y a pas de relation possible à établir entre les paralysies de la dysenterie et celles de la colique sèche. Comme suite de la première de ces affections on n'a observé que des paraplégies; dans la dernière les paralysies, beaucoup plus graves, ont pour siége le système des muscles extenseurs et s'accompagnent d'atrophie musculaire ; l'encéphalopathie n'a jamais été observée dans la dysenterie. Quant à ce fait qu'une dysenterie jugulée par l'opium et les astringents devra se transformer en une sorte de colique sèche, bien que cette médication, au début même de la dysenterie, compte de nombreux partisans, M. Borchard ne connait pas une seule observation de cette singulière transformation. L'influence étiologique du refroidissement n'est qu'une cause occasionnelle générale.

En somme la comparaison que M. Delioux fait de la colique sèche avec la dysenterie est une comparaison forcée ; les différences sont plus nombreuses et plus remarquables que les analogies.

Aucune des causes admises, en totalité ou séparément, par les partisans de la non identité n'étant la bonne, il reste à prouver que les adeptes de l'identité ont raison, d'abord en ne trouvant aucune différence entre la colique sèche et la colique saturnine, ce qui implique déja une commune origine, ensuite en affirmant que, dans tous les cas prétendus être des coliques sèches, on n'avait qu'à s'en donner la peine pour remonter à une source où l'analyse aurait fait découvrir du plomb.

Or, la colique sèche, telle qu'elle est décrite par tous les auteurs, ressemble si bien à la colique de plomb que les partisans de son individualité morbide ne sont parvenus à lui donner, pour caractères distinctifs, que sa fréquence, sa gravité, son épidémicité, son endémicité et l'immunité des femmes et des enfants vis-à-vis d'elle.

La statistique démontre la rareté relative de la colique sèche et son peu de gravité. Au Sénégal, un de ses climats de prédilection, les registres du conseil de santé constatent, suivis d'un seul décès, 44 cas en onze années ; sur 1,500 malades renvoyés en France pendant cette même période de temps il n'y en a eu que 31 pour colique sèche.

Le caractère d'épidémicité n'a pu être attribué qu'à cause des cas quelquefois nombreux qui se sont manifestés à de courts intervalles sur l'équipage d'un même navire. Mais de ce qu'une maladie se montre, à peu près en même temps, sur un certain nombre d'individus vivant ensemble dans les mêmes conditions d'hygiène, s'ensuit-il pour cela qu'elle soit épidémique ?

Si la colique sèche est une endémic des pays chauds reconnaissant pour cause l'action d'un ou de plusieurs des divers éléments qui engendrent les maladies particulières à ces contrées, elle doit se remontrer, chaque année, dans des proportions à peu près égales avec les autres endémies. Cette relation n'existe pas.

Si la colique sèche n'est autre que la colique saturnine on comprend qu'elle ait été peu observée sur les femmes et sur les enfants que leur genre de vie met en partie en dehors des causes qui produisent ordinairement cette dernière affection. Mais si la colique sèche est une endémie particulière aux pays chauds, comment expliquer une immunité qui forcerait à dire que le climat de l'équateur n'a pas sur eux la même influence ou qu'ils ont le privilége d'être insensibles aux vicissitudes de l'atmosphère et, par suite, aux refroidissements, ou bien encore que le miasme du marais ne peut rien contre eux.

M. Borchard ne me parait pas s'être autant préoccupé de la réfutation de ces prétendus caractères distinctifs que M. le docteur Villette auquel je l'ai empruntée.

Il admet la gravité du pronostic et la rapidité de la marche que M. Jules Rochard donne comme principale différence entre la colique sèche et la colique de plomb, mais il ne peut leur attribuer la même signification. Une pneumonie peut être grave ou légère, elle n'en est pas moins pneumonie ; d'après Tanquerel des Planches, la chaleur favorise l'intoxication saturnine. Les hommes fatigués par une température à laquelle ils ne sont pas accoutumés résistent moins à l'action du poison; d'ailleurs, pendant le voyage, ils n'ont guère mangé que des viandes salées, ils ont vécu dans une atmosphère saturée de chlorure de sodium, et selon M. Mialhe, les grands mangeurs de sel marin doivent être plus sujets aux accidents causés par l'ingestion d'une préparation saturnine. Il répète contre l'épidémicité, l'argument de M. Villette et regarde comme un aveu de l'impuissance à établir un diagnostic différentiel ces paroles de M. Delioux. « Je crois qu'il existe et que *l'on finira par trouver* quelques phénomènes différentiels qui permettent de distinguer l'un de l'autre, etc., etc. »

En somme la colique sèche et la colique saturnine n'offrent aucune dissemblance. Or l'esprit conçoit difficilement que deux maladies identiques n'aient pas la même cause, il est donc fatalement amené à attribuer à la colique sèche l'origine qu'il sait appartenir à la colique saturnine, à savoir l'intoxication plombique. Voyons si l'examen des faits confirme ce résultat du raisonnement.

L'analyse, faite par M. Lefèvre, de plus de 700 rapports de campagne, déposés aux archives des conseils de santé des ports, a prouvé que si la colique sèche a parfois régné, avant 1830, à bord des navires de guerre français, elle y a toujours été fort rare. Cette maladie s'est accrue à mesure que des modifications apportées au matériel naval ont augmenté les chances d'intoxication saturnine, ce qui semble déjà établir un rapport incontestable de cause à effet.

La mise en pratique de mesures hygiéniques ordonnées, sur la demande du même médecin, par le ministre de la marine, en diminuant considérablement depuis 1859, le nombre des cas de colique sèche, fournit une contre-épreuve décisive, car ces mesures ont amené la suppression des tuyaux en plomb servant à la conduite de l'eau douce, le renoncement au zingage des caisses à eau, l'interdiction de l'emploi du plomb, du zinc et du fer galvanisé dans la fabrication des vases destinés à préparer, à contenir ou à mesurer les substances alimentaires et les boissons, la fixation de l'alliage à employer pour l'étamage etc.

On a reconnu que parmi les individus atteints de colique sèche, certains avaient bu de l'eau distillée traversant des tuyaux en plomb ou subissant le contact d'un étamage à bas titre ; beaucoup s'étaient servis pour conserver ou préparer leurs aliments soit de vases en étain à alliage plombifère soit d'ustensiles en fer blanc fabriqués à l'aide de vieilles caisses d'endaubage ; d'autres avaient pendant longtemps consommé des conserves renfermées dans des vases en fer blanc contenant du plomb.

La part d'action que la peinture à la céruse et la manipulation des divers mastics à bases plombiques ont sur les mécaniciens, les chauffeurs et autres ouvriers attachés au service des machines, a été démontrée jusqu'à l'évidence.

Ces preuves sont corroborées par l'absence totale de colique sèche sur les navires anglais où il n'y a pas un seul vase en plomb et en étain, tous sont en bronze et en laiton ; où les hommes ne boivent pas de vin, et l'on sait combien l'usage de ce liquide favorise l'intoxication saturnine ; où l'on ne voit jamais broyer de peinture ni de minium, ces matières étant toutes pulvérisées et les mastics, le plus possible, préparés à terre par des machines ; où les hommes ont le soin de se laver les mains pour ma..ger toutes les fois qu'ils ont manipulé le mastic au minium.

Enfin la présence du liseré de Burton sur les gencives de presque tous les malades observés, aussi bien par les partisans de l'identité que par ceux qui la repoussent, est un fait d'une importance considérable si on lui accorde la valeur diagnostique que lui attribue M. le docteur Falot dans un mémoire inédit dont M. Borchard reproduit in extenso les-conclusions.

Pour ces deux observateurs, le liseré de Burton est le signe incontestable de la présence du plomb dans l'organisme. Lors donc qu'on aura démontré ce phénomène précédant, accompagnant ou suivant les symptômes de la soi-disant colique sèche, il ne sera pas permis de nier l'intoxication. Ce liseré se montre, il est vrai, quelquefois fort tard, mais, si l'on suit les malades assez longtemps, on finit toujours par le trouver.

Il est bien entendu, du reste, que les opposants à la doctrine de M. le docteur Lefèvre lui reprochent d'avoir tellement multiplié les causes saturnines dans la marine que personne ne pourrait se croire à l'abri de leur influence et d'avoir accordé au plus grand nombre d'entre elles une action que leur petitesse infinitésimale ne saurait produire.

La thèse de M. Borchard consciencieusement étudiée, très convenablement rédigée, à laquelle cependant je reprocherai un léger manque d'ordre, n'est pas de nature à amener une fusion prochaine entre les deux camps opposés commandés chacun par des chefs également éminents ; mais, comme les adversaires d'aujourd'hui sont aussi consciencieux les uns que les autres et que leur but à tous est la recherche de la vérité, je pense qu'on finira par se mettre d'accord en admettant, d'une part, que les maladies dues à une influence saturnine, qui dans les climats tempérés ne serait suivie d'aucun effet d'intoxication, prennent dans les pays chauds un développement qu'augmente encore les circonstances climatériques ambiantes (transitions brusques de température, miasmes nautiques ou palustres, anémie, etc.), d'autre part que les affections nerveuses des voies digestives arrivent, dans ces conditions, à leur summum d'intensité. Enfin que le diagnostic entre les deux groupes est souvent impossible quand la source saturnine ne peut être démontrée.

Les véritables navires de combat sont aujourd'hui les navires cuirassés; aussi M. De Capdeville a-t-il fait une œuvre originale et très utile en poursuivant une étude dont M. Jules Rochard avait posé les premiers éléments dans son supplément à la chirurgie navale de Saurel ; en appréciant ensuite dans leur ensemble les conditions nouvelles que réalisent ces nouveaux types et qui peuvent avoir une action directe ou indirecte sur le service chirurgical.

La thèse de M. De Capdeville est intitulée : *Des secours à donner aux blessés pendant le combat à bord des bâtiments de guerre.*

Un premier chapitre est consacré à un examen des vaisseaux cuirassés.

Le *Solférino* et le *Magenta* mis à part, ces bâtiments ne présentent qu'une seule batterie, laquelle, dans les derniers construits, se limite aux proportions d'un seul fort central. Le nombre des pièces d'artillerie tend à diminuer de plus en plus, et, bien que les nouveaux canons réclament un armement plus considérable que les anciens, la batterie en définitive renferme, au moment de l'action, moins d'hommes qu'autrefois, répandus sur une plus grande surface. Le pont, la dunette, les hunes, tout cet espace, occupé jadis par un grand nombre de combattants qu'il laissait découverts, exposés aux projectiles et à la chute d'éclats et de débris de mâture, est presque complètement abandonné, les pièces de gros calibre étant réservées pour les circonstances exceptionnelles.

En réduisant le champ de bataille et le nombre d'hommes qu'il expose aux coups de l'ennemi, la nouvelle marine semble donc avoir diminué le nombre des blessés sur lesquels il faut compter pour chaque bâtiment engagé, mais, dit M. De Capdeville, il est impossible de rien avancer à cet égard et l'on se préparerait peut-être des mécomptes en se basant sur une appréciation trop favorable, l'avenir seul décidera. En attendant il importe que le service chirurgical soit établi sur une évaluation semblable à celle que donnaient les anciennes statistiques, c'est-à-dire sur un nombre probable de 60 à 100 hommes sérieusement atteints.

Il est permis d'être plus affirmatif sur les avantages offerts pour le transport des blessés par une batterie unique, large, élevée et spacieuse; grâce à son étendue transversale, à l'espacement des pièces, aux modifications introduites dans leur manœuvre, la circulation y devient plus facile. Les panneaux sont plus accessibles, on n'est plus obligé de les condamner tous en entier, de plus la proximité du faux-pont et de la cale abrège le trajet vertical.

Il ne suffit pas d'avoir apprécié d'une façon générale les divers éléments qui peuvent concourir à modifier le nombre des blessés ou à faciliter leur transport ; il faut maintenant voir si les dispositions prises en vue du combat répondent aux nécessités de ce service important. Notre auteur passe en revue successivement, dans la seconde partie de son travail, les aménagements installés dans les différents modèles qui composent la flotte cuirassée.

Sur l'*Invincible* c'est le panneau de la cale arrière qui livre passage au cadre servant à descendre les blessés dans le poste qui leur est assigné. Ce cadre monte jusque sur le pont mais il a fallu le suspendre à une poulie fixée sur le rebord du blockhaus et ce point de suspension ainsi que le cartahu suspenseur se trouvent des plus exposés. En outre le même cadre doit servir à la fois le pont et la batterie ce qui entraine de l'embarras dans le service des deux étages.

Sur la *Gloire* et sur la *Normandie* le cadre ne va pas au-delà de la batterie, les blessés du pont sont forcés de descendre dans cette batterie par le panneau de la machine qui reste, à cet effet, ouvert en partie et de gagner ensuite ce cadre suspendu à une traverse de fer appliquée au-dessous du panneau supérieur de la cale arrière. Le cartahu qui le supporte est exposé à de nombreuses causes de rupture.

Sur ces trois navires le panneau de la cale arrière se trouvant à peu près à l'union du tiers postérieur avec les deux tiers antérieurs de leur longueur est assez éloigné de l'extrémité avant.

La partie arrière du faux-pont, sur la *Gloire*, la cale à bord de l'*Invincible* et de la *Normandie*, sont affectées au poste des blessés. M. De Capdeville trouve mauvais ces emplacements étroits, encombrés, mal aérés et leur voudrait voir substituer un vaste espace situé dans le faux-pont, sur l'avant du grand panneau entre celui-ci et le grand mât et compris entre les chambres et les soutes à charbon.

C'est à l'arrière du blockhaus, sur le pont de la *Couronne*, que se trouve le panneau de la cale arrière, le seul qui soit affecté au passage des blessés dans toute la hauteur du bâtiment ; un seul cadre suspendu d'après le procédé ordinaire, peut y prendre place. Le poste est installé dans la cale plus spacieuse que celle des navires précédents et complètement indépendante des passages de poudres et de projectiles.

Le pont de la *Provence* n'est servi par aucun appareil spécial ; dans la batterie la moitié du panneau de la cale arrière est affectée au passage d'un cadre et d'un fauteuil suspendus, chacun isolément, par un cartahu qui passe dans une poulie fixée à une traverse de fer qui répond au panneau supérieur. La batterie parait servie convenablement par ces deux appareils de transport indépendants ; de plus l'aire, ainsi dégagée, correspond transversalement à l'intervalle de deux sabords, ce qui la met jusqu'à un certain point à l'abri des projectiles. C'est la cale arrière qui reçoit le poste des blessés ; d'une surface de 70 mètres carrés, divisée, par deux rangées d'épontilles, en trois parties dont les deux latérales peuvent recevoir chacune une dizaine de lits à la portée du médecin et la médiane la table à opération et l'appareil, elle est admirablement disposée pour l'usage auquel elle est destinée.

Sur l'*Héroïne* il y a deux passages et deux postes. Ce sont le grand panneau de la cale arrière et le panneau de la cale avant qui donnent accès aux cadres, lesquels n'arrivent qu'au niveau de la batterie. Le mode de suspension de ces cadres a reçu un perfectionnement destiné à empêcher les oscillations produites par les mouvements de roulis ou la mauvaise impulsion donnée à l'appareil. Mais ce perfectionnement ne permet plus de porter le cadre en dehors de l'aire du panneau pour y placer convenablement le blessé, et c'est là un inconvénient majeur.

Le poste de la cale arrière offre les mêmes dispositions que celles de la *Provence*; une pompe à poste fixe y permet, de plus, d'y puiser de l'eau dans des caisses placées au dessous, la cale avant n'a que 28 mètres carrés, elle a l'avantage d'offrir à ceux qui tombent sur l'avant de la batterie un poste beaucoup plus rapproché que celui de l'arrière.

Une potence en fer appliquée sur l'un des côtés du panneau de la machine fait remonter par une partie de cette ouverture un cadre unique jusque sur le pont de la *Revanche* , le double vice de ce système a déjà été apprécié ; l'espace du faux-pont compris entre le mât d'artimon et le grand mât est affecté au poste. S'il est plus à proximité de la batterie que la cale, disposée comme celle de la *Provence*, il est moins étendu, moins indépendant, plus exposé à la pénétration des projectiles.

Sur le *Solférino*, vaisseau à deux ponts, le passage des blessés s'effectue à travers le puits constitué par la superposition des panneaux qui correspondent à la cale arrière pour les divers étages du bâtiment. Ce puits laisse passer deux cadres placés côte à côte dans le sens de l'axe du vaisseau et se mouvant le long de cordes conductrices disposées comme sur l'*Héroïne*.

Ces cadres, lorsqu'ils sont en bas, prennent une place assez considérable qui vient réduire beaucoup les dimensions du poste des blessés, situé dans la cale arrière et ne représentant qu'un rectangle de 5 mètres de long sur 4 de large.

Le *Magenta*, du même type que le *Solférino*, subit des transformations qui modifieront, sans doute, son ancien aménagement relativement au service des blessés.

La *Thétis*, corvette cuirassée à éperon, à fort central et à tourelles trouvera dans son faux-pont élevé, bien dégagé, suffisamment abrité, l'emplacement d'un poste commode et très étendu.

Ce coup-d'œil jeté sur les dispositions adoptées à bord des navires de la flotte cuirassée donne à M. De Capdeville l'occasion de formuler les critiques suivantes qui trouvent place dans un troisième chapitre.

L'accès de l'air manque dans la plupart des postes de blessés, il faut s'adresser à la ventilation directe si l'on veut faire disparaitre une stagnation dangereuse. Une ou deux manches à vent qui viendraient déboucher à la hauteur de la dunette, en abord, et qui, suivant la paroi du bâtiment, iraient aboutir dans la cale, assureraient, grâce à leur position élevée, une ventilation convenable. Cette amélioration existe déjà sur la *Couronne*. Si le courant spontané n'était pas suffisant il serait facile de prolonger le tube jusqu'au niveau de la chambre de chauffe (en ayant soin de le percer d'ouverture dans les points qu'on voudrait ventiler) et d'adapter, près du point d'arrivée, un petit système de palettes mues par la machine, qui produirait un courant énergique par aspiration.

La nécessité d'établir deux postes ne parait pas urgente à M. De Capdeville. Cette mesure lui présente l'inconvénient d'isoler le chirurgien en second du chirurgien major et d'éparpiller le personnel médical déjà restreint ; le rôle du chirurgien en second devrait être d'examiner et de panser les hommes peu grièvement blessés, tout en restant à portée du chirurgien major, prêt à le seconder au besoin.

Le transport des blessés est le point qui appelle le plus de réformes. Avec le système actuel il faut au moins deux heures pour évacuer trente blessés dans le poste, beaucoup d'entre eux restent donc exposés pendant un temps trop long à des causes multiples pouvant aggraver leur état. Or le temps nécessaire au transport par la voie normale diminuerait beaucoup, si les blessés qui peuvent se rendre d'eux-mêmes au poste trouvaient un passage libre pour les dispenser d'avoir recours au cadre. Il est à désirer que certains panneaux restent toujours ouverts et conservent leurs échelles en ayant soin, bien entendu, de choisir ceux qui sont placés dans un point de la batterie peu exposé aux projectiles et ne répondant à aucune partie du faux-pont ou de la cale occupée par des hommes ou des matières explosibles et inflammables. Enfin l'ouverture d'un grand espace dans toute la hauteur du bâtiment (panneau de la cale arrière ou moitié du panneau de la machine, espace accessible à tous les corps vulnérants qui sillonnent la batterie et situé au-dessus de la partie de l'ambulance où se tiennent les hommes chargés d'enlever les blessés de leurs cadres) est un danger incessant pour ces blessés et pour les infirmiers. Quant au cadre réglementaire il a l'immense inconvénient d'être encombrant et instable. « Trop large, dit M. le docteur Maréchal, pour empêcher le blessé de se déplacer latéralement, il peut exécuter des oscillations très amples sur son axe longitudinal et déverser par le côté le malade qui y est exposé. Il est d'une manœuvre délicate ; car, s'il est arrêté par un point quelconque dans sa descente, il expose le blessé à une chute affreuse ; ou bien, si celui-ci y a été fixé par le transfilage (opération très longue) à des soubresauts douloureux. Le fauteuil est plus léger, plus commode, surtout applicable aux bâtiments à panneaux étroits ; mais c'est un appareil spécial non encore réglementaire, et sujet lui-même à des oscillations étendues et à des chocs pénibles dans son trajet à travers l'excavation du panneau ; enfin, comme le cadre, il peut être précipité de toute la hauteur du bâtiment sur la plate-forme de la cale, si le cartahu suspenseur vient à être coupé par un projectile. »

M. Maréchal propose de remplacer le cadre et le fauteuil par un simple hamac ordinaire pourvu de deux traversins, l'un pour la tête l'autre pour les jarrets; de fortes agrafes, ouvertes en dehors et fixées sur les bords du hamac, permettraient un transfilage très rapide et capable de maîtriser les mouvements les plus désordonnés. On ferait glisser ce hamac le long d'un plan incliné constitué par un demi-cylindre obtenu avec un tronçon de manche à vent en tôle sectionné longitudinalement. Ce demi-cylindre serait suspendu au-dessous du panneau par ses grands côtés, vers le tiers supérieur, de façon à osciller librement, autour de ce point fixe, à l'appel des cordes qui manœuvreraient l'extrémité inférieure.

M. Mondière, s'inspire du même principe. Le glissement incliné à 30 degrés est formé de madriers de bois dont la face supérieure est garnie d'une bande de tôle. Le cadre, moins large que le cadre réglementaire, est pourvu de deux traverses saillantes, l'une pour les pieds, l'autre pour la tête ; une courroie latérale à boucle est destinée à maintenir le malade par les aisselles ; enfin quatre poignées, en forme de crochet, permettent de le porter à la main ou de le suspendre. Leur tête arrondie et garnie de métal dépasse la face inférieure du cadre et sert à la fois de pied et de point de glissement sur le plan incliné.

Je crois avec M. De Capdeville qu'il y aura bénéfice a employer ces engins qui supprimeront tout d'abord le danger de rupture du cartahu, rendront le transport plus rapide, et amèneront la disparition du puits ouvert au milieu du bâtiment.

L'honorable médecin de la marine termine par des considérations sur l'acte chirurgical proprement dit. Quelle que soit la voie par laquelle les blessés sont envoyés au poste ils y arrivent toujours; commence alors le rôle du médecin.

A l'exemple de tous les auteurs, M. De Capdeville divise l'action en trois temps : avant, pendant, après le combat.

Avant. — Les dispositions à prendre sont prescrites par le réglement et comprennent tous les préparatifs à faire pour installer dans le poste les lits, la table d'opérations, les instruments et les appareils. L'auteur les rappelle in-extenso et passe ensuite aux soins spéciaux qui sont la part du médecin.

Pendant. — Il approuve sans restriction le précepte formulé par les docteurs Forget et Rochard et qui défend de s'engager dans une opération de quelque durée. Avant tout, on doit chercher à mettre les blessés dans des conditions qui leur permettent d'attendre des soins définitifs. Il faut, après avoir exploré les blessures, arrêter les hémorrhagies par l'emploi des styptiques, de la ligature en masse ou de la compression; immobiliser les fractures, à l'aide de l'appareil polydactyle, pour les membres inférieurs, des lames de carton mouillé pour les membres supérieurs. Les hommes gravement atteints pourvus d'un pansement provisoire et ceux qui, n'ayant aucune blessure apparente, sont frappés de commotion ou de stupeur seront couchés sur les matelas sous la surveillance immédiate du médecin qui pourra remédier promptement aux accidents qui viendraient à se déclarer et faire une opération urgente si un moment de répit lui en donne le temps. M. De Capdeville signale l'importance de la mission des porteurs dans la batterie et quel soin doit présider au choix d'hommes qu'il faut calmes, courageux, éprouvés, pénétrés de ce qu'ils ont à faire. A propos des blessés soumis à une opération douloureuse ou souffrant beaucoup, il discute la question de l'emploi du chloroforme et sa conclusion est que le défaut d'air ainsi que l'impossibilité de surveiller l'administration d'un agent redoutable exigent qu'on le réserve pour des cas très exceptionnels.

Après. — Le branle-bas fini, tout rentre dans l'ordre habituel ; le vaisseau reprend ses allures ordinaires. Rarement l'hôpital devra suffire au service nouveau. D'ordinaire la partie avant de la batterie est désignée pour l'emplacement du poste supplémentaire. En attendant son installation, si les blessés sont en grand nombre et gravement atteints, si les opérations qu'ils réclament doivent être longues et minutieuses, il y aura avantage à commencer ces opérations le plus promptement possible en s'occupant d'abord de ceux qui ont besoin des soins les plus urgents.

Pour déterminer l'urgence on prendra en considération la nature des lésions et le temps qui s'est écoulé depuis le moment où elles se sont produites. Il est des blessures qui ne peuvent que difficilement attendre ; il en est d'autres qu'il est utile de simplifier immédiatement. Il ne faut pas oublier que les malades vont être soumis à un nouveau transport dans la batterie et que certains délabrements s'accommodent mal aux mouvements qu'il entrainera. Enfin, peu de temps après la blessure, les hommes ont encore toute leur exaltation, toute leur vigueur, leur moral n'est pas abattu et ils se trouvent dans des conditions meilleures pour supporter une opération et ses conséquences. Il est bon toutefois d'attendre que le pouls ait repris de la plénitude et que la réaction nerveuse commence à se montrer.

Il est juste de dire, ajoute M. De Capdeville, que le nombre des cas qui ne permettent pas d'attendre l'installation du poste définitif seront rares, et, s'il a insisté sur leur possibilité, c'est pour faire ressortir une fois de plus l'importance d'un poste de combat présentant les meilleures conditions possibles.

Dès que le nouvel hôpital sera en ordre et que tous les blessés seront couchés, le médecin pourra se livrer à un examen attentif des lésions qu'ils présentent et prendre, pour chacun d'eux, une détermination qu'il avait été forcé de différer.

La tâche que s'est imposée notre honorable confrère s'arrête à ce moment, l'examen des blessures et leur traitement rentrant dans la chirurgie ordinaire ; il a tenu, cependant, à s'occuper d'une question qui s'offre alors forcément au jugement du médecin : celle de l'intervention immédiate ou de l'expectation pour les opérations.

M. Dé Capdeville s'appuyant sur l'autorité de MM. Valette, Quesnoy, Salleron, Scrive, Chenu, Didiot, Bertherand, Legouest, Stromeyer, Bernard Beck, Heyfelder, etc., préconise l'intervention immédiate. M. Rochard affirme, il est vrai, que, maître de son temps, entouré de ses aides, de ses infirmiers, muni de tous les objets dont il peut avoir besoin, le chirurgien se trouve après le combat dans des conditions presque aussi avantageuses que s'il était à terre dans une salle d'hôpital. Cela est réel si l'on veut parler des conditions immédiates dans lesquelles se trouvent blessés et médecins, mais ces conditions suffisent-elles ? Peuvent-elles assurer le repos, le calme, les soins qu'exigent les tentatives toujours si épineuses de la conservation. Il faut se rappeler que le vaisseau n'est jamais sur des éventualités qui l'attendent. Enfin, et cette considération est peut-être la plus importante, les blessés auront bientôt de nouveaux transports à subir. Le vaisseau ne peut jamais être considéré que comme une ambulance d'où l'on doit s'efforcer d'évacuer les malades au plus vite et cette évacuation est accompagnée de nombreuses difficultés.

Je demande pardon à M. le docteur De Capdeville de l'avoir presque servilement copié dans cette analyse ; le sujet qu'il a traité ne prêtait guère aux commentaires et, raison meilleure, je me suis trouvé d'accord avec lui sur tous les points.

Experientiâ duce. — Ces deux mots, placés en tête d'un travail sur la fièvre jaune envoyé par M. le docteur Chonnaux-Dubisson, médecin de l'hôpital et de la prison de Villers-Bocage, sont de ceux qu'on aime à voir pris pour devise par les écrivains scientifiques. Il m'est assez égal que Méry me décrive, d'après son imagination, les paysages de l'Inde et je serai même, si l'on veut, de l'avis des enthousiastes qui trouvent ses tableaux plus parfaits que nature ; mais, quand il s'agit de maladie, je tiens beaucoup à ce que celui qui m'en parle ait tâté le pouls du patient. Je félicite donc notre honorable confrère d'avoir eu la bonne pensée de nous apporter le résultat de sa pratique à la Guadeloupe et à la Martinique.

Après un court préambule dans lequel M. Chonnaux-Dubisson se présente aux membres du congrès, il donne en quelques mots l'historique de la fièvre jaune, sa synonymie et ses prédilections géographiques ; il aborde ensuite le chapitre de l'étiologie qui lui offre seulement l'occasion de rappeler que le mal n'a jamais dépassé le 48me degré de latitude boréale et le 8me degré de latitude australe, que la chaleur et l'humidité sont les deux conditions nécessaires pour qu'il se produise et que l'action de certains vents et l'abondance de l'électricité dans l'atmosphère ont sur son développement une influence incontestable.

La décomposition des bois avait été donnée par M. John Wilson comme étant une raison plus prochaine de l'affection. M. Chonnaux-Dubisson me semble partager cet avis, car il dit que, si les créoles étaient forcés d'utiliser leurs bois pour le chauffage, assurément ils détruiraient d'une façon radicale la cause la plus puissante de l'épidémie.

Je ne trouve, dans cette première partie, qu'une assertion qui me paraisse assez nouvelle. Au-dessus et au-dessous de 18°, prétend M. Chonnaux-Dubisson, l'on ne voit plus de fièvre jaune. Je sais bien que, si ce fléau est dû à un foyer d'infection, comme il ne faut pas plus de 16° pour que la fermentation s'établisse, la température indiquée suffira pour le faire naître; mais il est certain que, s'il y a des exemples de production spontanée de ladite fièvre jaune par une température assez basse, laquelle, toutefois, n'a jamais été au dessous de 14°, la mortalité s'accroit dans une proportion correspondante à la progression d'élévation du thermomètre quand, d'un autre côté, l'atmosphère reste saturée d'humidité.

Notre confrère ne se souvient-il pas que de 1828 à 1839, c'est-à-dire en dix années, la chaleur ne s'est élevée qu'une fois à 35° et que ce laps de temps a été marqué à Fort-Royal par l'absence de fièvre jaune, ce qui vient à l'appui de l'opinion de M. Duvivier, lequel avait déjà remarqué, en 1828, que cette affection ne se déclarait à la Martinique que sous cette dernière

température. Fournier et Vaidy exigent au moins 28°. En
1837, au moment où l'épidémie sévissait avec le plus de force
à la Havane, la température moyenne atteignait 29°. Elle est de
27° à 28° à la Vera-Cruz.

M. Chonnaux-Dubisson a, sans doute, mis par inadver-
tance un 1 pour un 2, le chiffre 18 au lieu de 28.

Je ne vois pas, d'ailleurs qu'il accorde grande importance
aux causes occasionnelles, au nombre desquelles il se contente
de placer, avec tous les auteurs, les émotions morales, les
fatigues, les excès de tout genre, l'exposition au froid et à
l'humidité, et l'insolation. Le tempérament bilieux, la nouvelle
arrivée dans le pays infecté, prédisposent à l'invasion de la fièvre
qui épargne généralement les enfants.

Il admet l'infection et nie la contagion.

La symptomatologie est étudiée avec beaucoup de soin.
L'auteur divise la maladie en cas graves et en cas légers.

Les accidents précurseurs, malaise, abattement, anorexie,
sont à peu près les mêmes pour les uns et pour les autres et
passent quelquefois inaperçus.

La maladie entre ensuite dans sa première période et la
céphalalgie sus-orbitaire apparait ; la face devient vul-
tueuse, rouge-acajou, comme tuméfiée ; les conjonctives s'in-
jectent ; la langue est, le plus souvent, humide et blanche ; la
soif est vive, l'appétit nul ; quinze ou vingt heures après le
début se manifestent, chez un petit nombre de sujets, des
douleurs épigastriques ; si des vomissements surviennent à
cette période, ils sont alimentaires ou bilieux. Le ventre reste
souple, indolent, bien conformé, on remarque un peu de constipation, les urines sont facilement émises et présentent une
coloration rougeâtre. Un des symptômes les plus notables est
l'agitation : la respiration est un peu accélérée, le pouls est
plein et dur, il donne ordinairement de 80 à 100 pulsations,
mais peut être beaucoup plus fréquent.

Dans les cas légers ces accidents sont, à la fois, en plus
petit nombre et d'une intensité moins grande, les douleurs
épigastriques et les vomissements sont rares, la soif et la chaleur sont médiocres, les forces peu diminuées, les sujets ne
gardent pas le lit, ou n'y restent qu'une demi-journée. C'est ce
qu'on appelle *passer la maladie en pied.*

Quand le mal ne s'arrête pas dans les deux ou trois premiers jours il passe à sa seconde période caractérisée par l'apparition de l'ictère et un amendement général des symptômes précédents. Cette période n'est que transitoire et conduit rapidement à la troisième que signalent une jaunisse plus ou moins intense, les selles et les vomissement noirs, les diverses hémorrhagies, la suppression de l'urine, les spasmes, les soubresauts de tendons, le délire et, quelquefois, des convulsions.

Je ne vois pas que M. Chonnaux-Dubisson ait observé la douleur lombaire, le *coup de barre,* que les pathologistes estiment être d'une grande importance symptomatique ; il ne parle point davantage de l'érythème des bourses si bien décrit par M. Crouillebois et dont la marche semble avoir dans la fièvre jaune quelque chose de spécial, qui peut le faire servir au diagnostic. Enfin les formes diverses de la maladie, formes adynamique, congestive, typhoïde, ataxique, gastrique, hémorrhagique ne sont pas distinguées par le médecin.

La durée de l'affection est variable, elle peut ne pas dépasser quelques heures et se prolonge d'autres fois au-delà du vingtième jour; sa convalescence est très longue.

La terminaison est souvent funeste, variable selon les épidémies. Dans celles observées par notre confrère, la mortalité a été d'environ un cinquième, elle a été plus grande au commencement qu'à la fin. Elle est plus rare dans les cas sporadiques. Les rechutes sont peu fréquentes. La règle est que la fièvre jaune n'attaque les sujets qu'une fois et elle ne souffre que très peu d'exceptions.

Dans les nécropsies faites par M. Chonnaux-Dubisson, la plus remarquable a été l'altération de couleur du foie qu'il a trouvé jaune café au lait, jaune gomme gutte, jaune moutarde, jaune orange et jaune olive. La couleur jaune des téguments existe toujours après la mort alors même que cette couleur n'avait pas été appréciable pendant la vie. Les autres lésions ne sont pas constantes.

Notre auteur avoue que le diagnostic n'est pas toujours facile, les principaux symptômes peuvent manquer dans les cas les plus graves, les cas légers sont encore plus insidieux, il faut, surtout au début, s'inspirer des commémoratifs.

Le pronostic doit être très réservé. On voit des malades *mourir sur pied* lorsque rien dans les symptômes qu'ils offraient n'indiquait autre chose qu'une fièvre jaune bénigne. On ne saurait donc, dans aucun cas, annoncer une guérison certaine. Les déjections noires, les hémorrhagies muqueuses ou interstitielles, la couleur jaune d'une grande partie du corps, la suppression des urines, un abattement profond annoncent presque toujours la mort ; lorsqu'on voit, après une vive agitation, survenir un calme notable il ne faut pas se hâter de regarder les malades comme sauvés.

M. Chonnaux-Dubisson institue de la façon suivante le traitement de la fièvre jaune. La saignée générale au début est, pour lui, le remède le plus puissant que l'on puisse opposer au mal, mais il faut l'employer le plus promptement possible et ne pas craindre de la renouveler si, au bout de quelques heures, le pouls n'a pas perdu de sa force et de sa fréquence; si la détente est arrivée après la première émission sanguine, cette émission est suffisante. La saignée ne doit jamais être ordonnée, passé cet instant favorable du début. On peut, dans la même période, user des sangsues et des ventouses scarifiées pour combattre des symptômes locaux (céphalalgie, douleurs épigastriques, etc.)

Si la jaunisse apparait vite, que le sujet soit bilieux et qu'il y ait constipation, il se contente de quelques légers laxatifs et rarement il a recours à un vomitique, l'ipécacuanha, de peur de provoquer des vomissements incoercibles. En tous cas ces deux modes de médication ne sont ordonnés qu'au début.

Il n'approuve ni les vésicatoires, ni les moxas auxquels il trouve l'inconvénient de donner lieu à des plaies qui peuvent se gangréner.

La saignée, mise à part, il n'a pas de méthode particulière de traitement et se laisse guider par les indications pour ordonner tels ou tels médicaments. Les sudorifiques, les excitants généraux, les antispasmodiques, les rubéfiants, les astringents, les acides, etc., lui ont rendu service selon les cas. Il est partisan du quinquina et de ses préparations quand il aperçoit des symptômes d'intermittence, seulement il évite d'en gorger les malades de peur des gastralgies consécutives après guérison.

La tisane, le sirop et le vin de quinquina sont excellents pendant la convalescence.

Les boissons rafraichissantes et les lavements émollients suffisent pour les cas légers. M. Chonnaux-Dubisson conclut en terminant, que le traitement de la fièvre jaune est bien peu avancé et que nous ne devons avoir qu'une confiance très limitée dans nos moyens d'action.

M. le docteur Télèphe-Desmartis est un publiciste fécond dont la plume est au service de l'humanité. Il avait soumis à l'appréciation du congrès plusieurs opuscules ; mais, d'après les conditions du programme, un seul a été retenu par le jury d'examen. C'est celui qui a pour titre : *Quelques idées présentées aux comités établis en Europe pour concourir au soulagement des blessés sur les champs de bataille et dans les hôpitaux*. Notre confrère l'a fait en collaboration avec M. Evariste Carrance.

L'œuvre se compose de huit paragraphes qui peuvent ainsi se résumer :

§ 1er. Les gouvernements contraints par une imposante nécessité à faire la guerre et à en supporter les terribles conséquences, viennent, en adoptant les conclusions du congrès international de Genève, de prendre l'engagement solennel de faire, à l'avenir, tout ce que le système, jusqu'ici employé pour secourir les blessés sur les champs de bataille, pouvait laisser encore à désirer.

§ 2. Chaque citoyen, dans la limite de ses connaissances, doit fournir des communications aux souverains afin d'apporter sa pierre à un édifice de véritable humanité.

§ 3. Ne pourrait-on pas revêtir nos soldats de la cote de mailles inventée par un italien, cuirasse non métallique, souple, légère, impénétrable aux balles et aux coups de baïonnette ?

§ 4. La statistique de la mortalité sur les navires anglais prouve que le nombre des décès a marché d'une manière décroissante et proportionnelle aux mesures adoptées d'hygiène préservatrice. La vaccination est la préface de cette magnifique doctrine des prophylaxies qui n'était que soupçonnée par Jenner. L'ozone semble, à ce point de vue, présenter à la pratique de grandes espérances; l'habitude de fumer n'a eu originairement d'autre but que de combattre des exhalaisons malsaines ; d'un autre côté, toutes les substances que l'on fume étant insecticides, on est en droit de conseiller l'usage de la fumée de ces diverses substances auxquelles on ajouterait avec raison les feuilles aromatiques, les essences, l'iode, le brôme, le phénol, etc. Il y aurait dans l'emploi de ces fumigations combinées tout un monde de thérapeutique et de préservation. Les préparations phéniques et surtout le phénol sodique de Bobœuf détruisent les germes pestilentiels quels qu'ils soient.

§ 5. Le scorbut est empêché par le jus de citron; les réglements maritimes d'Angleterre prescrivent l'usage de ce suc quinze jours au plus tard après la mise en mer. Cette distribution se fait au repas de midi et voici la ration prescrite : suc de citron 14 grammes, sucre 42 grammes, eau 112 grammes. Nos soldats devraient être pourvus d'une peau de mouton qui leur servirait à ne pas coucher sur la dure et surtout sur un sol humide.

§ 6. *L'extincteur* inventé par M. le docteur Carlier et l'ingénieur Vignol, et le *gazogène* Briet peuvent servir à arroser d'eau saturée d'acide carbonique les yeux atteints d'ophthalmie purulente, les plaies enflammées et gangréneuses. Le phénol sodique, mêlé à l'eau et appliqué *loco dolenti*, est un spécifique contre les phlébites et contre les érysipèles traumatiques ; dans le cas d'apparition de phénomènes cérébraux, à la suite d'opérations, il réussit à la dose de 2, 3, 4 grammes par 1/2 bouteille de sirop à prendre par cuillerée toutes les heures; l'ergotine a une action cicatrisante antiputride et hémostatique. Le permanganate de potasse, le perchlorure de fer et le sulfate de fer sont des désinfectants et des hémostatiques anti-putrides, l'extrait de campêche est un antiseptique.

§ 7. Sur les champs de bataille les chirurgiens se hâtent par trop à sacrifier un membre que des soins intelligents pourraient préserver. Dans le cas où une amputation est inévitable, profitons de la méthode d'acupressure du docteur Simpson. Il faut espérer voir un jour fonctionner le bistouri électrique de M. De Séré et les instruments galvaniques du docteur Middeldorpf.

§ 8. Les produits alcooliques, notamment les vins blancs doux, paralysent l'action du tétanos ; il y aurait humanité à griser les blessés dès que les phénomènes tétaniques se développent. Ce moyen est préférable à l'emploi des anesthésiques. Pour le transport des blessés on adopterait avec avantage des hamacs soigneusement rembourrés ayant forme humaine c'est-à-dire bifurqués à la hauteur des hanches et formant deux casiers pour les membres inférieurs ; le corps y serait étendu sur un même plan, la tête reposant sur une palette de bois recouverte d'un coussinet et pouvant suivre la direction d'un ressort obéissant.

Ce travail n'a pas dû donner beaucoup de mal aux auteurs et l'on s'étonne qu'ils se soient mis deux pour en venir à bout. Aussi c'est plutôt, je crois, aux sentiments de charité internationale manifestés par MM. Desmartis et Carrance qu'au mérite et à l'utilité scientifique de leur œuvre que le jury des récompenses a décerné une médaille de bronze.

A report on the hygienic condition of the mercantile marine and on the preventable diseases of marchant seamen, est un des nombreux documents parus, il y a trois ans, en Angleterre au moment où la situation des gens de mer, employés sur les navires de commerce, étant devenue une question sociale, a dû faire l'objet des délibérations du Parlement. M. le docteur Harry Leach, médecin du navire hôpital *Dreadnought,* en est le savant auteur.

Ce très distingué praticien débute par quelques remarques générales qui l'amènent à constater que le métier de marin devient de plus en plus impopulaire dans la Grande-Bretagne et que la population maritime est à la population générale comme un est à cent. Trois conséquences dérivent de cette défaveur : premièrement les équipages sont inférieurs en nombre et leur personnel est moins capable ; 2º le recrutement desdits équipages exige l'admission de beaucoup d'étrangers ; 3º les gages sont augmentés. Il en résulte des garanties moindres pour la sûreté des navires, de leur cargaison et des hommes eux-mêmes, des embarras politiques et une diminution notable dans les bénéfices des armateurs. Un remède au mal prompt et énergique est devenu nécessaire ; il est réclamé par tous les commerçants.

M. Leach rappelle les meetings tenus à ce sujet, le discours du capitaine Toynbee et la brochure de cet expert en choses maritimes consacrée aux griefs dont les gens de mer ont à se plaindre, enfin les mémoires sur le scorbut adressés par M. Dickson à la société Huntérienne. Il vient, à son tour, se mêler à la discussion, rechercher avec impartialité les vices du régime actuel et donner les moyens de les détruire.

Pour ce faire, il divise la marine marchande en navires long-courriers, en caboteurs et en bateaux de rivière et s'occupe d'abord des premiers.

Environ 27,000 long-courriers partent, chaque année, des ports du Royaume-Uni, leur grandeur varie depuis 250 jusqu'à 2,500 tonneaux. Le nombre d'hommes d'équipage n'est pas, sur chacun-d'eux, proportionnel au tonnage. Le service de l'émigration exige bien quatre hommes par 100 tonneaux pour les navires n'en mesurant pas plus de 500 ; au-dessus de cette jauge, trois hommes en plus par 100 tonneaux jusqu'à 1000 et, cette capacité dépassée, deux hommes par 100 tonneaux supplémentaires. Ainsi, par exemple un navire de 1,500 tonneaux devra être monté par quarante-cinq hommes. Mais, la loi ne posant aucune règle aux autres bâtiments du commerce, peu d'armateurs adoptent ces bases ; ainsi, parmi les navires arrivés en Tamise, pendant les années 1865 et 1866, le *French Empire*, de 1,324 tonneaux, ne comptait que vingt-sept hommes d'équipage, le *Blanche Moore*, de 1,838 tonneaux, n'avait que trente-cinq hommes. Un arrêté qui déterminerait la force de l'équipage de chaque navire en tenant compte du tonnage rendrait un grand service en épargnant de trop grandes fatigues aux hommes, qu'on embarque maintenant en nombre insuffisant.

Les matelots, sur quelques bâtiments, ont un logement situé sur le pont entre le mât de misaine et le grand mât, le plus souvent ils habitent le gaillard-d'avant au-dessus ou au-dessous du pont. Le réglement ordonne neuf pieds superficiels, par chaque individu, si l'on se sert de hamacs pour dormir; douze pieds, si l'on a recours à tout autre arrangement. Il veut aussi que chaque place soit libre d'approvisionnements ou de marchandises et convenablement ventilée. Malheureusement le défaut d'inspection, l'absence de loi fixant le nombre d'hommes d'équipage, la déduction faite de l'espace alloué aux matelots dans le calcul du tonnage au moment de l'enregistrement, sont autant de raisons qui annihilent ces bonnes dispositions; d'un autre côté, ces postes sont, pour différentes causes, toujours humides, mal éclairés, et les hommes boivent, mangent, dorment, la plupart du temps, en plein air, et nombre de fois, à proximité des cages à volailles et du parc à bestiaux.

L'établissement du poste de l'équipage sur le pont doit être encouragé. Si cette disposition diminue un peu l'espace pour la manœuvre et pour la promenade, cet inconvénient est racheté grandement par le bien-être donné à l'équipage. En attendant et aussi longtemps qu'on usera des gaillards-d'avant il sera urgent de les aménager de façon à en atténuer autant que possible les incommodités et à les ventiler convenablement. Ce à quoi l'on peut arriver sans grand embarras et sans fortes dépenses. Dans tous les cas il est nécessaire que chaque homme ait à sa disposition quinze pieds superficiels.

L'approvisionnement alimentaire est laissé à la discrétion des armateurs et du capitaine. Il se compose de pain, de bœuf, de porc, de fleur de farine, de pois, de riz, de thé, de café, de sucre et d'eau. La distribution de ces denrées a lieu d'une manière à peu près uniforme sur tous les navires. Ce régime n'a point varié depuis cinquante ans, sauf, peut-être, l'introduction sur un petit nombre de bateaux, d'une distribution de soupe et bouilli conservés une fois par semaine.

Au lieu que des vivres frais de bonne qualité soient donnés à l'équipage, toutes les fois qu'il se trouve dans un port de relâche, la nourriture reste invariable; ainsi il est connu que les capitaines s'arrêtent fréquemment à Ste-Hélène sans s'approvisionner de viandes ni de légumes ni, même, de salades lorsque le cresson, par exemple, est à profusion dans l'île. Bien plus, des navires arrivant à Gravesend, après 120 jours de mer, ne prennent aucun rafraichissement quoiqu'y restant au moins vingt-quatre heures. Ils attendent leur entrée au dock. M. Johnson Smith, dans une visite faite à bord de l'un deux, a constaté que de la viande à moitié putréfiée, reste de l'approvisionnement, se cuisait pour le repas des matelots tandis que le capitaine et le second étaient descendus à terre probablement pour y dîner.

Si bonne, d'ailleurs, que puisse être la qualité des matières alimentaires, elles ont un grand défaut qui est leur monotonie. M. Leach compare les habitudes françaises à celles de son pays. En France, le déjeûner du matelot se compose de café, de pain ou de biscuit, d'eau-de-vie ou de rhum; on lui donne à dîner, du bœuf conservé ou du porc salé, des légumes frais ou desséchés et du vin ; à souper, des haricots ou des fèves préparées de deux façons, des pommes de terre et du vin. La choucroute, les pickles, l'oseille conservée, les olives à l'huile, la moutarde, le vinaigre, le jus de citron et le sucre varient ces distributions. Ce qu'il trouve de plus avantageux dans ce menu, c'est la variété des légumes et la ration de vin ou d'eau-de-vie. Revenant au régime de ses compatriotes, il se plaint, en outre, de la négligence qu'on apporte aux moyens de procurer aux hommes de l'eau potable de bonne qualité.

Le réglement porte que, sur la plainte de trois hommes au moins de l'équipage, un examen des vivres ou boissons peut être ordonné, mais il est inutile de remarquer combien il est difficile aux matelots d'exercer ce droit. Cet article de la loi est aussi impuissant que celui par lequel les poids et les mesures servant aux distributions doivent être contrôlés. — C'est pendant le cours du voyage que ce contrôle serait utile ; or, il n'existe pas. De même pour ce qui regarde la qualité des provisions.

M. Leach désire une loi qui fixe la liste des vivres et ajoute aux consommations actuelles des conserves de viandes et de légumes ainsi que des pickles et autres condiments. Une nourriture variée ne coûte pas plus cher et ne gêne pas plus l'arrimage que la nourriture monotone aujourd'hui en usage. Le grog est bon à conserver.

Toujours aux termes de *l'acte sur la marine marchande,* il est enjoint à chaque long-courrier d'être fourni d'une quantité suffisante de lime-juice; une pénalité est attachée à la mauvaise qualité ou au défaut de quantité de ce préservatif du scorbut ; la même sanction s'attache à l'approvisionnement du coffre à médicaments, mais l'amende ne profite pas aux matelots qui ont souffert de la négligence ou des mauvais vouloir des armateurs, elle est encaissée par la couronne. Un inspecteur, dans chaque localité maritime, est chargé de la surveillance du lime-juice et des médicaments. Cette surveillance est illusoire et ne donne aucune garantie. La preuve en est dans l'accroissement du scorbut depuis la promulgation de la loi sus-nommées. Les recherches sur ce sujet, ont été poursuivies avec une énergie qu'on ne saurait trop louer par la société de l'hôpital pour les marins, par le secrétaire de cette société M. Kenball Cook, et par MM. Dickson et Everard H. Coleman, chargés par le bureau du commerce de faire une enquête sérieuse.

De 1854 à 1867, c'est-à-dire pendant 13 années, 1,230 cas de scorbut ont été portés sur les registres du navire-hôpital le *Dreadnought*. Après une diminution dans le nombre des cas admis en 1855, le chiffre annuel des entrées n'a guère varié jusqu'en 1865 ou il s'éleva à 102, chiffre qui présente une augmentation de 20 pour cent sur celui des années précédentes. En 1866 on compta 101 entrées. Même accroissement est constaté dans les hôpitaux de Liverpool qui ont reçu 50 scorbutiques en 1863, 116 en 1866. A Ste-Hélène, pendant les années 1860, 61, 62, 63, 64 et 65, 178 cas ont été reçus dans l'hôpital civil.

D'après ces données il est patent que le nombre des scorbutiques a considérablement augmenté dans ces derniers temps.

Pour arriver à prouver que les conditions dans lesquelles naviguent les matelots sont la cause de cette recrudescence, M. Leach se livre à une étude savante de la maladie et il arrive à cette inévitable conclusion quelle est due à l'absence d'aliments végétaux et à la mauvaise qualité des vivres, que, de plus, le lime-juice qui, s'il avait été bien préparé, aurait pu être, à lui seul, un préservatif du mal, s'est trouvé impuissant, par suite de son impureté ; à l'appui de cette dernière assertion il note le résultat de l'examen de ce prophylactique sur quelques-uns des navires éprouvés dans la période ci-dessus désignée. Je citerai deux de ces exemples: sur le *Merrie-England,* où dix des vingt-neuf hommes d'équipage furent atteints, le lime-juice était fétide, *stinking;* sur le *Marlborough,* qui compta huit hommes malades sur vingt-trois, le lime-juice s'est trouvé très faible, *very-veak ;* ce jus renfermait à bord d'autres navires également éprouvés, de l'acide sulfurique ou de l'acide acétique, était moisi, puant, épais, mal propre, ou encore parcimonieusement distribué.

M. Leach combat cette idée que le bon lime-juice ne peut être obtenu en assez grande quantité pour les besoins de la marine marchande, il repousse aussi la théorie suivant laquelle l'acide citrique serait le seul agent anti-scorbutique que renfermerait ce suc et pourrait, par conséquent, lui être substitué. Il s'appuie sur l'autorité des docteurs Bryson, Dickson, Barnes, Ward, qui sont tous unanimes pour proclamer l'inutilité préservative de cet acide qu'on embarque pourtant dans tous les ports du Nord particulièrement à Glasgow et à Sunderland. L'opinion de sir Edward Belcher qui préconise les acides sulfurique et tartrique lui parait également erronée ; il pense, comme le capitaine Toynbée, que l'honorable amiral s'est trompé de maladie.

Quelques mesures propres à garantir la pureté du lime-juice sont indiquées par le médecin du *Dreadnought* qui propose, en même temps, d'élever d'une demi-once à une once la ration quotidienne de ce jus végétal.

Après le scorbut, les affections qui peuvent être prévenues sur les longs-courriers sont les maladies vénériennes; en 1866 le *Dreadnought* en a reçu 670 cas ; la majorité provenait de ces navires. Une inspection des hommes aux bureaux de la marine, aussi bien en Angleterre qu'à l'étranger, avant le départ ou l'application de la loi sur les maladies contagieuses, dans les ports et dans les garnisons du royaume et de ses colonies, sont les deux principales précautions à prendre ; la seconde est préférable selon M. Leach, la première serait impopulaire ; si, pourtant, elle devenait praticable, elle sauvegarderait tous les intérêts en assurant aux gens de mer la santé de l'esprit et du corps.

Un troisième remède serait que les aspirants capitaines qui, par décision du bureau du commerce, prise en mai 1866, doivent connaître les moyens de prévenir ou d'arrêter l'explosion du scorbut, fussent obligés d'avoir des notions générales sur le traitement des maladies vénériennes.

Bien des rhumatismes seraient aussi prévenus par l'emploi de vêtements chauds et secs. Enfin, quoique la dysenterie ne puisse pas être placée, d'une façon absolue, au nombre des affections qu'il nous soit donné d'empêcher, si, pourtant, l'on purifiait l'eau à boire dans l'Inde et dans la Chine, et si *Jack* se laissait persuader d'abandonner les sales mélanges de rhum, d'arrack et de vin épicé qui le poussent à consommer de l'eau mauvaise, on sauverait beaucoup d'hommes.

Les caboteurs sont mieux nourris que les marins naviguant au long-cours mais ils sont encore plus mal logés, leurs travaux sont plus fatigants, les heures de leurs repas sont moins bien réglées. Les fièvres typhoïdes, les rhumatismes et les affections syphilitiques sont leurs maladies spéciales.

L'agrandissement et la ventilation des postes d'équipage, la défense de les encombrer de voiles et de cordages, le capitaine rendu responsable de leur propreté, l'approvisionnement des vivres réglé par une loi, le nombre des hommes d'équipage fixé proportionnellement au tonnage, telles seraient les principales améliorations à apporter à leur existence. A ce propos, M. Leach regarde comme indispensable la création d'inspecteurs sanitaires dans la Tamise et dans tous les ports.

La troisième classe d'habitations flottantes composée d'embarcations de rivière ne fournit pas matière à grande réflexions.

On voit que les conclusions de M. le docteur Leach sont à peu de chose près les mêmes que celles de M. Dickson dont je me suis occupé précédemment. Ces deux éminents hygiénistes regardent l'état du logement et de la nourriture à bord comme étant la raison de l'éloignement qu'inspire la profession de marin.

Espérons avec eux que les armateurs finiront par comprendre qu'il ne faut plus enfouir les matelots dans les fauxponts et que tant vaut la ration tant vaut l'homme.

Espérons aussi que les capitaines useront tous de leurs prérogatives pour rendre, aux hommes placés sous leur commandement, la vie aussi bonne que possible, tout en obtenant d'eux la plus grande somme de travail compatible avec l'entretien de la santé.

J'en connais qui savent allier à la fermeté la plus énergique une bienveillance dont la sollicitude ne se lasse jamais et ceux là ne sont pas les moins bien servis.

Il est très important, sur un navire, que les appareils dont un médecin se sert, pour le traitement des malades, puissent, en cours de campagne, être mis en état ou réparés avec les seuls moyens du bord ; il faut aussi qu'ils n'encombrent pas. Leur disposition doit être des plus simples et leur construction des plus faciles.

C'est en s'appuyant sur ces principes que M. le docteur H. Rey, médecin de première classe de la marine impériale, a imaginé un *appareil à fumigations et à bains de vapeur* qu'il voudrait voir adopté par les gens de mer.

Cet appareil, pret à être employé, représente une moitié de tronc de cône dont la grande section aurait 0^m 660 de diamètre et la plus petite 0^m 510. Il est formé de trois demi-cerceaux parallèlement placés à égale distance et reliés par trois traverses de 1^m 50 de longueur, celle du milieu passant par le sommet des courbes, les deux autres réunissant, de chaque côté, les extrémités libres des cerceaux. Le tout est en fer plat zingué, de 4 centimètres de largeur sur 5 millimètres d'épaisseur, et s'assemble ou se désunit avec aisance. Les traverses sont à charnières et se peuvent replier de façon à ne plus présenter que le tiers de leur longueur. Le diamètre des cerceaux est, pour le plus grand, 0^m 660, pour le moyen, 0^m 585, pour le plus petit, 0^m 510. Ce dernier borde un fond plein, en bois de 12 millimètres d'épaisseur, percé, vers le quart supérieur de son diamètre vertical, d'une ouverture circulaire dans laquelle est fixé un raccord.

Lorsqu'on veut faire servir le système au but auquel il est destiné, on découvre le malade qu'on place sous les cerceaux par-dessus lesquels on dispose deux couvertures qui sont ensuite ramenées sur les côtés au-dessous des matelas et, par en haut, autour du cou. Le patient est ainsi renfermé dans un espace limité en bas par son matelas, en haut et sur les côtés, par le berceau que forment les cerceaux avec les traverses, du côté des pieds par le fond de bois, et n'ayant de communication avec l'air extérieur que par l'ouverture pratiquée dans ledit fond de bois.

Rien de plus facile alors que de faire arriver dans cet espace de l'air chaud ou de la vapeur. A cet effet on adapte au raccord un tuyau conique en cuivre rouge étamé d'un demi millimètre d'épaisseur à l'intérieur. Ce tuyau dont l'orifice supérieur a 50 millimètres de diamètre, l'orifice inférieur 90, reçoit à sa base : soit une lampe à esprit de vin si l'on désire une simple fumigation d'air chaud, soit un vase en cuivre rouge étamé dans lequel, à l'aide d'une ingénieuse disposition, peut se vaporiser plus d'un litre de liquide médicamenteux, soit encore une boite pour les fumigations sèches médicamenteuses.

Le fonctionnement de ces différentes pièces n'offre aucune difficulté, et lorsque l'appareil est démonté il n'est ni gênant ni difficile à caser.

M. Rey fait suivre la note descriptive, dans lequelle j'ai puisé les détails précédents, de quelques réflexions sur les indications qui commandent l'emploi de la sudation comme moyen thérapeutique, et il émet cette idée que, quelles que soient les circonstances offertes par un fait pathologique, toutes les fois que les fonctions de la peau seront supprimées, il y aura avantage à rappeler, au moyen de la sudation provoquée, l'appareil cutané à son activité normale.

Quant à l'excitation de la peau par application directe de l'air sec et chaud, elle est, suivant M. Rey, un moyen énergique réclamé surtout par les cas où l'organisme, atteint dans ses forces radicales, ne peut à lui seul réagir.

J'admets les deux conclusions et je souhaite bonne réussite à l'appareil qui est appelé à les confirmer. L'emploi de la chaleur humide ou sèche, chargée ou non de principes médicamenteux, n'est point assez répandu. Les médecins hésitent à s'en servir dans la pratique civile par suite des difficultés qu'occasionnent les embarras qu'entraîne ordinairement ce mode de médication. Sur les navires ils n'avaient même pas besoin d'hésiter. Le système de M. le docteur Rey serait une annexe heureuse au matériel de l'hôpital du bord.

Je ne puis mieux faire pour donner une idée de la brochure de M. le docteur Isidore Sarraméa, médecin de l'hôpital St-André et de la maison centrale des jeunes détenus, à Bordeaux, brochure intitulée : *Causes et préservation du lymphatisme et de la tuberculose,* que d'en citer quelques paragraphes.

« L'étiologie du lymphatisme, de ses dégénérescences et de la tuberculisation, se résume en ceci : respiration d'un air impur, surtout pendant la nuit, temps qui absorbe la moitié de la vie ; aliments en quantité et en qualité insuffisantes ou irrationnels ; fonctions anormales de la peau, cette immense enveloppe par laquelle l'homme est en contact avec tous les objets qui l'entourent, enveloppe sillonnée d'innombrables conduits au moyen desquels s'opère un véritable drainage dépuratoire, colorification imparfaite, absence d'excitation convenable par la lumière, hérédité enfin, produit de ces causes frappant impitoyablement dans tous les rangs de la société et transmettant aux descendants la fatale prédisposition qui se perpétue par des alliances que l'hygiène réprouve.

« Comment s'affranchir de ces causes ? air pur, air marin et balsamique, régime alimentaire en harmonie avec les constitutions, chaleur, lumière, gymnastique, en un mot, éducation complètement hygiénique, alliances de même nature ; voilà ce que nous conseillons au nom de l'hygiène : mais nos conseils sont, hélas ! trop souvent inexécutables par les malheureux qui en sont l'objet.

« Sans doute, les hospices, les hôpitaux, les institutions de bienfaisance sont nombreux et largement ouverts aux pauvres malades ; mais les asiles d'hygiène manquent complètement. De toutes parts s'élèvent des bâtiments modèles destinés à l'acclimatation, au perfectionnement d'animaux ou de plantes agréables et utiles à l'homme, — et pour ces pauvres rejetons de notre race, enfants faibles et chétifs, infectés de germes destructeurs, nulle part ne s'ouvrent des établissements d'éducation hygiénique, véritables serres où ils seraient élevés dans un milieu apte à régénérer leurs mauvaises constitutions. »

M. le docteur Sarramea demande au gouvernement de commencer par fonder sur les bords du bassin d'Arcachon un établissement destiné à recevoir, des divers points de la France, les jeunes prisonniers marqués au triste cachet des vices organiques qu'on nomme lymphatisme, scrofules, tubercules ; pauvres êtres voués, presque tous, à une mort prématurée, ou ne vivant, quelques-uns, que pour languir, toujours souffreteux et invalides, à charge à la société et à l'Etat.

« Succursale de toutes les maisons centrales d'éducation correctionnelle de France, complément nécessaire des colonies agricoles qui contribuent si efficacement à l'amendement physique et moral des jeunes détenus, la *Colonie Maritime* serait l'asile de tous ceux donc la constitution et les maladies se montrent réfractaires aux conditions de salubrité ordinairement les plus satisfaisantes. »

Notre confrère pense que les succès non douteux d'une première expérimentation améneraient la création de semblables instituts où pourraient être recueillis les enfants assistés, les orphelins et autres petits êtres affligés de maladies constitutionnelles. Des maisons d'éducation hygiénique s'ouvriraient aussi pour les enfants que leur fortune ne garantit pas de ces fatales prédispositions.

Il y a longtemps que, pour ma part, j'étudie cette question et que je suis avec un vif intérêt les idées de M. le docteur Sarraméa qui sont aussi les miennes. J'espère les voir se réaliser dans un avenir assez prochain.

Après avoir séjourné dans la plupart des stations du littoral de la Manche, M. le docteur Lemarchand s'est, depuis vingt ans, fixé au Tréport où il est médecin-directeur du service des bains de mer et de l'hydrothérapie. Les conseils qu'il donne aux baigneurs, dans son petit traité *des bains de mer sur les plages du Nord,* sont donc le résultat d'une longue

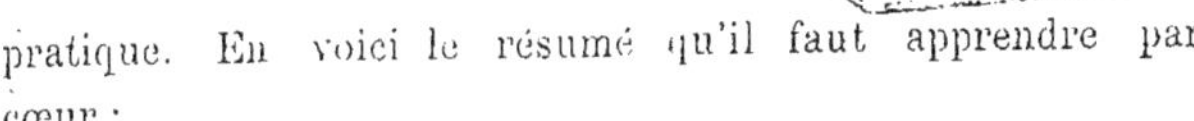

pratique. En voici le résumé qu'il faut apprendre par cœur :

1º *Recherche d'un logement.* — Il faut éviter de s'entasser en nombre déraisonnable dans les habitations et choisir de préférence des pièces à cheminée.

2º *Hygiène à suivre au bord de la mer.* — Il est sage d'avoir un double vêtement à se mettre sur les épaules en prévision des variations de température ; il est bon de s'acclimater avant de respirer l'air salin à pleins poumons et les précautions devront être d'autant plus grandes que les malades seront plus faibles ou plus débilités par des causes morbides. Les promenades, avant et après le bain, sont indispensables pour faciliter la réaction qu'on peut activer d'ailleurs à l'aide d'un peu de vin, de bouillon, de chocolat ou de thé, selon les goûts et les dispositions; la gymnastique, lorsqu'il est permis de l'employer, est un auxiliaire puissant ; la nourriture doit être essentiellement tonique ; il faut se tenir en garde contre un appétit formidable qui se développe brusquement chez certains baigneurs, procéder avec prudence, manger modérément et n'augmenter que progressivement la quantité de nourriture.

3º *De l'emploi du bain de mer.* — Le plus simple, quand on veut prendre un bain avec avantage, est de consulter le médecin auquel la mer est familière.

4º *Application des bains.* — Le bain de mer n'est pas une panacée universelle, c'est un moyen d'une puissance extrême qui ne doit être manié qu'avec circonspection. Ne pas oublier qu'il n'agit point par sa longue durée mais par son opportunité. Quand les bains ne peuvent être tolérés au début on fait suivre au malade la progression suivante : lotions fraîches ou froides suivies de frictions sèches ; un peu plus tard douches chaudes et froides prises dans la même séance et enfin douches froides ; de là à la mer il n'y a qu'un pas.

5º *De l'heure des bains.* — Mieux vaut se baigner le matin à jeun. Quant à l'effet physiologique du bain, il est le même dans un moment que dans l'autre ; mais il diffère selon que la mer est ou n'est pas agitée; dans le premier cas il devra être de moitié plus court et de grandes précautions seront prises pour empêcher un contact trop prolongé avec l'air froid soit en allant à l'eau, soit en en revenant. Pour les personnes faibles, très nerveuses et surtout pour les enfants il sera sage de ne leur faire prendre leur bain que plusieurs heures après un repas très léger. Règle générale, il ne faut jamais prendre son premier bain par un temps de pluie ou par une mer forte.

6° *Manière de prendre le bain*. — Il est beaucoup moins grave d'entrer dans l'eau ayant un peu chaud qu'ayant froid. On doit commencer la cure par un simple immersion, qu'on augmentera progressivement de plusieurs secondes pour arriver à à une, deux ou trois minutes en quelques jours. On doit après le bain gagner promptement sa cabine, se frictionner fortement la peau, s'habiller rapidement et faire une bonne promenade. Le bain de pieds chaud à la suite du bain froid est un usage dangereux.

7° *Nombre des bains*. — Il est impossible de limiter d'avance le nombre des bains. Quand il doit atteindre le chiffre 40 ou le dépasser, il est utile de couper la saison en deux ou trois parties séparées par huit ou dix jours de repos. Le système de prendre deux ou trois bains par jour est mauvais ; ce qui peut se faire avec avantage c'est de prendre une douche et un bain chaque jour. Ces deux moyens séparés par 4 ou 5 heures d'intervalle s'entr'aident admirablement.

8° *Du bain chez les enfants*. Mieux vaut attendre l'accomplissement de la seconde dentition pour employer cette médication chez les enfants. Il est mauvais de mettre l'enfant à l'eau contre son gré. Lorsqu'on l'a amené à se laisser baigner on commence par une simple immersion à la suite de laquelle on le sort tout-à-fait de l'eau, puis on y revient le lendemain; les bains devront toujours être de quelques secondes seulement. A la suite friction vigoureuse, malaga ou bouillon chaud, promenade assez longue.

9° *Abus du bain de mer*. — Le bain de mer n'agit favorablement qu'à la condition expresse d'être très court. Que doit-on exiger? Une action vive avec une réaction prompte.

10° *Différentes applications de l'eau de mer*. — L'eau de mer peut être administrée avec avantage à l'intérieur et à l'extérieur et sous diverses formes. Ses indications rentrent alors dans le domaine de la thérapeutique.

11° *A quelle époque peut-on prendre les bains de mer*. — On peut baigner certains malades pendant toutes les saisons.

Le temps qui convient à la généralité des baigneurs comprend les mois d'avril, mai, juin, juillet, août, septembre et octobre.

12º *A quels signes peut-on reconnaître la tolérance des bains de mer ?* — Le bain de durée convenable et agissant favorablement ne doit faire sentir ses effets immédiats par aucun symptôme appréciable.

13º *Dans quels cas les bains de mer sont-ils appréciables ?* — Le bain de mer est éminemment reconstituant ; avec son aide on tonifie également l'état général et on modifie favorablement les symptômes particuliers qui en dépendent. L'influence heureuse et reconstitutrice des eaux de mer à la suite de l'emploi des eaux thermales est encore un fait notoire.

14º *De certains effets produits par l'eau de mer.* — Souvent il arrive que la mer détermine des poussées sur tel ou tel organe ; tantôt elles sont la manifestation de l'effet curatif des eaux, d'autres fois elles en traduisent l'intolérance. Dans ce dernier cas il y aurait imprudence à continuer les bains salés.

15º *Du bain de mer chaud.* — Dans les cas où le bain de mer chaud est ordonné, il ne doit pas, à moins de raisons particulières, dépasser de 20 à 30 minutes pour un adulte si on le prend comme tonique et encore ne faut-il arriver à cette durée que progressivement ; un bain d'une heure est débilitant. Chez les jeunes enfants non irritables les bains chauds réussissent très bien lorsqu'ils sont pris avec discrétion et d'une durée de 5 à 10 minutes.

16º *Eau de mer à l'intérieur.* — A la dose de quelques cuillerées à bouche, tous les jours avant le repas, elle est essentiellement reconstituante ; à la dose de plusieurs verres par jour elle agit comme fondant ; c'est un purgatif infidèle ; elle rend de grands services en injections rectales, tonifie l'intestin et le débarrasse de la présence des ascarides blancs qui déterminent des démangeaisons si insupportables.

18º *De la stérilité.* — On ne peut envisager l'eau de mer, au point de vue de la stérilité, que comme un puissant tonique lequel en modifiant favorablement les organes de la reproduction leur rendra l'équilibre indispensable ou la force dont ils manquent et souvent l'un et l'autre.

18° *De l'hydrothérapie maritime.* — Aucune médication n'est plus énergique et ne donne, quand elle est bien dirigée, de meilleurs résultats, mais aussi, abandonnée à la volonté capricieuse des malades, elle peut déterminer les accidents les plus graves.

Conclusion. — Si, affaibli par des causes morbides longues et persistantes qui ont ébranlé violemment la constitution, on demande guérison aux bains de mer on ne l'obtiendra définitive qu'en y recourant plusieurs années de suite. Quand les malades quittent le bord de la mer il leur est recommandé de faire chaque matin, au sortir du lit, des lotions froides sur tout le corps, pendant une minute seulement, suivies de frictions sèches. Cette pratique leur permet de conserver pendant l'hiver l'avantage qu'ils ont retiré de leur séjour à la mer.

Ces conseils, donnés par un médecin dont l'expérience est égale au savoir, ont paru au congrès les meilleures qu'il soit possible de faire lire aux gens du monde et peut-être aussi à certains confrères qui ne se rendent pas bien compte de l'action du bain de mer et des précautions dont son emploi a besoin d'être entouré.

J'engageais, dans un des articles précédents, M. le docteur Gourdin à méditer cette assertion de M. Rochard qu'à part de rares exceptions la phtisie marche à bord des navires avec plus de rapidité qu'à terre. Mais, tout en acceptant une proposition qui me parait d'accord avec les faits observés, je me sépare du savant professeur des écoles de médecine navale et je ne crois pas que ce soit l'air marin qui aggrave cette maladie mais bien la navigation elle-même.

M. le docteur Martinencq auquel vingt-cinq années de services, dont quinze passées à la mer, et des travaux très remarqués donnent une grande autorité, n'accepte pas non plus l'étiologie de M. Rochard qu'il discute d'une façon très scientifique et très heureuse dans le travail qui a pour titre : *De l'air marin, de son influence sur l'organisme en général et sur celui des phtisiques en particulier.*

M. Martinencq pose carrément son opinion dès la première page de son livre. Ce n'est pas, dit-il, parce que, selon M. Rochard, l'air marin est contraire à la phtisie que cette maladie semble avoir à bord une marche plus rapide quà terre, c'est parce que l'air intérieur d'un navire par sa viciation permanente et profonde, en mer surtout (air bien différent de l'air marin proprement dit), rend toute désorganisation plus facile et plus rapide, et que les matelots sont forcément soumis, ordinairement, à la plus mauvaise hygiène possible quant à l'air, au chaud, au froid, à l'humidité, aux vêtements, à la discipline, à la propreté, au régime alimentaire et à toutes les conditions extérieures et intérieures reconnues indispensables pour la bonne santé.

Une grande partie des causes de maladie sinon toutes ces causes se trouvent réunies à bord d'un vaisseau et si les marins meurent en foule de maladies de poitrine avec plus ou moins d'apparence et de traces anatomiques tuberculeuses, ils le doivent à leur genre de vie qui dépasse en puissance morbigène le pouvoir bienfaisant non contestable de l'air marin pur.

Les preuves ne manquent pas à M. Martinencq pour soutenir sa thèse. Il entre en rade sur un vaisseau, il y trouve de l'encombrement, un travail incessant et souvent excessif, une nourriture et des vêtements insuffisants, un sommeil constamment interrompu, une humidité froide ou chaude permanente, un air vicié profondément, conditions passablement défavorables auxquelles s'ajoutent le lavage du linge et du bâtiment à quatre heures du matin quels que soient la saison et la température, avec ou sans pluie, le service dans les embarcations à toute heure du jour et de la nuit, tantôt à la voile, tantôt à la rame, et l'obligation pour les matelots d'attendre, mouillés de sueur ou d'eau, le long de quais, de navires ou de plages souvent malsaines, le moment parfois très éloigné du retour à bord; enfin les exercices après lesquels les hommes, si c'est en été surtout, n'ont, pour résister aux vents coulis variés se formant de tous côtés dans les batteries à sabords ouverts où il leur est permis de se reposer, qu'un pantalon de toile blanche, une chemise de toile, une cravate qui n'entoure le cou qu'en partie, un chapeau de paille, point de bas, quelquefois point de souliers.

Dès que le navire quitte le port les conditions anti-hygié-
niques augmentent, en nombre et en puissance. Si la nuit
survient, si les vents se déclarent, on ferme toutes les ouvertures, sabords, hublots, écoutilles ; d'autre part les oscillations
du bâtiment remuent les eaux profondes et gâtées de la cale ;
les émanations viciantes des soutes à provisions se mêlent à
toutes les autres causes d'altération de l'air parmi lesquelles
dominent les excrétions et les gaz émanant d'hommes entassés
dans un espace insuffisant ; l'humidité chaude de l'intérieur
du navire combine ses effets avec l'humidité froide du pont ;
le sommeil est régulièrement interrompu de quatre heures en
quatre heures. Le travail augmente et d'une manière quelquefois incroyable si le mauvais temps apparait et dure plusieurs
jours. Dans ce dernier cas, alors que toute fatigue à l'air libre
parait impossible ou dangereuse à terre, l'homme de mer s'a-
gite, use davantage ses forces, son énergie, sa santé, et, si
quelques instants de repos lui sont accordés, il est obligé de les
passer dans un milieu asphyxiant.

Que si l'on joint à ces raisons locales de démolition organique les non moins nombreuses et décisives causes extérieures
de désorganisation telles que passage plus ou moins rapide
des régions glacées aux zones torrides, des lieux les plus sains
aux contrées les plus pathogénétiques, des climats les plus
tonifiants à ceux qui débilitent le plus, accidents éventuels de
mer, nostalgie, etc, on avouera qu'il n'est pas de profession
humaine plus *usante* que celle du rude et non naturel métier
de marin.

Si donc la phtisie pulmonaire résulte d'une nutrition mauvaise pervertie ou insuffisante, on comprendra facilement que
le marin se trouvant, plus que tout autre dans les conditions
voulues pour que sa santé se détraque, que ses organes s'af-
fectent et que, par suite, sa nutrition se détériore, on comprendra, dis-je, que le marin puisse montrer fréquemment des
maladies thoraciques à symptômes tuberculeux sans que l'on
soit obligé d'accuser l'air marin qui, lorsqu'il est pur, est un
excellent tonifiant.

L'air marin, du reste, n'a pas la prétention de guérir la
phtisie pulmonaire quand elle est inguérissable. M. Martinencq
accorde même que lorsqu'on soumet à l'action de cet agent des

malades arrivés à un tel point de lésion organique que le moindre modificateur excitant ou irritant doit activer le mouvement désorganisateur irrésistible déjà commencé, il peut rapprocher la terminaison fatale. Mais, ajoute-t-il non sans un peu de malice, l'air marin dans ce cas aura le droit de partager la responsabilité du résultat funeste avec les médecins qui, n'ayant pas su diagnostiquer le degré ou la nature du mal, ont ordonnancé comme s'il n'y avait dans le genre humain qu'une organisation, qu'une phtisie et qu'un remède à ce mal.

Diagnostiquer le degré et la nature du mal, là est l'important et M. Martinencq se livre, à ce sujet, à des reflexions doctrinales fort judicieuses et relevée par une verve des plus piquantes.

Il revient ensuite à son thème favori que la plupart des causes de maladies se trouvent réunies sur un vaisseau ; il cite le *Suffren* dont l'équipage variant entre 7 et 800 hommes fournit, du 1er janvier au 1er octobre 1837, 876 malades, et l'*Iéna* qui, du 1er mai au 1er septembre 1839, donna 169 fiévreux sur 900 hommes d'équipage. Ces chiffres sont d'autant plus probants que sur ces vaisseaux, n'existaient ni infirmes, ni vieillards, ni maladies chroniques, qu'ils étaient montés par des hommes jeunes, choisis, robustes, insouciants, d'une énergie vitale peu commune, qui n'auraient pas offert à terre 1 °/₀ de malades au lieu d'en donner presque 100 °/₀ comme en mer.

Ce souvenir retrospectif lui permet de signaler les inconvénients, sur les navires de l'Etat, de la tenue proclamée le matin pour toute la journée et qu'une variation météorologique exceptionnelle peut seule faire changer sans qu'il soit permis à celui qui est moins vigoureux que son voisin et qui a froid de se servir de son paletot, si l'ordre est d'être en chemise de toile. On se hâte trop aussi de quitter les vêtements d'hiver en entrant dans la belle saison et on ne les reprend jamais assez tôt. En 1840 tous les équipages de l'escadre du Levant toussaient pour avoir gardé la tenue d'été jusqu'à la fin d'octobre. L'air marin en était bien innocent.

C'est au contraire celui qu'il respire sur le pont, celui qui entoure le bâtiment qui aide le matelot à lutter tant bien que mal contre toutes les causes qui tendent à le rendre malade. En veut-on un exemple? En 1839 presque tout l'équipage de l'*Hercule* est atteint du scorbut. On l'établit sous des tentes dans une des îles d'Ourlac près de Smyrne et les malades guérissent alors facilement, quoique aussi bien entourés qu'à bord d'air marin, seulement cet air ne ressemblait en rien à celui qu'ils respiraient sur leur maison flottante qu'on dessécha, qu'on nettoya parfaitement et sur laquelle ensuite le scorbut ne reparut plus.

Après avoir ainsi battu en brèche la doctrine de M. Rochard, M. Martinencq s'efforce de la ruiner complètement en lui opposant l'opinion contraire de quelques-uns de ceux qui s'étant occupés de la recherche du mode d'action de l'air marin ont eu, comme l'honorable professeur, recours à la statistique réduite à des quantités chiffrées indépendantes de toute autre considération que celle du nombre.

M. Rochard vient dire avec un chiffre sec : « L'air marin est dangereux pour les phtisiques parce qu'il meurt beaucoup de marins de cette maladie. »

M. Garnier prouve par des chiffres aussi secs qu'il meurt la moitié moins d'habitants de la mer que de la terre, par cette maladie, dans les cinq ports de guerre français.

Les statistiques de MM. Sistach et Boudin confirment les résumés de M. Garnier et prouvent que la proportion des décès causés par la phtisie pulmonaire, qui s'élève pour l'armée de terre à 4,09 sur 1000 hommes, n'est dans la marine que de 1,79 et 1,9 en comprennant les décès par hémoptysie.

M. Martinencq commente avec bonheur les conclusions de M. Boudin qu'affirment les résultats obtenus par les statistiques anglaises de M. Balfour et tire de tout ce qui précède le droit de dire que l'air marin est certainement plus utile que nuisible aux sujets affectés de maladies de poitrine en général surtout lorsqu'il combine son action avec celle d'une température douce et modérément chaude.

M. Rochard a attribué à l'air marin ce qui n'est dû en général qu'à un défaut d'hygiène et plus particulièrement à une insuffisance de nourriture et de vêtements coïncidant avec une exubérance d'humidité et de travail.

Ces préliminaires établis et l'air marin étant mis hors des

causes auxquelles on peut attribuer l'aggravation de la phtisie chez les navigateurs, reste à savoir s'il est utile.

Et d'abord est-il tonique, excitant, vivifiant, conservateur de la forme organique de l'agrégat vivant ?

Une dissertation empreinte d'un esprit vraiment philosophique conduit M. Martinencq à déclarer que nous ne savons pas ce qu'il faudrait que nous sussions pour répondre catégoriquement à cette question. Il dira empiriquement en se servant des mots-énigmes du vitalisme et des formules ontologiques qui en sont la suite :

Que l'air marin est plutôt tonique, excitant, vivifiant, conservateur de la forme organique, qu'asthénique ou débilitant ou déformateur de cette combinaison ; parce que une sorte de *consensus omnium* l'a toujours considéré comme tel ; parce que tout semble prouver qu'il agit ainsi ; parceque les matériaux qui entrent dans sa composition, accidentellement ou d'une manière constante, donnés à doses convenables, agissent de même sur l'économie ; parce que sa plus grande pureté relative, sa densité plus considérable qui implique, à volume égal, une plus grande dose du gaz vital par excellence, l'oxygène, ne peuvent que faciliter les fonctions vitales par leur action bienfaisante et revivifiante sur le sang veineux pulmonaire et par lui sur tout le matériel organique.

Mais le phtisique a-t-il besoin d'être tonifié et de l'être par cet agent ?

A ce propos M. Martinencq entame une longue digression sur les variétés de la phtisie, il indique les problèmes dont la solution pourra seule édifier sur l'état matériel morbide organique de l'agrégat vivant d'un phtisique et sur la modification qu'il faudra faire éprouver directement ou indirectement à cet état matériel morbide pour le ramener à l'état hygiénique.

En attendant que la physiologie, l'histologie, la physique et la chimie aient fait connaître ces desiderata, il essaie de répondre à cette demande : l'état matériel morbide organique d'un phtisique est-il tel qu'il puisse être cause d'une augmentation ou suivi d'une diminution de la vitalité ?

Aucune des causes auxquelles on attribue la phtisie ne permet d'admettre que les organismes qui en ont subi l'influence au point de devenir tuberculeux sont des malades avec excès de conditions vitales, avec augmentation de vitalité.

Les symptômes indiquent aussi un défaut de réaction vitale.

Les résultats de la thérapeutique empirique démontrent de plus que les toniques conviennent en général mieux aux phtisiques que les sédatifs et les débilitants.

Or, l'air marin pur, tonique plutôt que relâchant, excitant plutôt que débilitant, conservateur plutôt que dépressif et destructeur de la forme organique douée de vitalité et de vie, convient donc aux phtisiques, dans certains lieux et dans certaines mesures, car la maladie n'étant point une, le traitement ne saurait être unique.

Pour compléter autant que possible cette étude sur l'air marin et sur ses applications hygiéniques ou thérapeutiques il faut chercher par l'analyse de cet agent les raisons cachées en lui de ses propriétés et de son mode d'influence non sur le principe vital mais sur la matière de l'agrégat vivant.

M. Martinencq n'ayant trouvé nulle part une analyse complète de cet air, se borne à lui reconnaître une densité et une pureté plus considérables que partout ailleurs, une humidité moindre que sur les montagnes. Ces trois qualités, même en l'absence absolue des matières de l'eau de mer, absence inadmissible, suffiraient pour faire comprendre que, s'il faut des toniques aux phtisiques, on peut les soumettre à l'influence raisonnée de cet agent.

La présence dans l'air qui pèse sur elle, des diverses matières composant l'eau de mer, semble, en outre, prouvée par le goût salé des feuilles des arbres éloignés souvent de plusieurs kilomètres des bords de l'eau, par le même goût dont on a le sentiment lorsqu'on se promène pendant quelque temps sur une plage, etc., etc. Quand la chimie aura rendu certain ce qui est seulement aujourd'hui plus que probable, on ne pourra plus contester la puissance d'un agent qui réunirait sans contredit, tous les éléments sans lesquels on ne peut concevoir l'organisme.

D'ici là, conclut M. Martinencq, envoyez vos malades phtisiques au bord de la mer; qu'ils respirent cet air, menstrue de ce qui leur fait défaut pour que leurs parties organisées puissent continuer à vivre.

Il y a dans l'ouvrage de M. Martinencq de l'originalité, de la science, un grand esprit d'analyse, des procédés mathématiques et, dominant le tout, un vif sentiment de probité médicale uni à une conviction chaleureuse.

L'œuvre de cet éminent confrère eut reçu du congrès la plus haute des récompenses dont cette assemblée pouvait disposer ; mais M. le docteur Martinencq ne la lui avait envoyée qu'à titre d'hommage respectueux et sans demander qu'elle fut admise au concours.

M. le docteur Marnisse, de Bordeaux, avait adressé deux observations intéressantes de *fièvre dite de Maurice*.

Je me bornerai à reproduire les réflexions qu'elles inspirent à cet honorable praticien :

1o La fièvre épidémique qui a sévi sur Maurice pendant l'année 1867 et une partie de l'année 1868 est analogue à la fièvre intermittente de notre climat, sauf, toutefois, son degré de gravité.

2o Elle parait compromettre plus spécialement que notre fièvre européenne les fonctions cérébrales et un peu les fonctions intestinales.

3o Elle revêt fréquemment la forme subintrante pour prendre ensuite la périodicité hebdomadaire.

4o La traversée en mer ne suspend pas les accès ; tout au plus si elle les mitige.

5o Le premier séjour en Europe ne préserve pas contre le retour des accès mais le séjour prolongé favorise probablement leur disparition spontanée.

6o L'opiat suivant, qu'on peut renouveler plusieurs fois, a paru exercer une influence heureuse et même supérieure à celle de la quinine employée exclusivement. Il se compose de carbonate de potasse, 4 grammes ; émétique, 60 centigrammes ; sulfate de quinine, 1 gramme ; quinquina jaune, 30 grammes ;

sirop thébaïque quantité suffisante pour amener le tout à la consistance d'opiat.

L'analyse que je viens de faire est la meilleure preuve qu'il me fut permis de donner de l'utilité du congrès que j'avais eu l'honneur de proposer; je n'insisterai pas davantage sur une question qui reviendra, j'en ai la conviction, à l'ordre du jour et à la résolution de laquelle je serai toujours prêt à apporter mon humble concours.

L'auteur de cette Revue ne s'en dissimule point les imperfections. Leur nombre eut été plus grand encore s'il n'eut pas pris le soin de faire des emprunts fréquents à la science et à l'esprit des autres. Il a butiné sans vergogne et un peu par tout afin de suppléer à ce qu'il sait lui manquer comme savoir et comme autorité.

Cet aveu soulageant sa conscience, il ne lui reste qu'à remercier, *ex imo corde,* tous ceux dont le bienveillant concours, après l'avoir encouragé à commencer, lui a permis d'arriver, sans encombre, au moment où il peut écrire le meilleur mot de l'ouvrage, celui qu'on trouvera ci-dessous.

FIN.

TABLE DES MATIÈRES

A

Acide phénique, 121, 297.
ALBESPEYRES, 102.
Alcool (appareils à rectification et à distillation de l'), 51, 257.
Alcoolat de Menthe, 21, 282.
Alcoolature d'Arnica des Vosges, 18.
AMÉDÉE PARIS (Dr), 313, 361.
Amer d'estomac aux herbes des Alpes, 120.
ANNEVEU (Dr), 313, 320.
Appareils galvaniques, 251.
Appareils respiratoires, 207.
Appareil Richardson modifié, 232.
Archives de médecine navale, 313, 314.
Argenture, 296.
Armoire aux poisons, 14.
ARNAUD, 244, 300.
Aspirateur des graviers, 266.

B

BAILLY, 111.
Bains de pluie, 118, 201.
Bains de vapeur, 203.
Bandages, 73, 113, 168, 296.
BARBIER (Paulin), 234, 300, 301.
BARRAL, 294, 301.
Barres de sûreté, 295.
Bas élastiques, 73, 182, 216.
Bateau Lahure, 292.
BELLEVUE (Dr), 306, 307, 313, 324.
BERJOT, 297, 301.
BERT (Dr), 93.
Beurres, 295.
Biberons, 171, 214.

Bidon Chavagnat, 296.
Bières, 294.
Biscottes, 43, 127.
Biscuits digestifs, 206.
Bitter, 8.
BOBŒUF, 120, 300.
Boissons gazeuses, 240, 284, 297.
Boîtes de secours contre l'asphyxie, 233.
Boîtes mixtes à médicaments pour la marine, 272.
BONJEAN, 27, 301.
BORCHARD (Dr), 313, 364.
BORDIN (Mme), 50.
BORDIN-TASSART, 294, 300.
BORWICK, 294, 300.
BOSSIÈRE (Emile), 40.
BOUDAULT, 64.
BOUDIER, 294, 301.
Bouillons concentrés, 294.
BOURGEAUD, 177, 301.
BOUSQUET, 255, 301.
BOUYER (Dr), 127, 301.
BOYER, 67.
Bras artificiels, 114.
Brise-pierre uréthral, 266.
BRUHS, 295, 300.

C

CABIROL, 236, 299.
Café, 83.
Camphre, 251.
CAMUS (Charles) et Fils, 297, 301.
Candi ferrugineux, 206.
Canon porte-amarres, 291.
Canot de sauvetage, 26.
Cantharides, 104.
CAPDEVILLE (Dr de), 313, 375.
Capsulateur, 276.
Capsules, 102, 177.

CARCASSONNE (Dr), 231.
CARON et Cᵉ, 70.
CARUE, 13, 300.
CASTHELAZ, 297, 301.
Ceinture Hélène Jullienne, 226.
Ceintures hypogastriques et ventrales, 73, 114, 168, 182, 216, 251.
Ceintures princesses, 49.
CÈRE (Paul), 294, 300.
CERIZIER jeune, 296, 300.
Chambre d'hydrothérapie, 197.
CHAPMAN et ULLERN, 297, 301.
CHARLES, 197, 300.
Chauffage par le gaz, 187.
Chauffe-bain, 202.
Chaussures parisiennes, 123.
CHAVAGNAT, 296, 300.
CHEVILLARD, 13, 300.
CHEVRIER, 81.
Chocolats, 294.
CHONNAUX-DUBISSON (Dr), 314, 383.
CHRESTIEN (Dr), 285, 300.
CHRISTOFLE, 296, 301.
CINTRAT (Dr), 86.
CLAYE, 295, 301.
CLERC-KAYSER, 294, 300.
CLOUET-DELACRETAZ et Cᵉ, 297, 301.
Clyso-pompe de voyage, 215.
Coffres à médicaments, 5, 98, 278, 289.
Coaltars artificiels, 123.
COLEMAN, 294, 300.
COMPAGNIE PARISIENNE d'éclairage par le gaz, 297, 301.
Compresseur d'artères, 89.
CONDY, 242, 300.
CONGRÈS international d'hygiène et de médecine navales, 302.
Conserves alimentaires, 294.
COUDRAY, 295, 300.
Corsets pour nourrices et femmes enceintes, 49.
COURANT, 105, 300.

Coursier nautique, 291.
CRACE-CALVERT et Cᵉ, 297, 301.
CRADDOCK (M. et Mᵐᵉ), 135, 299.
Cuisine à vapeur, 261.
Cuisines distillatoires, 263, 297.
CURADE, 263, 301.

D

DAMOISEAU (Dr), 90.
DARBO, 214, 300.
DEBRAY, 45.
DELABRIÈRE, 295, 300.
DELEUZE, 191.
DELVIGNE, 291, 299.
DENOYEL, 79.
Dents (appareil pour le redressement des), 45.
Dents artificielles, 46, 63, 296.
Désinfecteur universel, 159.
DESMARTIS (Dr Télèphe), 314, 388.
DESNOIX, 146, 301.
Dextrine, 218.
DICKSON (Dr), 313, 327.
Dilatateur de la bouche, 233.
DOWS, CLARK and VAN WINKLE, 297, 301.
DREHER, 294.
Droguiers de poche et de voyage, 206, 252.
DRU, 48, 300.
DUCOURTIOUX, 182, 300.
DUHAMELET, 98, 299.
DUPLAY (Dr), 93.
DURAND (Dr Augustin), 306, 307, 313.
DUROY, 94, 300.
DUVAL (Dr Marcelin), 88.

E

Eau de Balaruc, 73.
Eau de Mélisse, 67, 70.
Eaux de Vichy, 153.
Eaux-de-Vie de Cognac, 244.
EGROT, 257, 261, 301.
ELIAERS, 295, 300.

Elixir de Santé, 30.
Elixir du Coiron, 191.
Eponge américaine, 118.
Ergotine, 27.
Esprit de pyrèthre, 206.
Essence de menthe, 281.
Extrait de viande de Liébig, 209.
Extrait d'huile de foie de morue, 148.
Extraits pharmaceutiques, 297.

F

FARCOT, 291, 299.
Fauteuil mécanique, 295.
FAVRE, 229, 300.
FAYARD, 71.
FICHOT, 113, 300.
Filtres à niveau constant, 252.
Filtres de Buhring, 145.
Filtres en silicate de carbone, 297.
FLAMET, 216, 300.
FLOURY, 296, 300.
FOURNIER, 139.
Fumigations (appareils pour), 93.
FUMOUZE (Dr Armand), 104, 301.

G

GABILLON, 204.
GALIBERT, 207, 299.
GAMBONI, 42.
GARRIGOU-DESARÈNES (Dr), 88.
GELLÉE, 63.
GÉNEVOIX (Ed.), 296, 301.
GÉNEVOIX (Emile), 256, 300.
Giberne de pansement, 272.
GINDRAUX, 296, 300.
Glacière Toselli, 297.
GODEFROY, 98.
Gommes factices, 294.
Gomme française, 221.
Gommeline, 219.
Goudron, 174.
GOURDIN (Dr), 313, 337.

GRANDIN, 293, 299.
GREFFIER, 240.
GRUBER, 294, 300.
GUÉRET, 296, 300.
GUÉRIDE, 84, 300.
GUETTROT, 111.
GUILLOT, 296, 300.
GUYOT, 174.
Gymnastique (appareils de), 18, 296.

H

Habillements pour marine, 295.
HAENTJENS, 294, 300.
HAMON, 287, 301.
HAMON (Dr), 91, 92.
HELÈNE JULLIENNE (Mme), 226, 300.
HERMANN, LACHAPELLE et GLOVER, 297, 301.
HOTTOT, 67, 300.
Huile de foie de morue désinfectée, 81.
Huile Joseph, 183.
Hydrothérapie (appareils pour l'), 116, 197.

I

Instruments de chirurgie, 84, 229, 265.
Instruments de chirurgie en gomme, 161.
Iode, 42.
Irrigateurs, 164, 296.

J

JACOMY, 154.
JACQUET, 187, 301.
JARDIN, 206, 300.
JAYET, 284, 301.
JODOCUS-ROBERTZ, 119.
JOLY (Emile), 83, 300.
JOSEPH, 183, 300, 301.
JOUVIN, 283, 300.

L

LABÉLONYE, 256.
LABORDE (Dr), 229.
LABORDETTE (Dr A. de), 23, 300, 319.
LAHURE, 292, 299.
Lait concentré, 294.
Laits médicamenteux, 127.
LALLOUETTE, 294, 300.
Lampes à pétrole, 295, 300.
Lampe Leauté et Denoyel, 79.
Lampe tricastine, 196.
Lancettes en rubis, 296.
LARDIT, 116, 300.
Laryngoscope, 88.
LATERRIÈRE (de), 295, 300.
LEACH (Dr), 314, 390.
LÉAUTÉ, 79.
LEBAUDY, 294, 300.
LECADRE neveu, 313.
LECADRE oncle, 306, 307, 313, 343.
LEFORT, 14.
LEFRANÇOIS, 294, 300.
LÉGAL (Dr), 5.
LEGRAND, 35, 300.
Leïocomme, 221.
LEMAIRE, 139, 301.
LEMARCHAND, 314, 400.
LEMONNIER, 289, 299.
LEPLANQUAIS, 161, 300.
LETOURNEUR, 43, 300.
LHONORÉ, 273, 301.
LIAIS, 295, 300.
LIÉGARD (Dr), 314.
LIÉBIG, 209, 300.
Life-boat du capitaine Vié, 2.
Ligateur automatique, 86.
LIMOUSIN, 31, 301.
Liqueur de Condy, 242.
Liqueur des Bénédictins de Fécamp, 35.
Liqueur d'Hendaye, 234.
Liqueurs Raspail, 252.
LOUER, 294, 300.

M

Magenbitter, 120.

MAIRE, 306, 307, 309, 313.
Mal de mer, 50.
Manne, 257.
MARICAL, 278, 299.
MARNISSE (Dr), 314, 411.
MARTIN DE LIGNAC, 294, 300.
MARTINENCQ (Dr), 314, 404.
MASSÉ, 125, 300.
MASSON, 295, 300.
Matelas de sauvetage, 293.
MAUPRIVEZ, 194, 300.
Menschenfreund, 119.
MESSAGER, 77, 299.
Metrodynamomètre, 231.
MILLIARY, 296, 300.
MITCHELL, 313, 352.
MOREL, 294, 300.
MORIDE, 296, 300.
Moutarde en feuilles, 155.

N

NÉLATON, 266, 270.

O

OBEZ, 180, 300.
Œnomètre, 296.
Oloquina, 62.
Ophthalmo-fantôme, 268.
Orthopédie, 49, 166, 270, 296.
Otoscope, 88.
Oxyde de fer ou maximum, 206.
Oxygène, 31.

P

Paletot Selingue, 25.
Papiers électriques, 105.
Papiers épispastiques, 102, 148, 284.
Parfumerie, 161, 251, 295.
PASQUIER, 223.
Pastilles de phosphate de fer, 108.
Pastilleur de Viel, 278.
PATERSON, 72.
PATON, 60, 300.
PÉAN, 85.
PELLIER frères, 294, 300.

PENNÈS, 46.
Pepsine, 64.
PETIT (Emile), 285, 300.
Pharmacie marine, 98.
Pharmacie normale, 111.
Phénol sodique, 122.
Pickles, 294.
Pilulier, 275.
Pin maritime, 75.
Pince à trois branches, 229.
Pinces lithoclastes, 85.
PINET, 123, 301.
Pirogue baleinière, 40.
Plantes et fleurs desséchées, 15, 297.
Plantes marines (produits retirés des), 296.
Poison paralysant, 41.
Pommade Jacomy, 154.
Pompe à sein, 214.
Pompe de voyage, 290.
Pompes jumelles, 216.
PONTIER, 297, 301.
Poudre de boulangerie de Borwick, 294.
Poudres et pastilles américaines, 72.
Poudres médicamenteuses, 284.
Produits chimiques, 297.
Produits chimiques et pharmaceutiques (altérations et falsification des), 63.
PROGRAMME du CONGRÈS d'hygiène et de médecine navales, 307.
PUECH, 293, 299.

Q

Quina Laroche, 112.
Quinquina (produits dévisés du), 62, 71, 74, 251.

R

Radeau de sauvetage, 293.
Radeau Perry, 293, 299.
RAQUIN, 102.
RASPAIL (Emile), 250, 300.
REEB, 291, 300.
RELIQUET (Dr), 266.

RÉPONSES au PROGRAMME du CONGRÈS d'hygiène et de médecine navales, 310.
Réservoir à médicaments, 215.
Respiration (appareil pour mesurer la), 93.
Retroceps, 92.
REY (Dr), 314.
RICQLÈS (H. de), 21.
RIGOLLOT, 155, 300.
RIMMEL, 160, 301.
RIQUER DEBATS, 224, 300.
ROBERT et COLLIN, 265, 300.
Robinet articulé, 199.
RODEL frères, 294, 300.
ROGERS (Williams), 63.
ROUDIER, 185.
ROUQUAYROL - DENAYROUZE, 393, 299.
RUFF, 296, 300.

S

Sac de secours pour débarquement, 272.
Sac-Siège, 13.
SADON, 151, 300.
Salage du hareng (bassine en caoutchouc pour le), 6.
SARRAMÉA (Dr), 314.
SAUTON, 295, 300.
SAVALLE, 51, 301.
Saponine, 94.
Sauvetage (appareil de), 130.
Savons à base de saponine, 96.
Scaphandres, 77, 236, 293.
Scarificateur à six lames, 231.
SCHŒDELIN, 108, 300.
SCHMIDT-MISSLER, 75, 300.
Seau à douches, 118.
Sel de Pennès, 46.
SELINGUE fils, 26, 299.
SELINGUE père, 25.
SENAILLET, 8, 300.
Séparateur, 98.
Seringue de Pravaz, 233.
Sirop de Calabre, 180.
Sirops d'agrément, 284.
SOCIÉTÉ CENTRALE de sauvetage des naufragés, 291, 297.

Sodas glacés, 297.
Sommier oriental, 125.
Sommier tucker, 295.
Sparadrap, 146, 284.
Spéculum laryngien, 23, 269.
STONER, 130, 299.
Sucres, 294.
Suif chimique, 273.

T

TAILLANDIER, 74, 301.
Tannage des filets de pêche, 7.
Tapioca bouillon, 294.
Tapioca naturel de Rio-Janeiro, 194.
TARRAL (Dr), 306, 307, 313.
Térabdelle, 90, 91.
Thermomètre avertisseur, 139.
THIERCELIN (Dr), 41, 301.
TINDAL, 294, 300.
Tire-lait atmosphérique, 164.
Tire-lait bout de sein, 165.
TISSIER aîné et fils, 297, 301.
TISSOT fils, 218, 300.
Tissu-charpie, 151.
Tissus électriques, 105.
Tissus imperméables, 185.
Tissus pharmaceutiques, 147, 284.
Tissu-sinapisme, 256.
TOSELLI, 597, 301.
TRAVAUX présentés au CONGRÈS d'hygiène et de médecine navales, 313.

Trocart pour ovariotomie, 269.
Tuyaux doublés d'étain, 287.

U

ULRICH, 127.

V

Vaporisateur, 160.
VAZ, 159, 301.
Vesicatoires, 102.
VIÉ, 2, 299.
VIEL, 275, 300.
Vinaigre, 224.
Vins blancs mousseux de champagne, 221.
Vin de Bellini, 71.
Vin muscats, 294.
Vins muscats de la côte du Mazet, 245.
Vin Musctok-Rancio, 254.
VIOLAND, 15, 300.
VIVIEN (Dr), 148.
VOELCKER, 145.

W

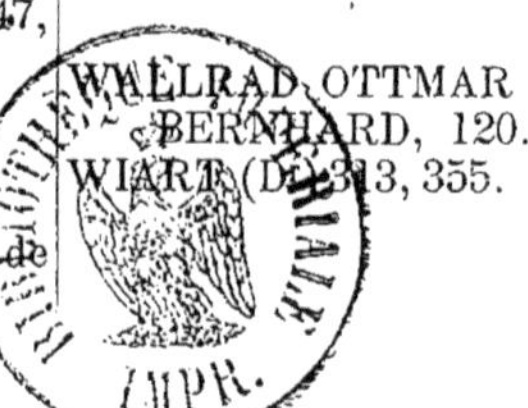

WALLRAD OTTMAR BERNHARD, 120.
WIART (Dr), 313, 355.

<hr>

www.ingramcontent.com/pod-product-compliance
Ingram Content Group UK Ltd.
Pitfield, Milton Keynes, MK11 3LW, UK
UKHW022053120726
13694UKWH00001B/114